CHIRURGIE IN EINZELDARSTELLUNGEN
BAND 26

E. KÖNIG
DIE CHIRURGIE DER SPEICHELDRÜSEN

DIE CHIRURGIE DER SPEICHELDRÜSEN

VON

PROF. DR. E. KÖNIG

HILDESHEIM

Mit 44 Abbildungen

1951

WALTER DE GRUYTER & CO.

vorm. G. J. Göschen'sche Verlagshandlung, J. Guttentag, Verlagsbuchhandlung, Georg Reimer, Karl J. Trübner, Veit & Comp.

BERLIN W 35

vormals G. J. Göschen'sche Verlagshandlung, J. Guttentag, Verlagsbuchhandlung,
Georg Reimer, Karl J. Trübner, Veit & Comp.
Berlin W 35, Genthiner Straße 13
Archiv-Nr. 515051/26. Printed in Germany
Druck der Engelhard-Reyherschen Buchdruckerei, Gotha, Siebleber Straße 24
6910/49 8978/49. Zahlungsgenehmigung 13/05 V.

Vorwort

Der Aufforderung des Herrn Herausgebers, für die „Chirurgie in Einzeldarstellungen" die Chirurgie der Speicheldrüsen zu bearbeiten, bin ich gern nachgekommen; bietet sie doch auf der einen Seite eine Reihe praktisch wichtiger Krankheitsbilder, zum anderen aber auch mannigfache seltene, aber um so interessantere Gegenstände. Entsprechend dem Plan der „Chirurgie in Einzeldarstellungen" sind die praktisch klinischen Gegebenheiten in den Vordergrund gerückt, die wissenschaftlichen Grundlagen mehr zur Unterbauung der Klinik herangezogen. Vielleicht vermag die Darstellung auch eine Lücke auszufüllen, da in dem neuesten Handbuch der Chirurgie, der 2. Auflage von KIRSCHNER-NORDMANN, „Die Chirurgie", eigenartigerweise die Chirurgie der Speicheldrüsen keine geschlossene Bearbeitung gefunden hat.

Hildesheim, Frühjahr 1951

E. König

Inhalt

1. Die Anatomie der Speicheldrüsen

mit entwicklungsgeschichtlichen Bemerkungen.

Die Speicheldrüsen liegen symmetrisch um die Mundhöhle in deren Umgebung an geordnet. Neben den sog. kleinen, allenthalben in die Mundschleimhaut eingestreute Drüsen, die gelegentlich auch zu etwas größeren akzessorischen Organen zusammen geschlossen sein können, z. B. im Trigonum retromolare, dem Raum hinter dem Weis

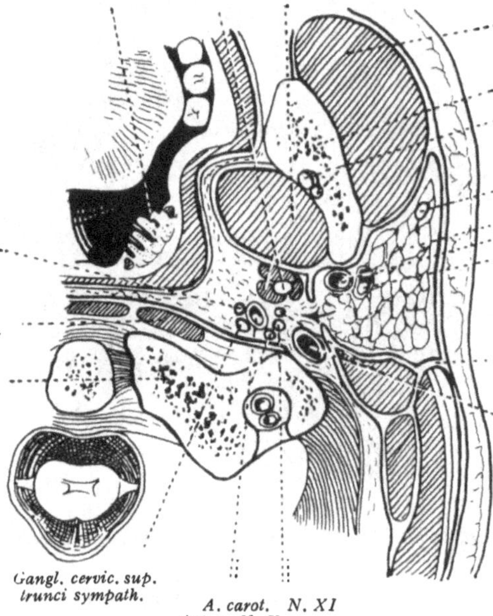

Abb. 1. Parotisloge und Topographie des Spatium parapharyngicum (nach CORNING)

heitszahn, haben wir vier Paar größere Speicheldrüsen: die Gl. parotis, die Gl. sub maxillaris, die Gl. sublingualis und die BLANDIN-NUHNsche Drüse.

Die größte der Drüsen, die *Parotis*, liegt von einer teils derben, teils zarteren un nicht völlig geschlossenen Kapsel umhüllt, in der sog. Parotisloge. Diese reicht (s. Abb. 1 nach oben bis zum äußeren Gehörgang und zum Jochbogen, nach unten bis zur Kieferwinkel, nach vorn ragt sie über den hinteren Masseterrand hervor, geht nac hinten bis an den Sternokleidomastoideus, um sich in die Tiefe bis in das lockere para pharyngeale Gewebe mit der A. carotis und der V. jugularis interna zu erstrecken Gegen die benachbarten Gebilde wird dieser Raum durch die Parotiskapsel abge schlossen, die vielfach mit der Faszie der umgebenden Muskeln in Verbindung trit

Entsprechend der Ausdehnung ihrer Kapsel sind also die Beziehungen der Parotis zu benachbarten Organen sehr mannigfach und zum Teil chirurgisch von großer Bedeutung (s. Abb. 2).

Ihr vorderer Anteil liegt dem Masseter und dem Unterkieferast an. Medial erstreckt sie sich bis an den Griffelfortsatz und die von ihm entspringenden Muskeln; insbesondere aber kommt sie den großen Gefäßen des Spatium parapharyngeum, in erster Linie der V. jugularis, sehr nahe. Des öfteren schiebt die Drüse in diesen Raum durch eine Kapsellücke einen Fortsatz vor, der bis nahe an den Pharynx heranreicht. Hinten berührt die Drüse den M. sternokleidomastoideus und den Warzenfortsatz. In ihren lateralen Abschnitten, in denen die Kapsel recht dünn ist, findet man die

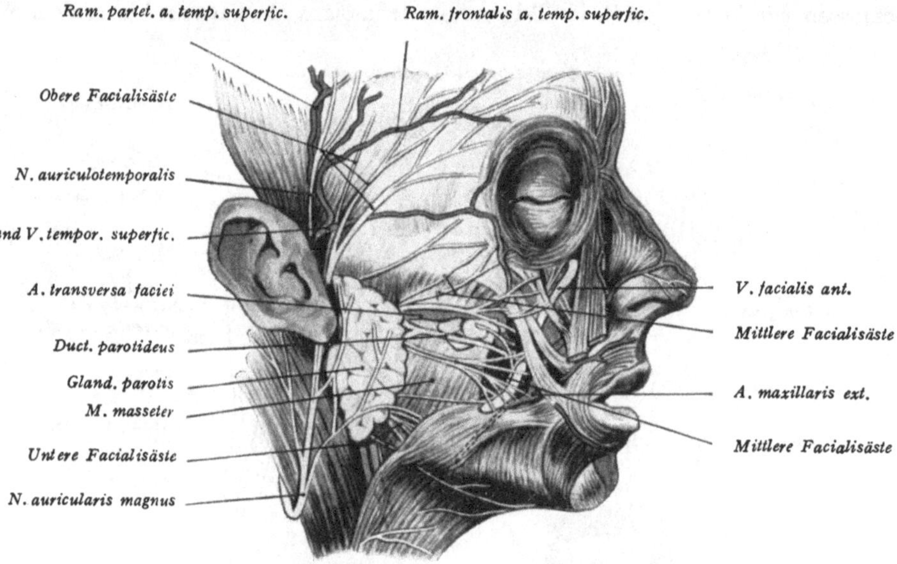

Abb. 2. Topographie der seitlichen Gesichtsgegend (nach CORNING)

Parotis direkt unter der subkutanen Fettschicht. Oben legt sie sich teils dem Jochbogen, teils der Kiefergelenkkapsel und dem äußeren Gehörgang an, während sie unten, durch die derbere Kapsel getrennt, der Gl. submaxillaris nahekommt.

Besondere chirurgische Wichtigkeit kommt einigen Gebilden zu, die außer der Drüse in der Parotisloge, zum Teil innerhalb des Drüsenkörpers liegen. Vor allem ist der N. facialis mit seinen untereinander anastomosierenden Verzweigungen, dem Plexus parotideus, von größter Bedeutung. Er gelangt sogleich nach seinem Austritt aus dem Foramen stylomastoideum in die Parotisloge und liegt dann mit seinen Hauptverzweigungen völlig in die Drüsensubstanz eingebettet, so daß eine totale Entfernung der Drüse ohne seine Verletzung nicht möglich ist. Der Nervenstamm, etwa in Höhe des Ohrläppchens, teilt sich innerhalb der Drüse in einen unteren und oberen Ast. Der erstere zieht abwärts und folgt im weiteren im wesentlichen dem Unterkieferrande. Der obere Ast gabelt sich in Zweige, die ziemlich senkrecht zur Schläfengegend emporziehen, und solche, die fast waagerecht etwas unterhalb des Jochbogens zur Wange,

Augen- und Mundgegend verlaufen. Diese Nervenäste durchziehen die Drüse näher ihrer äußeren als ihrer inneren Fläche.

Auch der N. auriculotemporalis durchläuft, nachdem er mit zwei Wurzeln die A. meningea umfaßt hat, eine Strecke die Parotisloge in ihrem obersten Anteil, wobei er eine Verbindung an den N. facialis und Äste an die Drüse selbst abgibt. Diese Ästchen gehen in einigen Varianten entweder von einem oberflächlichen Zweig oder von Anastomosen mit dem N. facialis ab, gelegentlich auch unmittelbar vom Stamm des Nerven. Im weiteren Verlauf folgt dieser der A. temporalis superficialis.

Tiefer als der N. facialis liegt die A. carotis externa im Drüsengewebe; sie gibt nach vorn die A. maxillaris interna ab, die als A. temporalis superficialis mit der Abzweigung der A. transversa faciei sich nach oben fortsetzt; ihr Verlauf durch die Drüse ist mancherlei Varietäten unterworfen. Etwas oberflächlicher als die A. carotis ext. verläuft mit ihr die V. jugularis ext.

Schließlich finden sich in der Parotisloge eine Anzahl von Lymphknoten, die Lymphoglandulae parotideae, teils oberflächlich, teils in der Tiefe der Drüse gelegen. Sie schließen abwärts an die tiefen Halslymphknoten (Lymphoglandulae cervicales profundae) an.

Der Ausführungsgang der Drüse, der Ductus STENONIS, durchsetzt sie als gerader Gang etwa von der Gegend des äußeren Gehörgangs her und verläßt sie vorn oben, verläuft quer über den Masseter, auf dem er wenig verschieblich befestigt ist, um den M. buccinator zu durchbohren und im Vestibulum oris gegenüber dem zweiten oberen Molarzahn zu münden. SÉMIONOV hat sich neuerdings eingehender mit dem Verlauf des Ductus STENONIS beschäftigt und dabei typische Abhängigkeiten vom Bau des Gesichts gefunden. Um den Ausführungsgang finden sich auf dem Masseter nicht selten kleine akzessorische Drüsenläppchen gruppiert. Gelegentlich ist ein zweiter selbständiger Ausführungsgang für den unteren Teil der Drüse vorhanden. Nach WEISHAUPT ist im Embryonalstadium in der Regel ein Seitengang des Ductus parotideus vorhanden, der aber wahrscheinlich oft der Rückbildung verfällt.

Die *Gl. submaxillaris*)* findet sich von ihrer Kapsel umschlossen unter der oberflächlichen Halsfaszie. Sie liegt zwischen dem Unterkiefer und dem hinteren Bauch und der Zwischensehne des Digastricus. Ihr lateraler oberer Abschnitt legt sich teilweise der inneren Fläche des Unterkieferkörpers an, während der untere Teil mit der oberflächlichen Halsfaszie in Verbindung tritt. Die mediale Fläche der Drüse, die im wesentlichen dem M. mylohyoideus und hyoglossus aufruht, kann noch teilweise den hinteren Bauch des Digastricus überlagern. Ein in die Tiefe gehender Fortsatz der Fascia colli superfacialis schließt die Loge der Gl. submaxillaris fast vollständig ab und trennt sie von der Parotis. Andererseits steht sie am hinteren Rande des M. mylohyoideus mit der Regio sublingualis in Verbindung. Hier sendet die Submaxillardrüse auch einen Fortsatz entlang ihrem Ausführungsgang, dem Ductus WHARTONI, vor, mit dem sie sich der Gl. sublingualis anlegt. Beide bilden dann eine zusammenhängende Drüsenmasse, die sich um den hinteren Rand des Mylohyoideus gebogen lagert (s. Abb. 3).

In der Ausbildung dieses Fortsatzes wie auch einiger akzessorischer Läppchen gibt es mancherlei Varianten. Der Ausführungsgang der Submaxillaris, der kleine divertikel-

*) Im neueren Schrifttum wird auch die durchaus zutreffende Bezeichnung Gl. submandibularis gebraucht.

artige Ausweitungen aufweist, verläuft entlang der medialen Fläche der Gl. sublingualis bis zu seiner Mündung auf der Caruncula sublingualis. Etwas tiefer, medianwärts von der Drüse, zieht der Bogen des N. hypoglossus nach vorn, wo er sich dem Ductus submaxillaris anschließt, etwas höher der N. sublingualis. Oberflächlich kreuzen die A. maxillaris externa und V. facialis anterior den N. sublingualis, die oftmals in die Drüsenmasse selbst eingelagert sind.

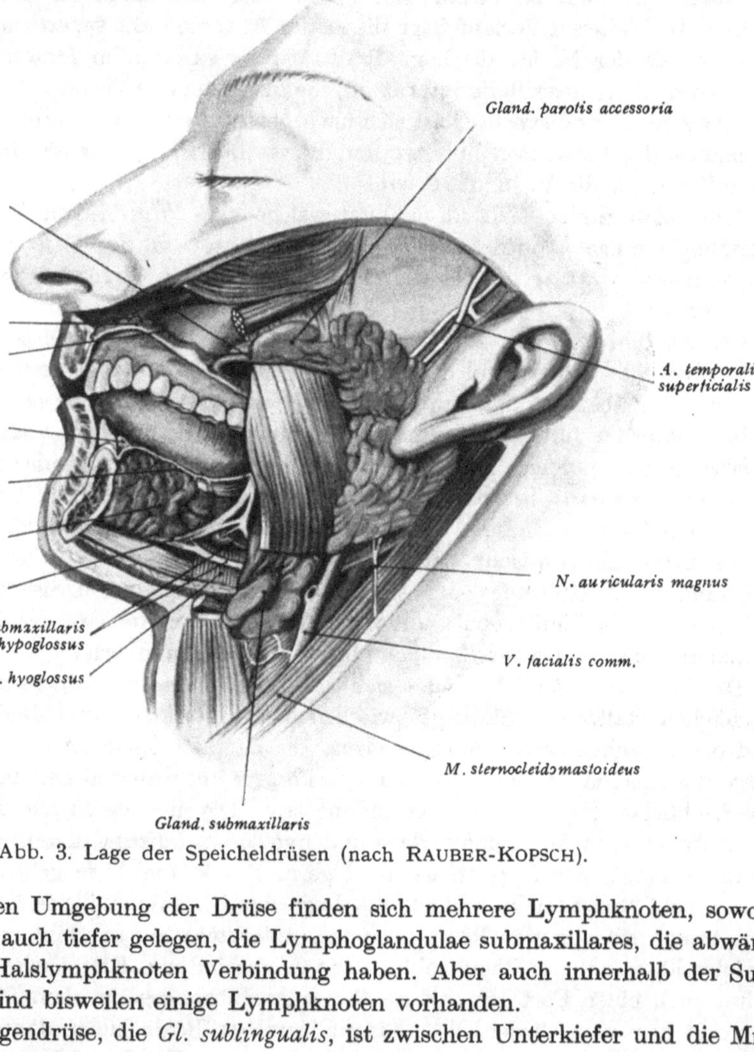

Abb. 3. Lage der Speicheldrüsen (nach RAUBER-KOPSCH).

In der näheren Umgebung der Drüse finden sich mehrere Lymphknoten, sowohl oberflächlich als auch tiefer gelegen, die Lymphoglandulae submaxillares, die abwärts mit den tiefen Halslymphknoten Verbindung haben. Aber auch innerhalb der Submaxillardrüsen sind bisweilen einige Lymphknoten vorhanden.

Die Unterzungendrüse, die *Gl. sublingualis,* ist zwischen Unterkiefer und die Mm. genioglossus und geniohyoideus eingelagert. Sie wird von einer zarten Kapsel umschlossen und liegt dem M. mylohyoideus auf. Nach oben wölbt sie sich in die Mundhöhle als Plica sublingualis vor. Ihr Ausführungsgang mündet auf der Caruncula salivalis neben oder mit dem Ductus submaxillaris, während kleine Gänge auf der Plica sublingualis enden. Medianwärts von der Drüse, direkt unter der Schleimhaut, verläuft der Ductus submaxillaris und etwas tiefer als der Gang A. und V. sublingualis.

Der N. lingualis umgreift den WHARTONschen Gang und tritt dann in einem Bogen in die Zunge ein. Wie oben bereits erwähnt, steht die Unterzungendrüse nicht selten mit der submaxillaren Speicheldrüse durch einen Fortsatz der letzteren in Verbindung.

Von den kleinen Speicheldrüsen sei die Gl. lingualis anterior (BLANDIN-NUHN), eine Ansammlung kleiner Drüsenläppchen an der Unterfläche der Zungenspitze, erwähnt, die mit mehreren feinen Ausführungsgängen neben dem Frenulum linguale mündet.

Hinsichtlich der *Gefäßversorgung* haben neuere Untersuchungen (NADEIN) eine geringere Lichtungsweite der Arterien der Submaxillaris und Sublingualis im Vergleich zu denen der Parotis ergeben.

Aus dem *histologischen Bau der Speicheldrüsen* ist für ihre chirurgischen Erkrankungen die Tatsache bedeutsam, daß in ihr interstitielles Gewebe lymphatische Zellen oft reichlich eingelagert sind. Sie liegen als kleine Lymphozytenhaufen in den interlobulären Septen, dann aber auch diffus verstreut in der Umgebung der größeren Ausführungsgänge und Gefäße. Ihre Größe ist sehr wechselnd, von einigen wenigen Zellen bis zu kleinen Lymphfollikeln. Die Beziehungen der Drüsensubstanz zu dem lymphatischen Gewebe leiten sich aus der *fötalen Entwicklung* her, denn die Ausprägung des Drüsengewebes erfolgt in lymphatischem Gewebe, das eine Umwandlung aus Fettgewebe erfahren hat.

Für die Parotis liegen die Dinge so, daß sie im zweiten Monat des embryonalen Lebens als seichte, zu einem Rohr sich schließende Rinne aus dem ektodermalen Epithel der Mundbucht angelegt wird. Dieses Rohr treibt solide, später kanalisierte Epithelsprossen verzweigt in das umgebende embryonale Bindegewebe hinein, welches um diese Sprossen herum, wohl auf ihren formativen Reiz hin, viel zellreicher als weiter abseits ist. Aus ihm wird das lymphatische Gewebe der Speicheldrüsen. Im Laufe der weiteren Entwicklung bildet es sich wieder so weit zurück, daß es beim Erwachsenen im allgemeinen nur noch auf den Hilus der Drüsenläppchen beschränkt gefunden wird als Lymphozytenhaufen oder auch als Lymphfollikel mit Keimzentren.

2. Aus der Physiologie und pathologischen Physiologie der Speicheldrüsen

Aus der Physiologie und pathologischen Physiologie interessieren in chirurgischer Hinsicht nur einige wenige Fragen.

Der *Speichel*, den die großen Speicheldrüsen des Menschen liefern, enthält das Ferment Ptyalin, das Stärke in Maltose verwandelt. Außerdem ist in der Parotis ein proteolytisches Ferment nachgewiesen. Die Speichel der verschiedenen Drüsen unterscheiden sich insofern, als die Parotis ein schleimfreies, rein seröses Sekret liefert, während der Speichel der gemischten Drüsen, Submaxillaris und Sublingualis, auch Schleim aus mukösen Anteilen beigemischt enthält.

Die *Absonderung der Speicheldrüsen* erfolgt nur temporär: auf psychische Reize (Anblick oder Vorstellung angenehmer Speisen, aber auch auf Ekelempfindung) oder reflektorisch auf mechanische, chemische (Narkoseäther!) und gustive Reize, dazu assoziiert dem Kauakt. Dabei wird auf den Genuß trockener Speisen ein muzinreicherer Speichel als sonst abgeschieden.

Die Speichelabsonderung steht unter dem Einfluß sekretorischer Nerven. Diese gehen für die unteren Speicheldrüsen, Submaxillaris und Sublingualis, durch den

Fazialisstamm, die Chorda tympani und den Ramus lingualis des N. trigeminus. Der sekretorische Nerv der Parotis ist der N. auriculotemporalis, der die Fasern aus dem Glossopharyngeus, dem N. Jacobsonii, dem N. petrosus superficialis minor und dem Ganglion oticum erhält (BERNARD, ECKHARD). Außerdem empfangen alle Speicheldrüsen sympathische Fasern vom Plexus caroticus, deren Reizung gleichfalls Speichelabsonderung hervorruft. Es gibt also eine doppelte Speichelsekretanregung, eine überwiegende parasympathische und eine sympathische.

Ein *Zentralorgan* sowohl für die zerebralen als auch für die sympathischen Fasern liegt im Nucleus salivatorius des Rautenhirns.

Die Absonderung des Speichels erfolgt unter erheblichem Druck. Seine *Menge* schwankt in weiten Grenzen. Für den Menschen sind bei normaler Beköstigung $\frac{1}{4}$—2 Liter in 24 Stunden angegeben, eine Parotis allein vermag pro Stunde ca. 20 cm^3 Speichel zu sezernieren. *Ausmaß und Qualität der Sekretion* hängen sehr von der Art der gesetzten Reize ab, u. a. der Zusammensetzung der Nahrung. Die Qualität wird durch die sympathischen Fasern mitbestimmt.

Werden die Absonderungsnerven durchschnitten, beginnt die Drüse eine kurze Zeit beständig zu sezernieren: paralytische Sekretion, dann aber verfällt sie der Degeneration. Auch Atropin lähmt die Drüsenabsonderung, wie sie auch in der tiefen Narkose vermindert ist. Die Beeinflussung durch Atropin ebenso wie durch Pilocarpin geschieht durch Vermittlung der zerebralen oder sympathischen Nerven, vielleicht über einen eigenen nervösen Apparat der Drüsen (LUKOMSKY).

Chirurgisch bedeutsam sind dann noch die *Folgen der Unterbindung der Speichelgänge*, worüber zahlreiche Untersuchungen vorliegen. Sie bestehen in einer Erweiterung der Ausführungsgänge, der eine Hyperplasie des gesamten Bindegewebes der Drüsen folgt; das Drüsengewebe geht zugrunde. Während im Experiment und auch in der Veterinärmedizin diese Veränderungen ohne wesentliche Entzündungsvorgänge Platz greifen, ist es beim Menschen mehrfach zu schweren, zum Teil eitrigen Entzündungen gekommen, vor allem wohl darum, weil der Eingriff beim Menschen nicht im gesunden, sondern schon krankhaft veränderten, keimhaltigen Gebiet zumeist zur Ausführung gekommen ist. Doch mag in diesem Zusammenhang nicht unerwähnt bleiben, daß auch normalerweise in den peripheren Abschnitten der Ausführungsgänge Bakterien vorhanden sind.

Nach *Resektionen an Speicheldrüsen* pflegen die Teile des Drüsenrestes, die mit dem Ausführungsgang in Zusammenhang bleiben, rasch zu hypertrophieren, während die von ihm abgetrennten Drüsenpartien der bindegewebigen Atrophie anheimfallen, erhaltene Epithelinseln auch zystisch entarten (RIGHETTI).

Gegen *Röntgenbestrahlungen* auch in höheren Dosen erweist sich die gesunde Speicheldrüse als widerstandsfähig. Es kommt zwar öfters zu geringer vorübergehender Atrophie der Drüsen, aber kaum jemals zu Dauerschäden. Die funktionelle Ausschaltung des Organs auf diesem Wege ist daher immer nur eine temporäre.

In neuerer Zeit ist den Speicheldrüsen, insonderheit der Parotis, eine *innersekretorische Bedeutung* zugesprochen. Zu diesem Schluß kamen Untersucher (MORANO. BACCARANI u. a.), die die Folgen des völligen Verlustes der Speicheldrüsen experimentell studierten. Die Verminderung der Magensaftsekretion, der Marasmus, die danach eintraten, sind nach ihrer Ansicht als Ausfall der äußeren Sekretion nicht zu erklären, zumal diese Ausfallerscheinungen nach der Exstirpation der Drüsen durch Transplantation einer Speicheldrüse in die Bauchhöhle o. ä. zu beheben waren. Diese Untersuchungsergebnisse sind aber nicht unwidersprochen geblieben. Für den Menschen liegt eine Beobachtung von MORESTIN vor an einem Kranken, dem wegen eines Karzinoms des Mundbodens beide Submaxillar- und Sublingualdrüsen entfernt waren. Da er nicht ordentlich schlucken konnte und durch den zum Munde herausfließenden Speichel stark belästigt war, unterband MORESTIN beiderseits den STENSENschen Gang; die lästige Speichelsekretion hörte auf. Bei dem Kranken waren also alle sechs großen Speicheldrüsen ausgeschaltet, aber Veränderungen, die auf den Ausfall einer innersekretorischen Funktion hätten schließen lassen, blieben aus. Es kam nur zu einer vorübergehenden Trockenheit im Munde.

Auch etwaige inkretorische Beziehungen der Parotis zum Pankreas und dem Kohlehydrat-Stoffwechsel können keineswegs als erwiesen angesehen werden.

Schließlich sei noch auf Beziehungen zwischen einer lokalen Schweißabsonderung und der Parotis hingewiesen, die *Hyperhydrosis parotidea*. Es dürfte sich dabei wohl um reflektorische Zusammenhänge handeln (s. S. 37).

3. Untersuchungsmethoden — Die Sialographie

Für die Untersuchung der Verletzungen und Erkrankungen der Speicheldrüsen stehen neben den allgemein üblichen Verfahren der Betrachtung und Betastung die Untersuchung ihres Sekretes sowie die Prüfung auf Diastase zur Verfügung.

Die *Bestimmung der Diastase im Harn* (mit der WOHLGEMUTHschen Probe) ergibt bei akuten Parotitiden hohe Werte; differentialdiagnostisch, z. B. gegenüber einer komplizierenden Pankreatitis, kommt ihr jedoch kein besonderer Wert zu.

Bestehen Zweifel an der Natur eines Fistelsekretes, so kann gelegentlich die *Ptyalinprobe* weiter helfen. Auch kommt der *Nachweis von Rhodankalium* in Frage.

An der Parotis kann mitunter die *Sondierung ihres Ausführungsganges* zur diagnostischen Klärung beitragen. Ist die Mündung des STENSENschen Ganges leicht erkennbar, bereitet die Einführung einer feinen Sonde meist keine Schwierigkeiten, zumal wenn man die Wange nach vorn und außen verzieht und damit das innerhalb des Bucinator verlaufende gewundene Gangende etwas streckt. Auch an der Gl. submaxillaris ist gelegentlich die Sondierung des Ausführungsganges von Nutzen.

Punktion und Probeexzision werden gelegentlich erforderlich.

Große Bedeutung ist der *Röntgenuntersuchung* beizulegen, die seit langem für die Erkrankung an Speichelsteinen herangezogen wird. Da diese vorwiegend in der Gl. submaxillaris auftreten, gestaltet sie sich technisch zumeist so, daß in die Mundhöhle ein Film eingelegt und der Zentralstrahl von der Unterkinngegend her eingestellt wird (s. Abb. 21).

Daneben ist nun in neuerer Zeit auch die Darstellung der Speicheldrüsen und ihrer Ausführungsgänge mit Hilfe von Kontrastmitteln getreten, die *Sialographie*. Sie ist im Ausland vereinzelt schon seit 1925 (PAYNE 1931) angewandt; in Deutschland haben sich SIMON und HETZAR besonders um sie bemüht. Am meisten kommt das Verfahren an der Ohrspeicheldrüse zur Anwendung, jedoch ist es auch an der Submaxillaris ausführbar. Als Kontrastmittel haben sich 40%iges Jodipinöl oder Lipiodol bewährt, die reizlos sind und einen kräftigen Schatten geben, dazu im allgemeinen nach 24 Stunden wieder ausgeschieden sind. Zur Einbringung wird eine Kanüle in den Ausführungsgang bzw. die Fistelmündung eingeschoben, wozu gelegentlich eine Weitung der Mündung mit feinen Sonden erforderlich ist. Auch dann läßt sich in den Parotisgang die Kanüle nur ein kurzes Stück vorführen, da dieser bei der Durchbohrung des M. bucinator einen Knick erfährt. Um einen Rücklauf des Kontrastmittels zu verhüten, wird das Ende der Kanüle zweckmäßig olivenförmig gestaltet, aber auch eine abgestumpfte gebogene Kanüle ist brauchbar. Zur Gewinnung guter Bilder ist die Einspritzung von 0,5–1–2, selten bis zu 5 ccm des Kontrastmittels erforderlich, für die Submaxillardrüse entsprechend weniger. Auf jeden Fall wird die Injektion beendet, wenn der Kranke über ein schmerzendes Spannungsgefühl klagt. Eine Schwierigkeit des Verfahrens liegt darin, daß es mitunter nicht gelingt, die Einmündungsstelle des Parotisganges in die Mundhöhle aufzufinden oder sicher zu sondieren.

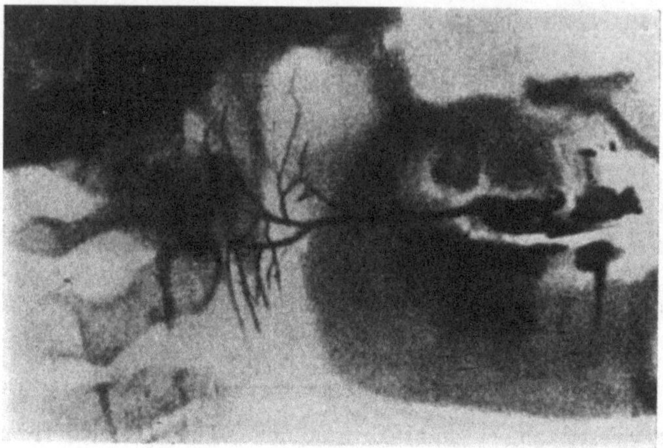

Abb. 4. Normales Sialogramm der Parotis (nach HETZAR).

Zur Röntgenaufnahme wird der Kranke mit zur Seite gewandtem und leicht hängendem Kopf gelagert, dazu werden auch Bilder in antero-posteriorer Projektion gefertigt, und schließlich sind auch stereoskopische Aufnahmen versucht.

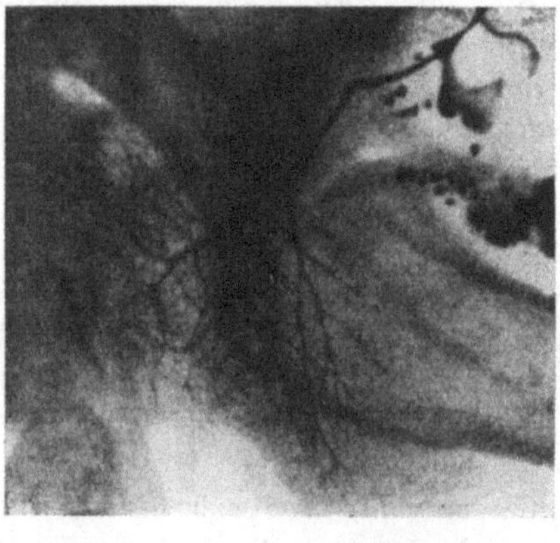

Abb. 5

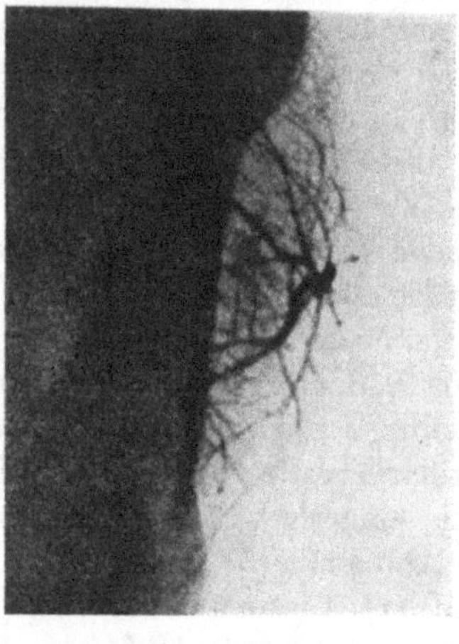

Abb. 6

Sialogramme der normalen Parotis von der Seite und von vorn (nach GAUWERKY und LINDEMANN).

Das normale Sialogramm (s. Abb. 4—6) stellt neben dem Hauptausführungsgang feine Verzweigungen der Seitenäste, z. T. auch Größe und Form der Drüse selbst dar; es weist im einzelnen zahlreiche Varietäten auf. Feinere Einzelheiten pflegen mehr in den Randpartien erkennbar zu sein, in den mittleren Abschnitten nur bei schwächerer Füllung. Das Verfahren ist von Wert bei Verletzungen, Fisteln, chronischen Entzündungen — bei akuten Entzündungen ist es nicht angebracht —, Steinen und Geschwülsten. Es gibt dabei Auskunft über den Verlauf der Gänge, etwaige Ausbuchtungen und Verzweigungen, aber auch über Veränderungen im Drüsenkörper, Erweiterungen und Obliterationen, und gewährleistet schließlich differentialdiagnostisch eine Abgrenzung gegen in der Nähe gelegene entzündliche Schwellungen oder Tumoren.

Am meisten angewandt wird die Sialographie an der Parotis, während sie für die Submaxillar- und Sublingualdrüse von geringerem praktischen Nutzen ist, doch kann sie für die Abgrenzung der nicht seltenen Zysten dieser Gegenden Bedeutung erlangen. Da die Caruncula salivalis häufig für die Kanüle nicht eingängig ist, wird in solchen Fällen das Kontrastmittel in die zystisch veränderten Drüsen oder Gänge eingespritzt. Die Röntgenaufnahme wird dann als kranio-ventrodorsale Schädelaufnahme gemacht, wobei der Kranke mit dem Hinterhaupt aufliegt.

4. Fehlbildungen an den Speicheldrüsen

Angeborene Fehlbildungen der Speicheldrüsen sind sehr selten und im allgemeinen ohne praktische Bedeutung.

So ist das Fehlen der Parotis oder Submaxillaris festgestellt, bisher aber nicht der Sublingualis. Auch mikroskopisch sind dann Drüsenelemente nicht nachzuweisen. Eine solche *Aplasie* kann einseitig oder doppelseitig vorkommen. Bei der Parotis (Poirier, Thorsén) ist der ihr zukommende Raum mit Fettgewebe ausgefüllt. Die übrigen Speicheldrüsen weisen dabei durchaus normalen Bau und Funktion auf. Akzessorische Drüsen sind vikariierend meist nicht vorhanden.

Von Gruber ist das Fehlen beider Submaxillardrüsen einschließlich ihrer Gänge beobachtet. Auch hier fand sich an ihrer Statt Fett- und Bindegewebe mit Lymphknoten. Die umgebenden Gebilde verhielten sich regelrecht bis auf den Ursprung der linken A. sublingualis.

Im Gegensatz zur Aplasie sind auch *angeborene Hyperplasien* der Speicheldrüsen zur Beobachtung gekommen, bisher allerdings nur an der Sublingualis. Klinisch ist dann der Sublingualiswulst tumorartig vorgewölbt. Histologisch boten diese Fälle das Bild einer reinen Hypertrophie des Drüsengewebes. Gelegentlich fanden sich in der Umgebung weitere Auffälligkeiten (amniotische Falten? Heineke). Ruiz, Paluffo und Rossi beschrieben eine tumorartige Hyperplasie von Speicheldrüsen (histologisch gemischte Drüsen mit vorwiegender Schleimabsonderung) an der Unterlippe.

Auch die *abnorme Lage* einer oder mehrerer Drüsen ist chirurgisch nur von nachgeordnetem Interesse. So kann die Parotis anstelle ihrer gewöhnlichen Lage sich ein- oder beidseitig weiter vorn finden, auf dem Masseter oder noch weiter wangenwärts; die eigentliche Parotisnische enthielt in den mitgeteilten Fällen nur Fettgewebe mit den sonstigen anatomischen Gebilden dieser Gegend ohne die Drüse. Der Stensensche Gang war verkürzt und geknickt. In einem Fall von Robineau fanden sich auch noch andere Anomalien als Ausdruck einer Dysontogenese.

In manchen Fällen findet sich die dystopische Drüse als ungewöhnliche Vorwölbung in der hinteren seitlichen Gesichtsgegend und kann differentialdiagnostisch zu mancherlei Fehlschlüssen Veranlassung geben. Ist eine solche abnorme Lagerung symmetrisch vorhanden, so wird allein diese Tatsache einen Fingerzeig auf eine kongenitale Anomalie bieten. Es könnte dann die Sialographie weiterhelfen.

Eine Verlegung der submaxillaren Drüsen in die Nähe der Gl. sublingualis ist von TURNER beschrieben.

Für die Parotis ist auch die Kombination einer Aplasie auf der einen mit einer Dystopie auf der anderen Seite mitgeteilt (SCHREIBER).

Außer einer Verlagerung der ganzen Drüsen kommen äußerst selten Anomalien ihrer Ausführungsgänge vor.

SIMON konnte durch Sialogramm bei einer 66jährigen Frau eine auf kongenitaler Anlage beruhende *Verbindung aller drei großen Speicheldrüsen* untereinander nachweisen. Alle drei mündeten in einen gemeinsamen Ausführungsgang entsprechend dem Ductus sublingualis, der rechts durch Obliteration in eine Ranula verwandelt war. Beide Parotisgänge fehlten. Auf der rechten Seite war es zu einer zystischen Degeneration der Drüsen gekommen, wobei die Sublingualis am schwersten betroffen war. Klinisch äußerte sich das in einem Mangel an Speichel. Bemerkenswert war schließlich, daß die Frau auch eine zystische Degeneration beider Ovarien gehabt hatte.

Bezüglich angeborener Fisteln s. Abschnitt Speichelfisteln!

Bieten die bisher genannten kongenitalen Veränderungen mehr anatomisches Interesse, so kommt eine größere chirurgisch praktische Bedeutung dem *angeborenen Verschluß der Ausführungsgänge* zu. Er ist bisher nur an dem WHARTONschen Gang der Submaxillardrüsen beobachtet. Die Verschlüsse kommen ein- und beidseitig vor und sitzen immer an der Gangmündung. Es findet sich dann eine zystische Erweiterung des ganzen Ganges als tumorartige, dünnwandige und durchschimmernde Zyste am Mundboden. Das vordere Gangende kann gelegentlich konisch etwas vorspringen. Die Submaxillardrüse selbst ist weich und schmerzlos vergrößert. Diese Vergrößerung nimmt zu, wenn man die zystische Schwellung am Mundboden drüsenwärts ausstreicht, während umgekehrt beim Streichen von der Drüse her die medianwärts gelegenen Zystenteile sich prall füllen. Die Drüse ist im übrigen zumeist normal gestaltet. Nur ausnahmsweise haben auch ihre intraglandulären Gangabschnitte an der Erweiterung teil. Bei vollständigem kongenitalen Verschluß besteht die Schwellung schon bei der Geburt und ist zumeist schon in den ersten Lebensstunden feststellbar. Im weiteren Verlauf können sich die Zysten erheblich vergrößern und durch Störung des Saugaktes, des Schluckens, ja selbst der Atmung bedrohliche Erscheinungen hervorrufen. Der Inhalt der zystischen Erweiterung ist meist eine klare fadenziehende Flüssigkeit, seltener milchig getrübt.

Als Ursache der kongenitalen Verschlüsse ist die mangelnde Öffnung der Mündung des Ganges, der im Fötalleben zunächst als solider Strang angelegt wird und erst sekundär seine Lichtung erhält, anzusehen. Für die Annahme eines narbigen Verschlusses als Folge einer fötalen Stomatitis lassen sich keine einwandfreien Anhalte erbringen. Auch die histologische Untersuchung hat hier nicht weitergeführt.

Die Behandlung des völligen Gangverschlusses bietet keine Schwierigkeiten. Da die Atresie sich meist nur auf eine sehr kurze Strecke jenseits der Mündung erstreckt, genügt die Abtragung der sich vorwölbenden Gangspitze oder auch die Spaltung des erweiterten Ganges, gegebenenfalls mit Resektion eines schmalen Wandstreifens, um beim Zusammenfallen der zystischen Erweiterung einer Wiederverwachsung vorzubeugen.

Ich selbst sah bei einem 4jährigen Mädchen eine doppelseitige symmetrische Erweiterung der WHARTONschen Gänge, ohne daß ein vollständiger Verschluß an der Mündung vorlag, vielleicht eine Stenose. Durch öfteres kräftiges Ausstreichen bildete sich die Schwellung allmählich zurück. Eine ältere ähnliche Beobachtung liegt von SONNENBURG bei einem Neugeborenen vor. Hier konnte durch Sondierung die Durchgängigkeit der Gangmündung erwiesen werden. Hinsichtlich der Ursache dieser Erweiterungen kommt man über Vermutungen nicht hinaus.

5. Die Verletzungen der Speicheldrüsen

Verletzungen der Speicheldrüsen betreffen am häufigsten die *Parotis.* Sie sind zu trennen in die der Drüsensubstanz und die des STENSENschen Ganges, da sie sich hinsichtlich ihrer Heilungsaussichten wesentlich unterscheiden.

Die *Verletzungen des Drüsenkörpers* kommen durch Schnitt, Stich, Hieb mit scharfen Instrumenten oder Waffen zustande, am häufigsten wohl als Mensurverletzungen. Des weiteren ereignen sich Zerreißungen und Zertrümmerungen durch stumpfe Werkzeuge, Aufschlagen auf harte Gegenstände, und schließlich sind die Schußverletzungen anzuführen. Bei grober Gewalteinwirkung sind die Verletzungen der Parotis nicht isoliert, sondern kombiniert mit solchen der benachbarten Gebilde (Unterkieferknochen, Mundhöhle, Zunge usw.). In der Regel wird die Drüse durch das verletzende Instrument von außen getroffen, in seltenen Fällen sind aber auch Zerreißungen der Drüsensubstanz von der Mundhöhle her beobachtet (durch Messer, spitzen Stock), wobei dann Drüsensubstanz in die Mundhöhle vorfällt. Als Nebenverletzungen können die des N. facialis und der A. carotis ext. von überragender Bedeutung werden.

Die Wunde ist naturgemäß je nach ihrer Entstehung verschieden gestaltet, bald als glatter Schnitt mit sauberen Rändern (Schlägerverletzung), bald in verschiedenster Ausdehnung und Tiefe zerfetzt und verschmutzt.

Die Erkennung einer Parotisverletzung bietet in den meisten Fällen keine Schwierigkeiten. Neben der Lage wird das körnige Aussehen der weißlichen Drüsensubstanz in der Tiefe der Wunde die richtige Beurteilung ermöglichen, sofern die oft lebhafte Blutung es zuläßt. Eine Absonderung von Speichel ist in der frischen Drüsenwunde nicht wahrzunehmen, es sei denn, daß ein größerer Gang eröffnet ist. Der Abfluß des Sekretes ist anfänglich durch die traumatische Schädigung des Drüsengewebes aufgehoben oder auch durch Fibringerinnsel verlegt. Erst nach zwei bis drei Tagen pflegt in einer Drüsenwunde die Absonderung von Speichel sich einzustellen und auf entsprechende Reize sich zu verstärken.

Die Behandlung der frischen Parotisverletzung soll möglichst den primären Wundschluß anstreben. Liegt die Verletzung nicht zu lange zurück (8-Stunden-Grenze), und ist die Wunde nicht zu schwer verunreinigt, wird sie sorgfältig angefrischt, die Drüsenkapsel am besten mit Katgutnähten geschlossen und darüber die Haut genäht. Für eine störungslose Heilung ist darüber hinaus die Nachbehandlung von großer Wichtigkeit; sie hat vor allem die Speichelsekretion in den ersten Tagen weitgehend zu mindern. Dazu sind alle Kaubewegungen nach Möglichkeit zu unterlassen und das Sprechen tunlichst zu vermeiden. Die Nahrung soll aus flüssigen, reizlosen Speisen bestehen und durch einen Schlauch oder Schnabeltasse verabreicht werden. Alle appetitanregenden Speisen sind von dem Kranken fernzuhalten. Von Arzneimitteln ist Atropin wohl von Nutzen.

Unter diesen Maßnahmen ist die Prognose einer frisch versorgten Drüsenwunde nicht ungünstig. Ein Teil heilt störungslos primär. Das gilt auch für die Parotisverletzungen von der Mundhöhle aus, bei der vorgefallenes Drüsengewebe abgetragen und die Mundschleimhaut genäht wird. Gelegentlich heilen diese Verletzungen mit einer inneren Fistel, die aber funktionell bedeutungslos ist.

Eine vereinzelt dastehende Beobachtung ist von Kraus mitgeteilt. Hier war durch eine Schußverletzung durch ein Loch in der Wangenschleimhaut die Parotis in die Mundhöhle luxiert und mit der Zunge verwachsen. Nach Lösung der Verwachsung konnte die Drüse durch Aufsetzen eines Saugglases auf die Außenseite der Wange wieder in ihre normale Lage gebracht werden.

In anderen Fällen kommt es zwar auch zu primärer Heilung der äußeren Wundschicht, aber in den tieferen Abschnitten der Drüsenwunde bilden sich infolge Verlegung des geordneten Abflusses umschriebene Speichelansammlungen, die sich als weiche, kaum empfindliche Vorwölbungen im Narbengebiet dartun. Sie stellen sich fast nur in den ersten 3—5 Tagen ein, sind aber noch bis zum elften Tage möglich. Diese aseptischen Speichelergüsse gehen vielfach von selbst oder auf leichte Kompressionsverbände zurück, der Abfluß durch die Ausführungsgänge stellt sich wieder her, die Wundhöhle vernarbt.

Zum anderen aber liegt auch die Möglichkeit vor, daß die Speichelergüsse unter zu starke Spannung kommen und nach außen durchbrechen — es entsteht dann eine Fistel. Um dem vorzubeugen, wird man zweckmäßig derartige Speichelansammlungen durch Punktion — gelegentlich mehrfach — entleeren, bis der Speichelabfluß wieder in normale Bahnen gekommen ist. Ob auch die Sondierung und Schlitzung des Stensenschen Ganges (Mollière) eine gleich geeignete Maßnahme darstellt, sei dahingestellt.

In den Fällen, in denen die primäre Naht einer Parotiswunde nicht angebracht ist, sie der sekundären Wundheilung überlassen werden muß, kommt es stets zu einer mehr oder weniger langen Speichelabsonderung — einer Drüsenfistel. Aber auch hier ist die Prognose keine ungünstige. Die Wunden pflegen trotz der ständigen Berührung mit dem Speichel in üblicher Weise zu granulieren und schließlich zu vernarben. Mit der Verkleinerung der Wunde geht die Speichelsekretion langsam zurück. Die Behandlung ist die gewöhnliche Wundbehandlung nach den Regeln der allgemeinen Chirurgie. Häufig ist die Anfrischung mit Entfernung allen schwer geschädigten Gewebes angezeigt, doch hat dann eine Naht zu unterbleiben.

Nach stumpfen Verletzungen der Parotis kann sich mitunter, wenn ein größerer Arterienast zerrissen ist, ein pulsierendes Hämatom im Bereich der Drüse entwickeln, zu dessen Heilung die Unterbindung des zuführenden Gefäßes, z. B. der Carotis externa, erforderlich wird (Pólya).

Ernsteren Charakter als die *Verletzungen* der Parotisdrüse haben die ihres *Ausführungsganges.* Sie sind glücklicherweise selten. Ebenso wie die Verletzungen des Drüsenkörpers entstehen sie durch Hieb- und Stichwaffen, besonders auch als Mensurverletzungen, durch Glas als Schnittwunden, wie ich es bei durch Autounfall Verletzten sah, bei Schußwunden, selten durch stumpfe Gewalt. Eine besondere Ursache sind die

Verletzungen des Ganges bei Operationen, vor allem bei der Entfernung bösartiger Geschwülste.

Wenn auch gelegentlich der Gang nur zum Teil durchtrennt wird, so überwiegen doch die vollständigen Durchtrennungen in querer oder schräger Richtung bei weitem. Ausnahmsweise kommt es auch zu mehrfacher Durchtrennung des Ganges. So konnte SIMON durch die sialographische Untersuchung eine zweifache Verletzung des Ganges nach einem Schlägerhieb erweisen, KAUFMANN sogar bei einem 20 jährigen Studenten eine dreifache. Bei groben Zerreißungen ergeben sich auch mehr oder weniger ausgedehnte Defekte.

Die Diagnose der Verletzung des Parotisganges ist leicht. Bringt man bei entsprechender Lage einer Wunde diese zur Entfaltung, so ist häufig der durchtrennte Gang unschwer sichtbar zu machen, manchmal ragen seine Enden etwas aus der Wundebene hervor ähnlich wie bei Arterienenden. In anderen Fällen allerdings ziehen sie sich eher in die Wunde zurück. Stets aber stellt der deutliche Speichelausfluß, der sich durch Aufbringen von etwas Zitronensaft auf die Zunge noch verstärken läßt, die Gangverletzung sicher. Das periphere Gangende muß oftmals durch Sondierung von der Mundhöhle dargestellt werden.

Unvollständige Durchtrennungen des Ganges werden nicht selten bei sachgemäßer sonstiger Wundversorgung spontan heilen, womit bei vollständigen nur ausnahmsweise zu rechnen ist. Bei diesen sind die durchtrennten Gangenden meist soweit gegeneinander verlagert, daß sie sich zu einer idealen Wiedervereinigung nicht finden. Dazu kommt, daß das periphere Ende — unbenutzt — schon sehr bald sich zusammenzieht, narbig verschlossen wird, ja sogar verödet. Als Folge davon entsteht dann, sofern nicht Behandlungsmaßnahmen dem zuvorkommen, stets eine Speichelfistel, je nach der Lage des zentralen Gangendes als innere oder äußere Fistel.

Beim Hunde, bei dem der Frage experimentell nachgegangen ist, liegen die Verhältnisse insofern anders als beim Menschen, als es hier bei Ausbleiben der Wiederherstellung des Ganges zum Versiegen der Speichelabsonderung und zur Verödung der Drüse kommt.

Ähnlich den Verletzungen des Drüsenkörpers kann auch bei solchen des Ganges der endgültigen Fistelbildung ein Zustand voraufgehen, in dem bei Verklebung der oberflächlichen Wundschichten eine Speichelansammlung in den tiefen Wundabschnitten zunächst zustandekommt, bis dann ihr zunehmender Innendruck dem Sekret Bahn bricht, sofern man dem nicht durch Punktionen oder Inzision vom Munde aus mit anschließender Bougiebehandlung — sehr geeignet sind dazu die HEGARstifte — zuvorkommt.

Als Beispiel eines solchen Verletzungsablaufs sei der folgende Fall angeführt:

Heino H., 13 J., 25. 6. 1937 von einem Auto angefahren und durch Glas verletzt.

An der rechten Wange eine klaffende, bogenförmig nach oben gelappte Weichteilwunde, die vom rechten Mundwinkel bis hinter das Ohr läuft. Die Wange ist zum Mundwinkel hin auf eine Länge von 6 cm vollständig durchtrennt. Außerdem sieben weitere Wunden an Gesicht und Kopf. Sofortige Versorgung der Wunden durch Ausschneidung und Naht. Tetanusantitoxin.

3. 7. Die Wunden sind primär geheilt. Die Fäden werden entfernt. In der Parotisgegend rechts geringe Schwellung mit Fluktuation; kein Druckschmerz. — 6. 7. Die Schwellung hat etwas zugenommen. Punktion ergibt 15 ccm bernsteinfarbener Flüssigkeit. — 8. 7. Erneute Punktion, die 20 ccm klare Flüssigkeit ergibt. In der Punktionsflüssigkeit wird Ptyalin nachgewiesen. Rhodankalium ist nicht vorhanden. — 16. 7. Jeden zweiten Tag Punktion. — 19. 7. Operation: Gegenüber dem dritten Backenzahn wird ein Schnitt von 1 cm Länge geführt, mit der Kornzange gedehnt bis in den Speichelverhaltungsraum hinein. Guter Abfluß des Speichels.

Die Inzision wird bis HEGAR 10 bougiert. — 21. 7. Die Schwellung an der Wange ist geschwunden, die Narbe reizlos. Die innere Fistel wird täglich bis HEGAR 10 bougiert. — 30. 7. Weiter tägliche Bougierung; nach Hause entlassen. — 14. 8. Vollständige Heilung. — 9. 1. 1941 Nachuntersuchung. Keinerlei Beschwerden, völlige Heilung.

Erfolgt der Durchbruch mit genügender Breite in die Mundhöhle, so kann damit eine spontane Heilung ihren Abschluß finden. Ist der Abfluß teilweise frei und nicht ganz aufgehoben, so können solche Speichelansammlungen lange bestehen bleiben, sie entleeren sich dann von Zeit zu Zeit von selbst oder werden ausgedrückt. Im Laufe der Monate und Jahre können sie infiziert werden, ihr Inhalt wird dann mehr oder weniger eitrig. Eine Fistelbildung bleibt aus, wenn das zentrale Gangende narbig verschlossen wird, was allerdings das Veröden der Drüse zur Voraussetzung hat.

Lassen es die Wundverhältnisse zu, so ist die Naht des durchtrennten Parotisganges als das ideale Behandlungsverfahren anzusehen, namentlich ist sie in den drüsennahen Gangabschnitten und im Masseterbereich anzustreben. Sie wird am besten über einer dünnen Sonde, einem Draht o. ä. mit feinem Katgut durchgeführt und gilt technisch als nicht besonders schwierig. Die äußere Hautwunde wird dann darüber geschlossen. Die Sonde einige Tage liegen zu lassen, erscheint von zweifelhaftem Wert, da es dabei leicht zu Speichelstauungen und Infektionen kommen kann. Vereinzelt ist lediglich ein Katgutfaden in die durchtrennten Gangstücke als Verbindung eingeführt und die Naht des Ganges selbst unterlassen.

Die Heilung des genähten Ganges kann störungslos mit Wiederherstellung der normalen Lichtung erfolgen, auch braucht eine vorübergehende Fistelbildung durch teilweise Nahtinsuffizienz den günstigen Endausgang nicht zu beeinflussen. Vorübergehende Speichelansammlungen werden, wie bei den Drüsenverletzungen geschildert ist, behandelt: Ausdrücken, Sondierung, Punktion, Inzision zum Munde hin.

Ist die direkte Naht infolge eines größeren Defektes oder einer Wundinfektion nicht möglich, so kann man entweder den plastischen Ersatz des verlorenen Gangstückes versuchen. Das ist JIANU in einem Fall durch freie Venentransplantation gelungen. Meist aber muß die Bildung einer inneren Fistel zur Mundhöhle hin herbeigeführt werden, was namentlich in dem buccalen Ganganteil unschwer zu erreichen ist. Sofern sie nicht schon mitverletzt war, wird die Mundschleimhaut breit gespalten und zum zentralen Gangende hin einige Tage offengehalten, evtl. drainiert, bis der Speichelabfluß störungslos eingespielt ist. Das periphere Gangstück pflegt dann zu veröden. Immer ist der Entstehung einer äußeren Fistel auf das allerenergischste entgegenzuwirken, am besten durch Anfrischung und Naht der Hautwunde.

In der Nachbehandlung ist wiederum die Beschränkung der Speichelsekretion von größter Wichtigkeit durch Verbot des Kauens und Sprechens, reizlose Kost und die anderen oben erwähnten Maßnahmen. Den genähten Gang zu bougieren erscheint nicht ratsam, es sei denn, daß Anzeichen einer Speichelstauung sich einstellen.

Daß auch stumpfe Traumen einmal eine Zerreißung des Parotisganges herbeizuführen vermögen mit Bildung von Speichelergüssen ins Gewebe und der Gefahr der Fistel, sei nur kurz erwähnt.

Im Vergleich zu den *Verletzungen* der Parotis sind die *der Sublingualis und der Submaxillaris* selten, da diese weitgehend durch den Unterkiefer geschützt sind. Sie können an Verwundungen durch Stich, Schuß, Zerreißung, auch komplizierten Kieferbrüchen beteiligt sein. Bei breiten Zerreißungen am Kieferwinkel kann einmal die

Submaxillaris, an ihrem Gange wie an einem Stiel hängend, prolabieren. Die Prognose der Verletzungen dieser beiden Drüsen ist günstig, sie heilen zumeist komplikationslos. Die Entstehung von Fisteln nach Verletzungen ist an ihnen bisher nicht beobachtet.

Veckenstedt sah nach einer starken Quetschung des Mundbodens eine Stenose des Whartonschen Ganges; die zystische Erweiterung des dahinter gelegenen Gangendes bildete sich nach Inzision endgültig zurück.

6. Die Speichelfisteln

Unter Speichelfistel ist eine Veränderung zu verstehen, bei der die Entleerung von Speichel über längere Zeit an abnormer Stelle erfolgt. Wie bereits erwähnt, sind Speichelfisteln so gut wie nur bei der Ohrspeicheldrüse bekannt. Die Fistelöffnung liegt entweder in der Mundhöhle an abnormer Stelle — *innere Fistel* oder außen in der Haut über oder in der Umgebung der Parotis — *äußere Fistel*. Die vorübergehend im Laufe einer Wundheilung an abnormer Stelle sich entleerenden Speichelabsonderungen sind nicht als Fisteln im engeren Sinne des Wortes anzusehen.

Die Großzahl der Fisteln verdankt ihre Entstehung Verletzungen, die einer primären Heilung nicht zugängig waren oder nicht störungsfrei heilten. Daneben kommen eitrige Entzündungen ursächlich in Betracht, doch in sehr viel geringerem Maße, da Eiterungen auch mehr oder minder das sezernierende Drüsengewebe zu zerstören pflegen; das Gleiche gilt von bösartigen Geschwülsten.

Aus praktischen Gründen werden *Drüsenfisteln und Gangfisteln unterschieden*, die hinsichtlich ihrer Heilungsaussichten sehr abweichend zu beurteilen sind. Streng anatomisch genommen besteht keine scharfe Trennungsmöglichkeit, da einerseits die Drüsenfisteln auf feinere oder stärkere Gangäste zurückzuführen sind und andererseits auch die Fistel des Hauptganges innerhalb des Drüsenkörpers ihren Anfang nehmen kann. Nicoladoni nahm an, daß alle Drüsenfisteln mit dem intraglandulären Abschnitt des Ausführungsganges, zumindest seinen Hauptzuflüssen in Zusammenhang ständen, eine Ansicht, die anatomisch allerdings nicht eindeutig gestützt ist. Vielfach spielen auch Behinderung des Speichelabflusses durch den Hauptgang (Steine, Stenosen) mit einem Rücklauf des Sekretes oder die Lippengestaltung der Fistelöffnung ursächlich mit hinein.

Wenn auch die einzelnen Momente, die zu Drüsenfisteln führen, nicht immer klarzustellen sind, so hat doch ein Punkt einhellige Anerkennung gefunden: die Neigung zur Bildung einer Fistel geht der Speichelmenge, die durch sie abfließt, parallel, mit anderen Worten, der Stärke der Gangäste, die eröffnet sind. An tief hineinreichende Wunden schließt sich eine Fistelbildung mithin eher an als an oberflächlichere.

a) Drüsenfisteln der Parotis

Die inneren Fisteln sind funktionell und klinisch ohne Bedeutung, da bei ihnen ja der Abfluß des Speichels in die Mundhöhle gesichert ist.

Aber auch die äußeren Drüsenfisteln bieten prognostisch kein ernstes Leiden. Ihre Öffnung liegt zumeist in unmittelbarer Nähe der Parotis, über dem aufsteigenden Kieferast, am Kieferwinkel, am Ohrläppchen usw., auch eine Ausmündung in den äußeren Gehörgang ist festgestellt. Liegt sie wangenwärts etwas weiter nach vorn, so ist an ihren Ausgang von akzessorischen Drüsen entlang dem STENSENschen Gang zu denken. Die Fistelöffnung ist meist sehr fein, sie liegt in einer reizlosen Narbenhaut (Lippenfistel?) oder in einem Granulationspfropf, selten in spezifisch krankem Gewebe (tuberkulöses Geschwür, Lupusherd, maligner Tumor). Die Regel ist das Vorhandensein nur einer Fistelöffnung, wenn auch mehrere, ja zahlreiche (CADOT) beobachtet sind.

Der *Fistelgang* ist im allgemeinen kurz, gelegentlich läuft er ein kleines Stück unter intakter Haut, auch sind Taschenbildungen vor seiner Mündung beschrieben.

Die *Speichelentleerung* durch die Fistel schwankt in weiten Grenzen. Die Drüsenfisteln sind bei ruhig gehaltenem Kiefer sehr häufig ganz trocken oder es treten von Zeit zu Zeit ein paar Speicheltröpfchen aus. Dagegen wird bei Kaubewegungen die Absonderung lebhaft und kann bei der Einnahme der Mahlzeiten schwer erträgliche Belästigungen bringen.

Glücklicherweise wird die umgebende Haut durch Speichel nur wenig angegriffen, Ekzeme entstehen selten. Auch das Allgemeinbefinden der Kranken wird durch den Speichelfluß nach außen, abgesehen von einer psychischen Beeinträchtigung durch den häßlichen Zustand, nicht wesentlich beeinflußt.

Die *Diagnose* der Speichelfistel bietet keine Schwierigkeiten. Selbst wenn die Feinheit der Fistelöffnung sie der Wahrnehmung fast entzieht, klärt der bei Kaubewegungen austretende Speichel sofort die Sachlage.

Die Drüsenfisteln können selbst nach längerem Bestehen gelegentlich einmal spontan heilen. Insbesondere ist das nach Entzündungen der Drüse selbst oder der bedeckenden Haut (Erysipel) sichergestellt, wenn damit das Drüsenparenchym geschädigt wird oder die entzündliche Schwellung einige Zeit den Fistelgang verlegt. Vorübergehende Speichelverhaltungen können damit verbunden sein. Aber auch den verschiedenen Behandlungsmaßnahmen pflegen die Fisteln der Drüsen gut zugängig zu sein.

Soweit eine Neigung zur Heilung an sich bereits besteht, vermögen schon einfache *therapeutische Maßnahmen* sie endgültig herbeizuführen. Eine wichtige Rolle spielt dabei die *Ruhebehandlung*, d. h. die meistmögliche Ausschaltung von Kaubewegungen, die Herabminderung der Sekretion durch Beschränkung der Ernährung auf eine reizlose Kost in flüssiger und breiiger Form, dazu eine kräftige Atropinmedikation (LAWRENCE).

Erweist sich die Fistel als hartnäckiger, müssen energischere Maßnahmen Platz greifen. Als veraltet ist die Kompression mit Verbänden oder Apparaten anzusehen, die eine Druckatrophie der Drüsen zum Ziele hatten.

Das wohl am häufigsten angewandte und sehr alte Verfahren — es ist schon seit dem 17. Jahrhundert in Übung — ist *die Ätzung und die Kauterisation* der Fistel. Die sehr differenten Mittel, die früher in Gebrauch waren, wie konzentrierte Schwefelsäure, Scheidewasser u. a., sind naturgemäß aufgegeben. Viel verwandt werden aber Argentum nitricum in Lösung oder als Höllensteinstift, Jodtinktur und Chlorzinklösung, neuerdings auch Jodoformäther. Auch Einspritzungen von Öl mit Phenol oder von Varicocid sind empfohlen. Zur Kauterisation wird der Galvanokauter benutzt. Ätzung und Kauterisation, mit denen manche Heilung erzielt wird und die bis in die neueste Zeit angewandt werden, wirken wohl einmal durch Zerstörung einer etwaigen Epithelauskleidung des Fistelganges und Anregung von Granulationsgewebe zur Vernarbung, zum anderen aber auch durch Zerstörung von Drüsensubstanz in der Umgebung der Fistel, die die Sekretproduktion versiegen läßt.

Den verschiedenen *operativen Methoden* kommt eine eindeutige Wirksamkeit nicht zu. Man hat die Fistel energisch ausgeschnitten und in mehreren Schichten genäht, wobei es sich empfiehlt, eine kleine benachbarte Drüsenpartie, selbstverständlich unter sorgsamer Berücksichtigung des Fazialis, keilförmig mitzunehmen und die Drüsennaht durch einen plastisch verzogenen Hautlappen zu decken, damit Haut- und Drüsennaht nicht direkt übereinander liegen. Ein Erfolg ist nur bei primärer Wundheilung zu erwarten. Nur russische Autoren, SAPOSCHKOFF, DANILJAK, haben neuerdings Erfolge mit einer subkutanen Tabaksbeutelnaht der angefrischten Fistel zu verzeichnen, wobei HESSE den umschnürten Fistelgang noch mit einem Lappen der Fascia parotideomasseterica deckt, wie F. KÖNIG dazu schon die freie Faszienverpflanzung benutzt hatte. Die Deckung mit einem gestielten Hautlappen ohne tiefere Ausschneidung wird kaum je Erfolg versprechen. Eher erscheint die Resektion des zur Fistel gehörigen Drüsenabschnittes aussichtsreich, jedoch erfordert dieses Vorgehen größte Sorgfalt in Hinsicht auf den N. facialis und seine Äste.

Die Rücksicht auf den Fazialis ist es auch, die die Exstirpation der Drüse zur Behandlung einer hartnäckigen Fistel der Parotis verbietet, während es bei der Submaxillaris vorkommendenfalls das gegebene Verfahren wäre.

Einen grundsätzlich neuen Weg hat FERRARINI vorgeschlagen, der eine Anastomose zwischen Parotis und Submaxillaris herstellen will. Von einem Schnitt am Unterkieferrande soll die Submaxillardrüse bis zur Berührung mit dem unteren Parotisrand luxiert werden, beide werden dann angefrischt und vernäht. Nach den histologischen Untersuchungen im Experiment sollen darauf offene Epithelschläuche die Narbenplatte durchsetzen und eine Verbindung zwischen den Drüsen herstellen. Klinisch hat das Verfahren, dem man wohl berechtigte Zweifel entgegenbringen kann, aber offenbar keine Anwendung gefunden.

Alle diese Eingriffe sind durch die oben skizzierten Maßnahmen zur Ruhigstellung der Drüse zu unterstützen, was für den Erfolg wesentlich sein kann. Erfreulicherweise aber ist die Anzeige zu den aufgeführten Eingriffen nur selten gegeben.

b) Gangfisteln der Parotis

Weit größere Schwierigkeiten als die Drüsenfisteln bieten die Gangfisteln den Heilmaßnahmen.

Ebenso wie die Drüsenfisteln verdanken sie großenteils Verletzungen ihre Entstehung, unter denen die Mensurverletzungen wieder hervorzuheben sind; aber auch die Verletzungen bei Operationen spielen eine nicht unerhebliche Rolle. Daneben kommt eitrigen Entzündungen ätiologisch Bedeutung zu, namentlich im Zusammenhang mit der Steinerkrankung, während die Entstehung aus karzinomatösen oder spezifisch entzündlichen Geschwüren mehr im Hintergrunde bleibt.

Nach der Ausmündung unterscheiden wir auch hier innere und äußere Fisteln. Mündet die *innere Fistel* wie in der Regel in die Mundhöhle, wird sie klinisch kaum je von Bedeutung sein, da auch bei der anormalen Mündung des Ganges eine Infektion nicht einzutreten pflegt.

Ein sehr lästiges Krankheitsbild entwickelt sich dagegen, wenn die Fistel des STENSENschen Ganges in die Kieferhöhle sich öffnet; der Speichelabfluß erfolgt dann durch die Nase. PERTHES hat das als *Speichel-Nasenfistel* bezeichnet. Eine solche Fistel kann auch dadurch entstehen, daß nach gröberen Verletzungen durch die Narbe die Mündung des STENSENschen Ganges in die HIGHMORShöhle verzogen wird.

Die *Öffnungen der äußeren Fisteln* finden sich an der Wange im Verlauf des Ductus parotideus oder in seiner unmittelbaren Nähe. Im letzten Fall sind sie durch ein kurzes Fistelstück mit dem Gang selbst verbunden, das gelegentlich buchtige Aussackungen zeigen kann, zumal wenn die Fistel nach eitrigen Entzündungen entstanden ist, die in den Weichteilen der Wange sich ausgebreitet hatten und dann etwas abseits vom Gang durchgebrochen oder inzidiert waren. Entsprechend den Gangabschnitten spricht man von buccalen, masseteralen und glandulären Fisteln, von denen die letzte die seltenste ist.

Einen sehr eigenartigen Fall von kongenitaler Fistel des Ductus parotideus hat POMMRICH mitgeteilt (s. Abb. 7). Hier mündete der Gang in dem durch eine quere Wangenspalte verlängerten linken Mundwinkel. Es konnte operative Heilung erreicht werden.

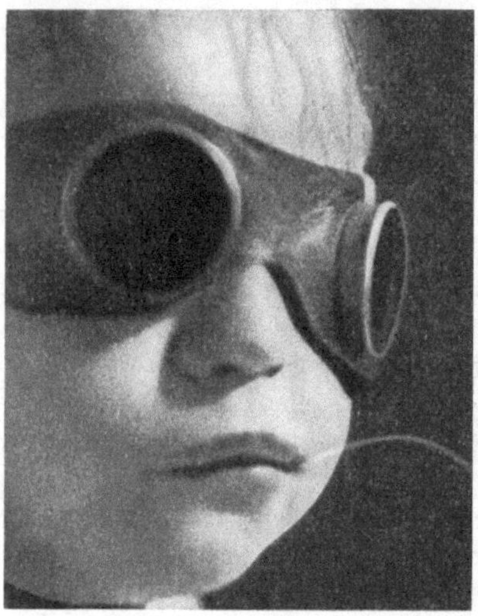

Abb. 7. Angeborene Speichelfistel des Parotisganges (nach POMMRICH).

Die Fistelöffnungen, meist in einer Narbe gelegen, sind überwiegend sehr fein. Häufig handelt es sich um Lippenfisteln, bei denen also das Epithel des Ganges unmittelbar in das der Haut übergeht. Ab und an aber liegt auch die Fistelöffnung in einem Granulationspfropf.

Geht der Gang in ganzer Weite seiner Lichtung in die Fistel auf, so liegt eine *vollständige Fistel* vor. Ist der Gang nicht völlig unterbrochen, sondern nur seitlich eröffnet, spricht man von einer *inkompletten Fistel*. Im ersten Fall entleert sich der gesamte Speichel der Drüse durch die Fistel, bei der unvollständigen kann ein Teil weiter auf natürlichem Wege abfließen, sofern das periphere Gangende durchgängig bleibt und nicht durch Vernarbung oder Abknickung verlegt wird.

Die Träger von Speichelgangfisteln leiden in hohem Maße. Der Speichel rinnt unablässig über Wange und Hals, in geringer Menge in Ruhe, in lebhaftem Strom bei Kaubewegungen, vor allem beim Essen, schon beim Anblick reizender Speisen. Nur im Schlaf wird die Fistel trocken. So sind die gequälten Kranken gezwungen, ständig, besonders aber bei den Mahlzeiten, dicke aufsaugende Verbände zu tragen. Sie werden ihrer Umgebung unangenehm, der gesellschaftliche Verkehr verschließt sich ihnen. Die *abfließenden Speichelmengen* sind groß. Mehrfach sind Messungen vorgenommen, die zwar sehr abweichende Ergebnisse brachten, aber selbst in ihren Mindestzahlen beträchtliche Mengen nennen. So fand OEHL in 24 Stunden 80—100 g Speichel aus einer Fistel, KUESS 20,8 g, DUPHÉNIX 120 g in einer halben Stunde während einer Mahlzeit. MITSCHERLICH erhielt je nach Absonderung in Ruhe oder bei verschiedenartigen Mahlzeiten 8—95 g in 24 Stunden, beim Kauen harter Speisen aber auch 31 g in 23 Minuten.

Sonst macht sich der Verlust dieser großen Speichelmengen für den Kranken, vor allem für die Ernährung kaum bemerkbar. Gelegentlich wird über halbseitige Trockenheit im Munde geklagt, die die Kautätigkeit aber nicht beeinträchtigt. Nur indirekt kann der Ernährungszustand dadurch leiden, daß die Patienten aus Furcht vor zu starker Absonderung nach außen ängstlich bemüht sind, vorwiegend flüssig-breiige, reizlose Kost zu sich zu nehmen.

Auffallend ist, wie schon bei den Drüsenfisteln erwähnt, daß trotz der so ausgiebigen Berieselung mit Speichel die Haut meist wenig leidet; ausgedehntere hartnäckige Ekzeme sind nicht häufig.

Wie die inneren Fisteln so bereiten auch die äußeren einer Infektion der Drüse kaum je den Weg. Nur ausnahmsweise kommt es bei Stockungen des Abflusses zu Sekretstauungen und akuten Entzündungen, die aber bei Beseitigung oder Überwindung des Hemmnisses rasch wieder abzuklingen pflegen. Das klinische Bild entspricht dann ganz dem der akuten Parotitis. Fistelheilungen durch Veröden der Drüse auf diesem Wege sind aber m. W. nicht beobachtet.

Die *Diagnose* der Speichelfistel als solcher ist stets einfach. Dagegen kann die Unterscheidung zwischen Drüsen- und Gangfistel, die prognostisch wichtig ist, Schwierigkeiten bereiten. Zur Abgrenzung kann die Lage der Fistelöffnung herangezogen werden. Liegt sie nahe dem Verlauf des Ductus Stenonis, wird überwiegend eine Gangfistel vorliegen; doch könnte ein den Gang mitunter begleitender akzessorischer Drüsenlappen gleich gelegene Drüsenfisteln schaffen. Liegt die Fistelöffnung weiter vom Gang ab (Kieferwinkel, Ohrgegend), ist von vornherein die Drüsenfistel in hohem Maße wahrscheinlich. Einen weiteren Anhalt bietet die Menge des Sekretes. Starke Absonderung, vor allem auch in der Ruhe, pflegen nur Gangfisteln zu zeigen. Die Speichelentleerung aus der normalen Öffnung im Munde ist bei der Gangfistel ganz aufgehoben oder wesentlich geringer als bei der Drüsenfistel. Bei der Gangfistel gelingt es manchmal, eine Sonde ein Stück weit in das zentrale Gangende vorzuschieben, bei der Drüsenfistel fängt sie sich sogleich in der Drüsensubstanz. Treten in die Fistel eingebrachte Flüssigkeiten (Farblösungen, Milch) an der Mündungsstelle des STENSENschen Ganges in der Mundhöhle zu Tage, ist eine Gangfistel, total oder partiell, erwiesen. Der negative Ausfall einer solchen Prüfung ist aber nicht beweisend. Schließlich kann auch eine gleichzeitige Sondierung des Ganges von der Mundhöhle und der Fistel Klärung bringen, wenn die Fistelsonde auf die im Gang liegende trifft.

Spontane Heilungen von Gangfisteln kommen wohl vor, sind aber außerordentlich selten, es sei denn, daß nur eine seitliche Gangöffnung die Fistel unterhält und der Hauptgang gut durchgängig ist. Bei den überwiegenden totalen Fisteln ist praktisch nicht damit zu rechnen. Sie erfordern zumeist eingreifendere *Maßnahmen* konservativer oder operativer Natur *zu ihrer Heilung*, die dann allerdings fast stets, wenn mitunter auch nur mühsam, zu erreichen ist.

Bei feinen inkompletten Gangfisteln können gelegentlich einmal die bei den Drüsenfisteln genannten Verfahren der Ätzung, Kauterisation, auch Anfrischung und Naht der Fistelöffnung Erfolg bringen, wenn der Abfluß durch das periphere Gangende zum Munde frei ist. Er muß auf jeden Fall erreicht oder erhalten werden, am besten durch wiederholte Sondierung. Wahrscheinlich kommt dem Bougieren des Ganges dabei ein wesentlicher Anteil zu, wenn auf diesem Wege einmal eine Heilung erzielt wird. Das Bougieren wird am besten mit einer dünnen Sonde oder einer filiformen Bougie ausgeführt. Wird die Wange ein wenig seitlich verzogen und gestreckt, pflegt die Einführung ohne weiteres möglich zu sein.

Das ideale Behandlungsziel einer Speichelgangfistel wäre an sich die *Wiederherstellung des normalen Abflußweges*, am besten durch Ausschneidung der Fistel und Naht des Ganges. NICOLADONI glückte es, auf diese Weise zwei Fälle zur Heilung zu bringen. Er hat auch versucht, Defekte des Ductus parotideus dadurch zu überbrücken, daß er den vorderen Gangabschnitt nach hinten verlagerte. Das vordere Gangende wurde dabei in einem Schleimhautlappen belassen, der so weit nach hinten und auswärts herumgeschlagen wurde, daß die angefrischten Enden des durchtrennten Ganges sich genügend einander nähern und durch Naht vereinigen ließen.

PERTHES überbrückte einen Defekt des Parotisganges durch ein Rohr aus THIERSCHschen Epidermislappen, das er um einen Seidenfaden formte.

Ältere Bestrebungen, durch Einführen einer feinen Sonde von der Mundöffnung des Ganges in das hintere Ende die Kontinuität des Ganges wieder zu erreichen, vielleicht im Verein mit einer Auffrischung der Fistel, sind heute verlassen, da sie mit mancherlei Gefahren (eitrige Entzündung der Drüse) belastet sind und nur wenig Aussicht auf Erfolg bieten. Doch soll nicht unerwähnt bleiben, daß CURTIS durch Einziehen eines feinen Drahtes durch den peripheren in den zentralen Gangabschnitt zwei Fisteln, darunter eine doppelte, schließen konnte. Lassen sich narbige Veränderungen des Ganges erweisen, so kann ihre Dehnung (mit feinen Laminariastiften, evtl. Sonden) den Speichelabfluß auf natürlichem Wege wieder freimachen und die Fistel heilen lassen.

Da die direkte Vereinigung des Ganges nur ausnahmsweise erfolgreich durchführbar ist, gewann der an sich alte Gedanke, unter Verzicht auf den natürlichen Weg eine *neue Abflußbahn zur Mundhöhle* zu schaffen, also die äußere Speichelfistel in eine innere zu verwandeln, sehr an Boden. Unter den operativen Verfahren gilt das auch heute noch als rationell und ist in Übung geblieben.

Technisch kann man verschieden vorgehen. Eines der älteren Verfahren besteht darin, daß die Wange genügend weit zur Mundhöhle durchbohrt und von dieser neuen Öffnung ein Kanal zum hinteren Gangende geschaffen wird. Dieser Kanal muß dann lange offengehalten werden, bis der Speichel in ihn einströmt (DEROY, MONRO, VEDRINE u. a.). Am ehesten läßt sich das erreichen, wenn es gelingt, eine feine Kanüle oder Drain (Ureterkatheter) bis in das zentrale Gangende vorzuschieben und zuverlässig zu befestigen. Dann kann sich die Fistelöffnung von selbst oder vielleicht nach Anfrischung und Naht schließen. Diese Einführung eines Abflußrohres in das zentrale Gangende macht aber oft große Schwierigkeiten. Eine Dauerheilung ist nur gewährleistet, wenn der Kanal schließlich epithelisiert wird.

Eine zweckmäßige Modifikation dieses Vorgehens ist für die buccalen Fisteln die doppelte Durchbohrung nach DEGUISE. Dabei wird ein Draht oder ein kräftiger Seidenfaden mit dem einen Ende nach hinten, mit dem anderen nach vorn von der Fistel aus mit einem Troikart oder einer Nadel in die Mundhöhle durchgestoßen, wo die Enden über einer Gewebsbrücke der Wange so fest geschnürt werden, daß diese nekrotisch wird. Vorteilhaft ist es, wenn das nach hinten durchgestoßene Ende ein kürzeres Stück in den zentralen Gang einzuführen war. HAUBERRISSER hebt als bedeutsam die steile Anlegung des Kanals hervor, um den Speichelabfluß zu erleichtern.

1919 hat KAUSCH sich erneut für eine Fadenmethode eingesetzt, die auf der Durchbohrung der Wange von DEROY und VEDRINE fußt. Es wird dabei ein kräftiger Zwirnsfaden von der Fistelöffnung mittels einer Nadel zur Mundhöhle durchgestoßen, zum Munde herausgeleitet und über der Wange geknüpft. Beabsichtigt ist dabei, daß der Speichel entlang diesem Faden seinen Weg in die Mundhöhle sucht. Der von KAUSCH ausführlich mitgeteilte geheilte Fall, ein elfjähriges Mädchen, kann aber m. E. nicht als beweiskräftig angesehen werden. Zwar schloß sich die Fistel, offenbar eine Drüsenfistel, nach der Fadenbehandlung, es kam aber im Verlauf der Behandlung zu einer akuten Parotitis, und bekanntlich kann eine solche Entzündung der Drüse an sich schon zu einem Versiegen der Fistel führen. Ein Beweis für die Wirksamkeit des Fadens als Ableitungsmittel wäre nur gegeben, wenn nach Abschluß der Behandlung in der Mundhöhle eine neue funktionierende Abflußöffnung entstanden wäre. Davon aber verlautet in dem ausführlichen Bericht von KAUSCH nichts.

LANGENBECK hat empfohlen, das hintere Gangende zu präparieren und in eine neu geschaffene Öffnung in der Mundschleimhaut einzuziehen. Nach diesem Vorschlag ist verschiedentlich mit Erfolg operiert, besonders auch unter Beachtung einer Abänderung von DELORE, der über einer Sonde das hintere Gangende zusammen mit dem Fistelgang und der Fistelmündung in der Haut herausarbeitete und verlagerte. In ähnlicher Weise hat auch CHUBB (1921) drei Fälle zur Heilung gebracht. Wird die Hautwunde dann genäht, so kann gelegentlich eine sehr rasche Heilung herbeigeführt werden, wie aus dem Bericht von BEHRENDT über einen Fall der Königsberger Klinik u. a. hervorgeht. Für weiter nach hinten liegende Fisteln ist aber dieses Verfahren nicht geeignet, da der Parotisgang schon im Masseterabschnitt zu wenig beweglich ist.

Hier können aber plastische Verfahren, wie sie von BRAUN und KÜTTNER durchgeführt sind, weiterhelfen. Die Methode von BRAUN beruht darauf, daß die sehr bewegliche Mundschleimhaut am vorderen Masseterrande eine Öffnung erhält, dann weitgehend gelöst und über dem Masseterrand so weit nach hinten gezogen wird, bis das vorher präparierte zentrale Gangende sich einpflanzen läßt. Man kann auch die Schleimhaut um das vordere Ductusende so nach hinten verlagern und am Masseter festnähen (HEINEKE). KÜTTNER klappte einen großen zungenförmigen Schleimhautlappen, dessen Basis am Masseterrande lag, über den Muskel zurück und formte ihn dann zu einer Röhre, die das hintere Gangende aufnahm. CROUSE hatte mit einer nur unwesentlich abgeänderten Technik in fünf Fällen Erfolg. SZEKELY bildet zwei Schleimhautlappen, mit denen er einen Wangenkanal zwischen dem kurzen proximalen Gangende und der Mundhöhle ausfüttert.

Bei den masseteralen und glandulären Gangfisteln sind diese Verfahren, die den Masseter unberührt lassen, auf jeden Fall erfolgversprechender als die Versuche, unter Durchbohrung des Kaumuskels eine innere Fistel zustande zu bringen, wenn auch LAUENSTEIN in einem Fall damit Erfolg hatte.

Frühe Versuche, bei hartnäckigen Speichelgangfisteln, die der operativen Behandlung trotzen, eine Verödung der Drüse herbeizuführen, sind als veraltet anzusehen, soweit sie dieses Ziel durch Druck oder durch Unterbindung des Ausführungsganges erreichen wollten. Die Unterbindung des Ganges ist sogar nicht unbedenklich, da schwere akut eitrige Parotitiden mehrfach danach beobachtet wurden.

Erst zwei neuzeitlichen Hilfsmitteln blieb es vorbehalten, durch *Ausschaltung der Drüsenfunktion* mit großer Verläßlichkeit die Heilung von Speichelfisteln zu unterstützen oder herbeizuführen: das sind die Röntgenbestrahlung und die Exhairese des N. auriculotemporalis.

Auf die Anwendung der Röntgenstrahlen hat wohl als erster FRAENKEL 1916 hingewiesen. KAESS wurde gleichfalls und unabhängig zu dieser Behandlung geführt durch die Beobachtung, daß nach *Röntgenbestrahlung* von Halslymphomen die Kranken häufig über Trockenheit im Munde klagen. Durch die Bestrahlung werden die Speicheldrüsenelemente so sekretionshemmend beeinflußt, daß die Speichelabsonderung schließlich ganz aufhört und damit die Fistel zur Heilung kommen kann. Anatomisch kommt es in manchen Fällen zu einer Induration der Drüse. KAESS sah nach einmaliger Bestrahlung bei zwei Patienten, die bereits vergeblich operiert waren, die Speichelabsonderung versiegen und die Fistel heilen. KLEINSCHMIDT kombinierte die Röntgenbehandlung mit Exzision und Naht der Fistel. HENKE bestrahlte drei Fälle postoperativer Fisteln nach Ohroperationen erfolgreich. Und dann sind eine Reihe weiterer Autoren für das Verfahren eingetreten (WITTKOWSKY u. a.).

Als Dosis werden im allgemeinen 80—100 % der HED verabreicht bei 25 cm Fokus-Hautabstand und guter Ausblendung mit harter Filterung (0,5 Cu oder Zn). Des öfteren wurde die Dosis auch auf 2—3 Sitzungen mit Pausen von 1—3 Tagen verteilt. Nötigenfalls wird eine zweite Dosis von etwa 3/4 HED nach drei Wochen verabreicht. Aber auch kleinere Dosen von 15—20 % der HED in Pausen von 7—8 Tagen und in 1—4maliger Applikation haben sich als wirksam erwiesen.

Mag die Röntgenbehandlung, wie aus manchem Bericht hervorgeht, durchaus nicht immer als selbständige Behandlungsmaßnahme das gewünschte Ziel erreichen lassen, so wird sie doch meistens eine weitgehende unterstützende Wirkung haben. Ein Vorzug der Bestrahlung ist noch darin zu sehen, daß die Ausschaltung der Drüse nur temporär erfolgt; über kurz oder lang stellt sich ihre Funktion wieder her. SCHAEDEL konnte den Nachweis erbringen, daß ein Jahr nach der Bestrahlung bei geheilter Fistel die Drüse wieder arbeitete.

In ganz anderer Form wurde das Problem der Ausschaltung der Drüsenabsonderung durch LERICHE angegangen, nämlich durch die *Exhairese ihres Sekretionsnerven, des N. auriculotemporalis.* LERICHE hielt ihn für den einzigen Sekretionsnerven der Drüse, dessen Durchschneidung die Sekretion aufhebe. Diese Annahme findet sich zwar nicht ganz im Einklang mit physiologischen Untersuchungen, hat jedoch praktisch zur Ausbildung des sehr erfolgreichen Vorgehens geführt. Die Technik der Operation ist später eingehend geschildert (s. S. 104).

Die Veränderungen, die die Drüse nach der Abtrennung von ihrem Hauptsekretionsnerven erfährt, sind experimentell studiert. FERRARINI fand nach der Exhairese des Nerven eine Verkleinerung der Drüse nach Volumen und Gewicht auf 1/3, eine einfache Atrophie der sezernierenden Zellen und stellenweise Nekrobiose der Epithelzellen, Oedem und Verdickung des interstitiellen Bindegewebes, jedoch ohne völlige Sklerose des Parenchyms.

Seit den ersten erfolgreichen Operationen von LERICHE ist das Verfahren rasch in Aufnahme gekommen und wird auch heute vielfach geübt. Die Zahl der Berichte ist groß, es seien nur hervorgehoben die von TROMP, WEITZ, FERRARINI, BEHRENDT (zwei Fälle der Königsberger Klinik). Alle stimmen darin überein, daß dieser technisch nicht besonders schwierige Eingriff im Großteil der Fälle (schätzungsweise etwa 80 %) beste Ergebnisse zeitigt. So ist das Verfahren heute wohl als das zuverlässigste zu empfehlen, wenn die Verlagerung der Fistelöffnung zur Mundhöhle nicht möglich ist. Der Erfolg stellt sich des öfteren allerdings nicht sofort ein, sondern erst nach 2—3 Wochen, da die Verödung der Drüse erst allmählich durch Nekrobiose ihrer Epithelien zustande kommt. Als Folge des Nervenausfalls wird von manchen Kranken ein taubes

Gefühl in der Schläfengegend und Trockenheit in der operierten Mundseite angegeben, aber meist nur für kürzere Zeit.

Mißerfolge erklären sich neben technischen Unzulänglichkeiten gelegentlich einmal aus anatomischen Varianten am Abgang der sekretorischen Ästchen des Nerven (s. S. 3).

An Stelle der operativen Unterbrechung des N. auriculotemporalis hat STROFENI vorgeschlagen, ihn durch Alkoholinjektion in den dritten Trigeminusast auszuschalten. Er selbst berichtet über einen Erfolg, hat aber sonst keine Nachahmer gefunden.

Wie oben erwähnt, ist nun aber der N. auriculotemporalis nicht der einzige Sekretionsnerv der Parotis, vielmehr besteht auch ein Einfluß des Sympathikus. Hierauf fußend hat daher CONSTANTINESCU (1943) bei einem Kranken, der seit drei Jahren eine Parotisfistel hatte und bei dem die Exhairese des N. auriculotemporalis nicht durchführbar war, die Sympathektomie des Grenzstranges in seiner Teilstrecke zwischen oberem und mittlerem Ganglion ausgeführt und damit auch eine Dauerheilung erreicht. Ein Nachteil dieses Vorgehens ist allerdings das Zurückbleiben des HORNERschen Symptomenkomplexes.

Überblickt man die große Zahl der Behandlungsverfahren, die für die Speichelgangfisteln angegeben sind, und ihre Leistungen, so wird die Frage, welcher Weg im einzelnen Fall am zweckmäßigsten beschritten wird, am besten nach dem Sitz der Fistelöffnung entschieden. Liegt sie weiter vorn im buccalen Abschnitt, wird vorwiegend die Umwandlung in eine innere Fistel durch ein plastisches Verfahren gegeben sein. Liegt sie aber weiter hinten im Masseterabschnitt, wird man einer komplizierten, im Endergebnis ungewissen Plastik die Verödung der Drüse durch ihre Entnervung, vielleicht auch die Anwendung der Röntgenstrahlen vorziehen. Eine partielle Parotisexstirpation (KÜTTNER) unter sorgfältigster Schonung des Fazialis dürfte heute kaum mehr angezeigt sein.

Für die Nasenspeichelfistel sind bei ihrer großen Seltenheit allgemeine therapeutische Richtlinien nicht zu geben. Man wird sich dem Einzelfall anpassen müssen. Im Fall PERTHES wurde der die Mündung des Ductus parotideus tragende Abschnitt der Wangenschleimhaut von dem Kieferhöhlenloch, an das er angewachsen war, gelöst und dieses durch einen Schleimhautlappen verschlossen.

c) Fisteln der Submaxillaris

Wenn ich eingangs sagte, daß Fisteln der Submaxillaris und Sublingualis so gut wie gar nicht vorkämen, so sei darum ein ganz ungewöhnlicher Fall kurz angeführt, der in der Königsberger Klinik (KIRSCHNER) zur Beobachtung kam und eine doppelseitige Speichelfistel der submaxillaren Drüsen betraf (BEHRENDT). Bereits im Alter von $1/2$ Jahr waren bei dem Kranken zu beiden Seiten des Halses feinste Fistelöffnungen bemerkt mit Absonderung einer klaren Flüssigkeit. Er wurde damals mit Erfolg operiert. Im Alter von 17 Jahren trat ein Rückfall auf. Es fand sich an beiden Seiten des Halses dicht unterhalb der Mitte des horizontalen Unterkieferastes eine feine Fistelöffnung, aus der beim Essen Speichel floß. Die Behandlung war operativ. Die Fistelgänge wurden präpariert und nach der Mundhöhle zu durchgezogen, wo die Fistelöffnung mit einem Faden an einem Zahn befestigt wurde. Auf beiden Seiten erfolgte glatte Heilung.

Nicht minder bemerkenswert ist eine Mitteilung von GHERINI, in dessen Fall sich an der Innenseite des M. sternokleidomastoideus zwei feine Öffnungen fanden, aus denen sich Speichel — beim Kauen verstärkt — entleerte. Wurde in die Fistel Farblösung eingespritzt, so kam sie auf der Caruncula salivalis zum Vorschein.

GHERINI hat auch eine kongenitale Fistel des WHARTONschen Ganges mitgeteilt.

Sonst ist nur noch ein Fall mit erworbener (nach einer submaxillaren Phlegmone entstandene) Submaxillarfistel von MATRASSOWITSCH bekannt. Sie wurde nach zweimaliger Einspritzung von Paraffin trocken.

Warum Fisteln der Submaxillardrüsen, die doch größere Speichelmengen absondern als die Parotis, so selten sind, ist bisher nicht eindeutig geklärt. HEINEKE denkt an die verschiedene Zusammensetzung der Sekrete (der Submaxillarspeichel enthält Mucin); aber auch das ist nur eine unbewiesene Vermutung.

7. Die akuten Entzündungen der Speicheldrüsen

An akuten Entzündungen erkranken alle drei großen Speicheldrüsenpaare. Weitaus am häufigsten betroffen ist aber die Parotis, am seltensten die Sublingualis. Die akuten Entzündungen können Teilerscheinungen einer allgemeinen Infektion sein, aber auch unabhängig von solchen in einzelnen Drüsen sich entwickeln. Die HEINEKEsche Einteilung in epidemische und nicht epidemische Formen erscheint mir nicht ganz zweckmäßig.

a) Die akute Parotitis

Die akute Parotitis ist wohl am meisten bekannt in ihrer epidemischen Form, der *Parotitis epidemica*, Mumps, Ziegenpeter. Sie bietet nur ausnahmsweise chirurgisches Interesse in Form seltener Komplikationen. So kann es zur Eiterung oder Gangrän der Drüsen kommen, im allgemeinen sehr selten, wenn auch die Häufigkeit vom Charakter der einzelnen Epidemien abzuhängen scheint, so daß Eiterungen zu manchen Zeiten etwas häufiger gesehen werden.

Die Entwicklung eines Abszesses zögert den Ablauf der Erkrankung hin. Die Drüse schwillt nicht wie üblich in wenigen Tagen ab, es entsteht vielmehr unter erneutem Fieberanstieg in der sonst weichen Schwellung ein hartes Infiltrat, die Haut rötet sich. Wird nicht rechtzeitig inzidiert, kann es zu spontanem Eiterdurchbruch kommen, der vereinzelt in den Gehörgang oder in den Rachen beobachtet ist. U. U. kommt es auch zu schweren Phlegmonen, die auf den Hals übergreifen. Von DEMME sind zwei Fälle einer gangränösen Form der Parotitis bei Mumps beschrieben, die beide in ihrem Verlauf an Noma erinnerten und tödlich endeten.

Ob solche schweren Komplikationen auf den Erreger der Parotitis epidemica selbst oder eine Mischinfektion zurückzuführen sind, ist vorerst nicht entschieden.

Eiterung bei einer begleitenden Orchitis (eitrige Periorchitis) ist bisher nur in einem Fall beschrieben.

Steht bei der epidemischen Parotitis die Entzündung der Drüse im Mittelpunkt der Erkrankung, so kann sie an *vielen anderen Infektionskrankheiten* als Begleiterscheinung mehr oder weniger nachgeordnet teilhaben. Wenn sie andererseits im Verlauf der Erkrankung mehr in den Vordergrund tritt, wird sie mit Recht als ein prognostisch sehr schwerwiegendes Moment betrachtet. Der häufig ungünstige Ausgang geht dann aber oft weniger zu Lasten der Parotitis als der Schwere des Grundleidens, das der Parotitis lediglich den Weg bahnt.

Von den schweren Infektionskrankheiten ist es in erster Linie der Typhus abdominalis, in dessen Verlauf eine akute Parotitis Platz greifen kann. Häufigkeitszahlen schwanken zwischen 0,1 und 4 %. Abszedierung ist sehr häufig. Als Erreger werden aber meist Staphylokokken allein oder zusammen mit Typhusbazillen, selten Typhusbazillen allein gefunden. Auch hier bedeutet das Hinzutreten der Parotitis zur Grundkrankheit eine ernste Prognose, der Prozentsatz der Todesfälle ist weit höher als bei den Erkrankungen ohne die hinzutretende Speicheldrüsenentzündung.

Im östlichen Europa wird ähnlich die akute Parotitis im Verlauf des Flecktyphus häufig gesehen. Zahlenangaben lauten bis 3,4 %, doch scheint der Übergang in Eiterung in den verschiedenen Epidemien von sehr wechselnder Häufigkeit zu sein.

Seltener findet sich einmal eine Parotitis bei der kruppösen Pneumonie, wobei der Eiter dann gewöhnlich nur Pneumokokken enthält, da Mischinfektion mit Staphylokokken selten ist. Auch hier trübt die Parotitis die Prognose in hohem Maße.

Bei den sonstigen akuten Infektionskrankheiten (Grippe, Scharlach, Ruhr u. a.) kommt eine Parotitis nur ausnahmsweise vor, ist aber wieder etwas häufiger bei den unspezifischen Allgemeininfektionen, bei der Sepsis, der Osteomyelitis, dem Erysipel.

Eine besondere Rolle kommt der akuten Ohrspeicheldrüsenentzündung im Gefolge großer Operationen, besser wohl postoperativer Zustände, als sog. *postoperative Parotitis* zu, aber wohl nur durch ihre relative Häufigkeit. Wesensgleich sind die Entzündungen nach schweren Erkrankungen im Bauch, aber auch außerhalb des Bereiches der Bauchhöhle, sofern ihnen nur ein schweres Darniederliegen der Körperkräfte gemeinsam ist.

Zahlenangaben liegen hauptsächlich für die Häufigkeit nach Bauchoperationen vor. Sie schwanken in nicht unerheblichen Grenzen, es werden 0,25—2,5 % genannt. In neuerer Zeit ist die postoperative Parotitis seltener geworden, vielleicht dank einer intensiveren Vorsorge. Älteren Zahlen, die auf 10—30 Eingriffe eine Parotitis ergaben, stehen neuere gegenüber, in denen ein Fall von Parotitis auf 300—400 und mehr Eingriffe entfällt.

Früher wurde die Häufigkeit der postoperativen Parotitis vorwiegend Operationen an den weiblichen Genitalorganen zugeschrieben, später den Eingriffen am Magen (perforiertes Magengeschwür), bei Ileus, schließlich überhaupt den Eingriffen in der Bauchhöhle (Gallenblase, Wurmfortsatz), aber dann auch solchen an den extraperitonealen Organen (Blase, Prostata). Zahlreiche Untersucher haben hierzu Zahlen geliefert; doch ist ihr Wert von untergeordneter Bedeutung. Man geht sicherlich in der Annahme nicht fehl, daß weniger der operative Eingriff als solcher als vielmehr das Grundleiden, dessentwegen er unternommen wird, sowie Störungen im Heilverlauf den Anlaß zur Entwicklung einer Parotitis geben. Immerhin treten für die postoperative Parotitis Eingriffe in der Bauchhöhle deutlich hervor (Biolato: von 16 Fällen 14 Bauchoperationen, Layman: von 46 Fällen 24 Bauchoperationen).

Gleiches gilt für die Bauch- und Beckenverletzungen. Auch hier sind es die Schwere der Verletzung und ihre ernsten Komplikationen, die für die Entstehung der Parotitis von hoher Bedeutung sind. Es sind auch weniger häufig akute, rasch ablaufende Prozesse, als vielmehr die langwierigen, den Kräftezustand schwer mitnehmenden Leiden, die die Parotitis im Gefolge haben.

Vor allem sind die schweren entzündlichen Zustände zu fürchten. Dem Grundleiden drückt dann die hinzukommende Parotitis immer einen ernsten Stempel auf, der die

Prognose nur mit großer Zurückhaltung stellen läßt: „Sehr häufig weiß man nicht, ob die Parotitis die Ursache oder die Folge des ungünstigen Verlaufs ist" (HEINEKE); sicher ist, daß sie das Pendel leicht nach der ungünstigen Seite ausschlagen läßt. Die Sterblichkeitszahlen werden zwischen 16 und 34 % angegeben.

Etwa zwei Drittel der postoperativen Parotitiden sind einseitig, ein Drittel doppelseitig. Dem Geschlecht nach ist das weibliche Geschlecht häufiger befallen. Die Angaben betreffs des Übergangs in Eiterung schwanken zwischen 30 und 50 %, er ist also keinesfalls ungewöhnlich.

Als Entstehungsmodus wird für die postoperative Parotitis überwiegend die aufsteigende Ganginfektion angenommen, der metastatische Weg ist viel seltener. Ich verweise dieserhalb auf das weiter unten Gesagte. Wenn die Häufung der Parotiserkrankung nach Bauchaffektionen, vor allem entzündlichen, besonders unterstrichen wird, so ist nicht außer acht zu lassen, daß diese an sich schon oft besonders schweren Krankheitszustände alle disponierenden Momente für eine Parotitis in hohem Maße mit sich bringen, ohne daß der spezifischen Lokalisation am Bauche ein besondere Bedeutung zuzukommen braucht. Doch gibt es davon auch viel Ausnahmen, bei denen ursächliche Momente mit hineinspielen, die wir heute noch nicht übersehen. So beobachtete JONAS eine 19jähr. Patientin, die bei drei appendizitischen Attacken (zweimal Abszeßinzision, einmal Exstirpation des Wurmfortsatzes) jedesmal eine spontan zurückgehende Parotitis bekam, ein schwer erklärbares Vorkommen.

Der allgemeine Kräfteverfall, die Kachexie sind es auch, die die akute *Parotitis im hohen Alter* häufiger als alleinige Affektion erscheinen lassen. Der Mangel geregelter Nahrungsaufnahme, Austrocknung des Mundes u. ä. spielen mit hinein. CHARLTON erlebte bei 470 hungernden Magengeschwürskranken 21 Parotitiden, bei 530 oral ernährten nur zwei. Die gleichen Vorbedingungen sind bei allen zur Kachexie führenden Erkrankungen gegeben (Karzinom, Tuberkulose, komatöse Zustände, Psychosen), alles zudem Zustände, bei denen die physiologische Selbstreinigung der Mundhöhle gelitten hat. Vielleicht spielen im hohen Alter noch senil-atrophische Veränderungen des Parenchyms der Drüsen oder auch eine Verringerung der bakteriziden Kraft des Speichels eine Rolle.

Auf der gleichen Linie liegt, daß im Gegensatz zum Kindesalter, in dem eine Parotitis kaum vorkommt, bei *elenden atrophischen Säuglingen* mit schweren Ernährungsstörungen, kongenitaler Lues und anderen zehrenden Erkrankungen, auch schweren akuten Infektionen, die akute Parotitis keine Seltenheit ist; auch werden bei ihnen Submaxillar- und Sublingualdrüsen mitbetroffen (KRAVEC und GOLDBERG u. a.). Fast immer kommt es hier zur eitrigen Einschmelzung. Die Sterblichkeit ist bei der Säuglingsparotitis besonders hoch, mit 70 % berechnet.

Nur selten sieht man eine akute Parotitis bei sonst gesunden Menschen sich entwickeln; aber auch dann pflegt sie den üblichen, oft ernsten Verlauf zu nehmen.

War die akute Parotitis in den bisher geschilderten Fällen Teil- oder Begleiterscheinung einer allgemeinen oder lokalen Infektion oder eines allgemeinen Schwächezustandes, so kann sie schließlich noch durch *Infektion aus der Nachbarschaft* ihre Entstehung nehmen. In Betracht kommen hierfür infizierte Verletzungen der Drüse selbst oder ihrer näheren Umgebung. Auch Entzündungen und Geschwüre der Mundschleimhaut, Anginen können, wenn das auch nicht häufig geschieht, zu akuten Entzündungen der Drüsen führen, mitunter auf dem Wege über eine Sekretstauung durch

Schwellung der Gangmündung. Ebenso werden Fremdkörper und Steine gelegentlich zum Ausgang schwerer Drüseneiterungen. Daß akut entzündliche Veränderungen in unmittelbarer Nähe per continuitatem auf die Drüse überzugreifen vermögen, Phlegmonen, Lymphadenitiden, schwere Entzündungen des Mittelohres oder Kiefergelenkes, geschwürig zerfallende Tumoren, bedarf keiner besonderen Begründung.

Die Frage nach der *Entstehungsweise* dieser auf so verschiedener Grundlage sich entwickelnden akuten Entzündung der Parotis ist bereits mehrfach kurz gestreift. Sie bedarf keiner besonderen Erörterung, wenn eine Phlegmone o. ä. Prozesse der Umgebung in die Drüse eindringen.

Aber für die vielfach größere Zahl der akuten Drüsenentzündungen, für die dieses kontinuierliche Übergreifen nicht gegeben ist, ist das Problem des Entstehungsweges seit Jahrzehnten Gegenstand eingehender Untersuchungen und lebhafter Erörterungen gewesen. Eindeutig gelöst ist es auch heute noch nicht, obwohl eine Fülle von Arbeit bis in die neueste Zeit dieser Frage zugewandt ist, besonders auch im Hinblick auf die postoperative Parotitis.

Wenn man die älteren Theorien, die sympathische und abdominelle Reflextheorie, für die Beweise bis heute nicht zu erbringen sind, außer acht läßt, sind grundsätzlich zwei Entstehungswege möglich: das Eindringen der Keime auf dem Blutweg oder von der Mundhöhle durch die Ausführungsgänge.

Auf Grund der älteren Untersuchungen (VIRCHOW, HANAU, CLAISSE und DUPRÉ und vieler anderer), wonach die erste Veränderung bei der eitrigen Entzündung der Parotis das Auftreten von Eiter und Bakterien in den Ausführungsgängen ist, nimmt HEINEKE die *Infektion von der Mundhöhle* für die Großzahl der Fälle als erwiesen an und verficht diese Annahme lebhaft. Sie stützt sich vor allem auf die anatomischen makroskopischen und mikroskopischen Befunde. Es findet sich bei der eitrigen Parotitis der Eiter in allen großen und kleinen Gängen angehäuft, wo dazu mikroskopisch die Erreger in Massen angetroffen werden. Und zwar sind es vorwiegend Eiterkeime, auch bei spezifischen Infektionskrankheiten. Der Infektionsweg ist dann analog dem bei der aufsteigenden Pyelonephritis oder der puerperalen Mastitis (HANAU).

Selbstverständlich ist diese aufsteigende Infektion an Vorbedingungen geknüpft, die die Schutzvorrichtungen im gesunden Organ außer Kraft setzen müssen. Normalerweise finden sich Bakterien nur im Hauptausführungsgang nahe seiner Mündung; die zentralen Gangabschnitte sind ebenso wie die Drüsen selbst keimfrei. Vielleicht ist es der mechanische Speichelstrom, der sie zurückdrängt, vielleicht kommt aber auch dem Speichel eine besondere bakterizide Kraft zu (SANARELLI, TRIOLO). Werden diese Kräfte nun aufgehoben durch eine Hemmung oder ein Versiegen des Speichelstromes oder eine Minderung des antibakteriellen Vermögens, wird zudem die Widerstandsfähigkeit der Drüsen herabgesetzt und die Virulenz vorhandener Keime gesteigert wie bei einer Stomatitis, so könnte ein Aufsteigen der Keime erfolgen und die Entzündung Platz greifen.

Auch eine Verlegung des Speichelganges muß als Wegbereiter für eine akute Infektion angesehen werden. Sie kann durch Fremdkörper, Steine, auch entzündliche Schwellung erfolgen. Dann gelingt es im Experiment, eine Parotitis zu erzeugen, was durch Einbringen von Bakterien bei ungehindertem Abfluß nicht möglich ist. Ein Darniederliegen der Sekretion findet sich ferner bei Schwerkranken mit Fieber und Flüssigkeitsverarmung. Die Trockenheit des Mundes, vor allem aber auch Gebißschäden sind es dann, die die Besiedlung der Mundhöhle mit Staphylokokken ermöglichen. Auch dieses Moment läßt sich experimentell ätiologisch verwerten. Neben Heineke ist im neueren Schrifttum vor allem Seifert u. a. für die duktogene Infektion eingetreten.

Die ausgesprochene Bevorzugung der Parotis bei den akuten Entzündungen ist schwer zu erklären. Heineke will die verschiedene Zusammensetzung des Speichels verantwortlich machen; der Muzingehalt der unteren Speicheldrüsen soll diese vor der Infektion schützen, während der Muzinmangel im Speichel der Parotis sie dieser Schutzkraft entbehren läßt. Experimentell hat sich diese Annahme später von Seifert für Staphylokokken bis zu einem gewissen Grade stützen lassen. Nach anderen Autoren soll die größere Alkalität (Wasserstoffionenkonzentration) des Submaxillarspeichels vor akuter Entzündung schützen. Tabuchi konnte im Experiment dagegen keine Unterschiede der Drüsen in der Empfindlichkeit gegen Staphylokokkeninfektion feststellen. Auch weichen die Untersuchungsergebnisse Kamnikers hinsichtlich des Vorkommens von Staphylokokken in der Mundhöhle von denen Seifert's nicht unerheblich ab.

Nadein sieht in der verschiedenen Gefäßweite (s. S. 5) den Grund der unterschiedlichen Infektionsbereitschaft; die weiteren Gefäße der Parotis sollen eine hämatogene Infektion begünstigen.

Ob dem Narkosehandgriff, dem Vorhalten des Kiefers bei Atmungsbehinderung, eine Bedeutung als vorbereitendes Trauma zukommt, ist öfter angenommen, aber doch recht zweifelhaft.

Nicht minder lebhaft wie die aszendierende Infektion wird der *hämatogene Weg* der Entstehung der akuten Parotitis verfochten. Hier seien die Untersuchungen von Rost besonders hervorgehoben. Von den Anhängern der Infektion auf dem Blutweg wird vor allem das klinische Bild in die Waage geworfen, das durchaus dem einer Sepsis entspricht. Vor allem bietet das klinische Krankheitsbild der postoperativen Parotitis, die vorwiegend nach infektiösen Erkrankungen und nicht aseptischen Operationen auftritt, mit seinem akuten Beginn, den hohen Temperaturen, der hohen Sterblichkeit ein septisches oder pyämisches Gepräge. Dazu kommt, daß autoptisch neben der Parotitis sehr häufig noch weitere Eiterherde gefunden werden.

Ferner wird geltend gemacht, daß der anatomische Befund nur scheinbar das Aufsteigen einer Infektion beweist und durchaus auch anders gewertet werden kann. Denn auch bei der hämatogenen Infektion finden sich, wie das Experiment aufweist, im Beginn regelmäßig nur die Speichelgänge mit Eiter gefüllt — im Sinne einer Ausscheidungsparotitis (analog der Niere). Die aszendierende und die hämatogene Parotitis geben also im anatomischen Bilde im Beginn keinen Unterschied. Als auffällige Tatsache wird auch angeführt, daß eine Parotitis nur sehr selten als Folge einer Stomatitis auftritt. Die Operationsschäden, Wasserverarmung, Fasten, herabgeminderte Sekretion werden als Beweis für die aszendierende Infektion abgelehnt, da die Speicheldrüsenentzündung sich stets erst einige Zeit nach der Operation entwickelt, wo deren unmittelbare Auswirkung bereits als überwunden anzusehen ist.

Schließlich wird für den hämatogenen Entstehungsweg geltend gemacht, daß fast stets Staphylokokken in Reinkultur die Erreger der akuten Parotitis sind, während man bei einer Infektion von der Mundhöhle doch öfter auch eine Mischinfektion erwarten sollte. Das so auffallende Überwiegen der Staphylokokken wird mit einer besonderen Empfindlichkeit der Parotis gegenüber diesen Erregern (analog etwa der Osteomyelitis) erklärt.

Wägt man nun kritisch ab, so kann man sich des Eindrucks nicht erwehren, daß wohl beide Wege gangbar sind, daß es aber einstweilen kaum zu entscheiden ist, welcher von beiden der bevorzugtere ist, wenn auch die stomatogene Entzündung anscheinend häufiger ist. Es bleibt freilich immer noch eine Reihe wesentlicher Fragen ungeklärt.

Als ein letztes Moment für die Entstehung mancher schweren Fälle von akuter Parotitis hat SCHMIEDEN die Erwägung autodigestiver Vorgänge zur Erörterung gestellt, deren Endursache allerdings wiederum ungeklärt bleibt (Trauma, Quetschung beim Narkosehandgriff, reflektorisch vermehrter proteolytischer Speichel?). Er setzt sie in Parallele zu den Vorgängen bei der akuten Pankreasnekrose und betont, daß er seine Vermutung zunächst aus dem verwandten klinischen Bild herleiten will, zumal Parotitis und Pankreatitis gelegentlich auch gemeinsam vorkommen. Wie bei der Pankreasnekrose eine intraglanduläre Aktivierung des Trypsins durch Pankreaskinase pathogenetisch die entscheidende Rolle spielt, so soll in gleicher Weise ein Ferment bei der akuten Parotitis wirksam sein. Der pathologisch-anatomische Ausdruck dieser Einwirkung wären dann analog der Pankreatitis primäre degenerative Prozesse und Nekrosen durch eine fermentativ-toxische Schädigung; die Entzündung und der Bakterienbefund wären erst das Sekundäre. Eine Bestätigung dieses Verhaltens sieht SCHMIEDEN in manchen Operationsbefunden, bei denen Eiter nicht vorgefunden wird — bei der Pankreasnekrose wie bei der Parotitis. Die klinisch verschiedene Heftigkeit der Erkrankung soll von der Konzentration des Fermentes abhängen.

Im Verfolg dieser Hypothese hat dann VOSS als Mitarbeiter SCHMIEDENS ein eiweißverdauendes Ferment im Parotisspeichel gefunden, das in dem Sekret der beiden unteren Speicheldrüsen nicht vorhanden ist, womit zugleich die fast ausschließliche Beteiligung der Parotis an einem derartigen Krankheitsbild erklärt wäre. Aus seinem Wirkungsoptimum bei einer Wasserstoffzahl von 7,8—8,3 wird geschlossen, daß dieses Ferment dem Trypsin der Bauchspeicheldrüse verwandt sei. Diese theoretischen Erwägungen von SCHMIEDEN und VOSS können noch nicht als genügend gestützt angesehen werden, um eine breitere Gültigkeit zu erlangen, zumal SCHMIEDEN selbst betont, daß sie nur für einen Teil schwerer Fälle gelten sollen, ohne daß er diese aber abgrenzt.

Eine toxische Grundlage der akuten Parotitis wird auch noch in anderem Sinne erörtert. Nachdem bereits 1904 DYBALL einer toxischen Schädigung der Drüse bei der Entstehung der postoperativen Parotitis Bedeutung zugeschrieben hatte, ist auch in neuerer Zeit an diesen Modus gedacht als einer allergischen Reaktion, mit einer Empfindlichkeit der Parotis gegen toxisch wirkende Stoffe wie Eiweißbausteine, unter Einschaltung einer Hypervagotonie (REISCHAUER), die die Parotitiden nach aseptisch verlaufenden Operationen, Beckenfrakturen mit großen Hämatomen erklären könnten. Sie sollten dann der Infektion der echten Entzündung den Weg bereiten.

Hinsichtlich der Pathogenese der akuten Parotitis muß also nach wie vor gesagt werden, daß sie in eindeutiger Weise nicht geklärt ist. Vor allem ist offen, auf der Grundlage welchen Schadens die Parotis für die entzündliche Invasion vorbereitet wird. Vielleicht fehlen für die Beantwortung dieser Frage noch Kenntnisse in der normalen Physiologie der Drüsen, die anscheinend noch mancher erweiternder Aufklärung bedarf.

Hinsichtlich der *Erreger* der akuten Parotitis ist bereits erwähnt, daß die Staphylokokken am häufigsten gefunden werden, nach bakteriologischen Untersuchungen sind sie etwa in 60—65 % der Fälle anzutreffen. Nächst ihnen sind die Pneumokokken häufig, sie stellen etwa 15—20 %. In weitem Abstand folgen Streptokokken, und dann sind — in prozentual sehr zurücktretenden Zahlen — nachgewiesen: Typhusbazillen, Friedländer-Bazillen, Micrococcus tetragenus, Bacillus subtilis, Influenzabazillen, sehr selten Colibazillen, Gonokokken, auch der Soorpilz. Gelegentlich kommen sie in Mischinfektionen, vor allem vergesellschaftet mit Staphylokokken, vor. Bei jauchigen Eiterungen gesellen sich Proteus und Spirillen dazu. Bemerkenswert ist, daß in der Großzahl der Fälle die Erreger der Parotitis nicht die gleichen sind wie die der Grundinfektion. Es gibt Parotitiden durch Staphylokokken bei Typhus, Fleckfieber, Pneumonie, bei Coliinfektion der Appendix und Harnwege, aber auch umgekehrt Streptokokken in der vereiterten Ohrspeicheldrüse bei Staphylokokken als Erreger einer Harn- oder Puerperalinfektion. Diese Befunde sind es vor allem, die im Sinne einer aszendierenden Infektion der Parotis verwertet wurden. Dem stehen dann die Fälle gegenüber, in denen spezifische Erreger einer Infektionskrankheit, die üblicherweise in der Mundhöhle nicht vorkommen, auch die parotitische Eiterung bedingen, wie Typhusbazillen bei Typhus, Gonokokken bei gonorrhoischer Sepsis u. a.; hier ist eine andere Erklärung als die der haematogenen Metastase nicht möglich oder äußerst gezwungen.

Die eingetretene Infektion dokumentiert sich *pathologisch-anatomisch* zunächst — nach den ersten grundlegenden Untersuchungen von Virchow und Orth — in einer starken Hyperämie, Durchfeuchtung und Schwellung des Parenchyms und des Zwischengewebes, was sich auf dem Schnitt in einer Absetzung der geröteten Drüsenläppchen gegenüber der mehr gelblichen Zwischensubstanz äußert. Dann treten Veränderungen im Gangsystem dazu. In ihm sammelt sich katarrhalisches Sekret, das rasch eitrig wird. Man nimmt dann auf dem Schnitt feine gelbliche Punkte wahr, aus denen auf Druck Eitertröpfchen ausfließen, wonach die Lichtung des Ganges sichtbar wird. Sammelt sich der Eiter in den Acini, so werden die Drüsenepithelien körnig getrübt und verfallen fettiger Degeneration. Das Zwischengewebe pflegt in diesem Stadium noch frei von Eiter zu sein.

Schreitet der Prozeß fort, so entwickeln sich durch eitrige Einschmelzung der Drüsenläppchen zahlreiche kleine Eiterherde, während sich das Bindegewebe in grau-roten Zügen darstellt. Mit zunehmendem Wachstum konfluieren die kleinen Abszesse, das Drüsenparenchym geht zugrunde und wird sequestriert — es kann die ganze Drüse abgestoßen werden. Das letztere ist besonders in der Parotis in erheblichem Maße der Fall und wird auf die durch die derbe Kapsel geschaffene hohe innergewebliche Spannung zurückgeführt. Schließlich wird auch das interstitielle Gewebe oft phlegmonös, auch von Hämorrhagien durchsetzt; auch in ihm können Abszesse sich umgrenzen. Dann bietet die Drüse ein buntes Bild.

Bei jauchigen Eiterungen ist der Eiter stinkend, mißfarben, das Drüsengewebe zerfällt brandig und wird in schmierigen Gewebsfetzen abgestoßen. Gelegentlich ist dabei der Eiter gashaltig.

Es ist kein seltenes Ereignis, daß die akute eitrige Entzündung der Parotis über die Drüse hinaus *fortschreitet und in die Umgebung einbricht*. Das geschieht in den Richtungen, in denen die weniger widerstandsfähigen Kapselabschnitte leicht überwunden werden. Nach außen zu, wo die Kapsel besonders derb ist, kommt es nur selten vor.

Am häufigsten erfolgt ein Durchbruch des Eiters nach dem äußeren Gehörgang, meist an der Grenze des knöchernen und häutigen Gangabschnittes. Ein anatomisch wohl begründeter Weg ist der in das parapharyngeale Gewebe, worauf auch der Einbruch in den Pharynx selbst oder in die Luftröhre erfolgen kann. Wandert die Eiterung im parapharyngealen Gewebe weiter abwärts, kann sie in dem retroviszeralen Spaltraum ins hintere Mediastinum vordringen. Ins vordere Mediastinum gelangt sie entlang den großen Venen, die die Parotisloge durchziehen. Eine Thrombophlebitis dieser Venen kann eine metastasierende Sepsis im Gefolge haben. Schließlich sind gefährdet die Knochen der Umgebung: der aufsteigende Unterkieferast mit dem Kiefergelenk, das Jochbein, Schläfenbein, die osteomyelitisch erkranken und sequestrieren können.

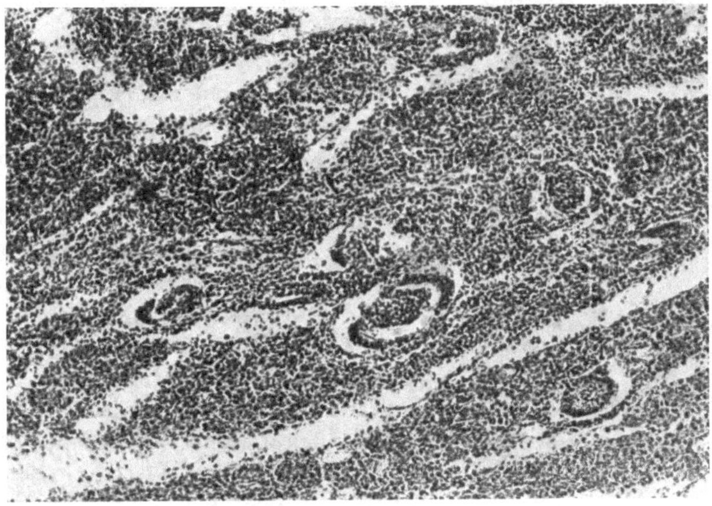

Abb. 8. Eitrige Parotitis*) (im Gefolge von Paratyphus; 28 jähr. Frau).

Virchow hat einen Durchbruch durch die Schädelbasis mit Meningitis und Enzephalitis geschildert. Sogar eine Ausbreitung entlang den Nerven (Trigeminus und Fazialis) ist beschrieben.

Ist die Eiterung bis unter die Haut vorgedrungen, so wird diese abgehoben und schließlich an einer oder mehreren Stellen durchbrochen, gelegentlich wird sie in ausgedehntem Maße brandig. Nach Abstoßung der brandigen Partien ergeben sich dann häufig Speichelfisteln.

Histologisch erweisen sich nach Hanau und anderen Untersuchern die stärkeren und auch feineren Speichelgänge als zuerst ergriffen. Nicht nur ihre Lichtung ist mit Eiter und Bakterien gefüllt, auch ihre Wandschichten sind eiterzellig durchsetzt, das Epithel geht rasch zugrunde. Die Drüsenbläschen sind zunächst frei. Erst in späteren Stadien, wenn die Wand der Ausführungsgänge zerstört ist, sind auch sie befallen (s. Abb. 8) und werden rasch eingeschmolzen, so daß dann intralobuläre Abszesse

*) Die histologische Untersuchung meines ganzen eigenen Materials hat Herr Professor Gruber in Göttingen freundlicherweise durchgeführt, dem ich auch die Anfertigung der Mikrophotogramme verdanke. Die Präparate hierzu entstammen vorwiegend seiner eigenen und der Sammlung des Pathologischen Institutes Göttingen.

resultieren. Das umgebende Bindegewebe wird gleichfalls eitrig infiltriert, die Abszesse konfluieren. Die Blutgefäße bleiben frei von Kokken. Alle diese Veränderungen erstrecken sich häufig nur auf einzelne Drüsenteile.

Abweichend von den meisten Untersuchern ist aber auch einmal bei gänzlich eitrig entzündeter Drüse der STENSENsche Gang völlig unverändert und frei von Bakterien gefunden (SABRAZÈS und FAGUET).

Die akute eitrige Parotitis befällt vorwiegend Erwachsene, namentlich das höhere Lebensalter. Zahlenangaben über die *Altershäufigkeit* schwanken in weiten Grenzen. Auf jeden Fall aber ist die akute Parotitis mehr eine Erkrankung der vorgerückteren Jahre, in den jüngeren Lebensjahren seltener. Bei Kindern ist sie bis auf das Säuglingsalter recht selten.

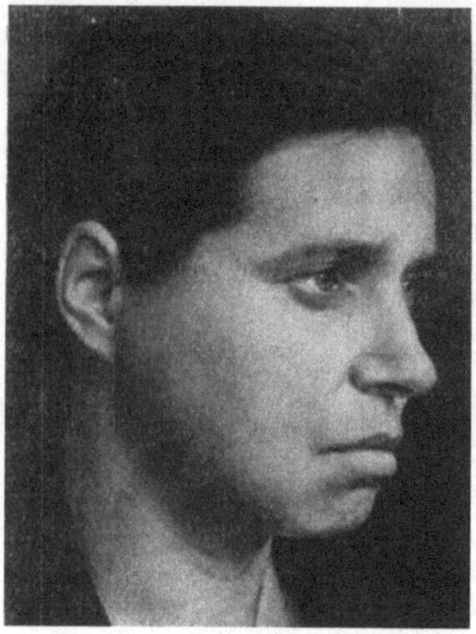

Abb. 9. Akute Parotitis nach paranephritischem Abszeß.

Ein offensichtlicher Unterschied hinsichtlich des *Geschlechtes* tritt nicht zutage.

Jahreszeitliche Einflüsse, die vielfach angenommen sind, können nicht als einwandfrei erwiesen gelten.

Die akute Parotitis findet sich überwiegend *einseitig*. Die Angaben über Doppelseitigkeit schwanken zwischen 25 und 40 %. Beide Drüsen erkranken kaum je gleichzeitig, sondern meist mit einem Unterschied von wenigstens einigen Tagen, aber auch nach weit längeren Intervallen. Für die postoperative Parotitis ist besonders das Auftreten nach dem Operationstag zahlenmäßig oft behandelt. Sie tritt vielfach schon früh, am dritten bis fünften Tage post operationem in Erscheinung.

Daß eine Seite von der Erkrankung besonders bevorzugt wird, läßt sich nicht mit Sicherheit sagen. Nach älteren Autoren soll es die Seite sein, auf der die Kranken zu liegen pflegen, oder nach Bauchoperationen die der Bauchaffektion analoge, z. B. nach Magenoperation vorwiegend die linke (REISCHAUER), doch ist das nicht immer ganz objektiv nachzuprüfen und werden daher weitgehende Schlüsse besser vermieden.

Der *Beginn der Erkrankung* ist akut; sie setzt meist plötzlich mit schweren Erscheinungen ein, die sich gegebenenfalls auf das Grundleiden aufpfropfen. Die Temperatur steigt hoch an, nicht selten mit einem initialen Schüttelfrost. Das Fieber ist im allgemeinen remittierend, sehr selten gleichbleibend hoch. Nur in Ausnahmefällen, bei sehr darniederliegenden Kranken mit mangelnder Reaktionskraft, kann es fehlen.

Örtlich stellt ein heftiger dumpfer Schmerz sich ein, der in die ganze Gesichtshälfte, die Nackengegend, besonders zum Ohr hin ausstrahlt und sich bei Bewegungen des Kopfes und Kaubewegungen steigert. Die Heftigkeit des Schmerzes wird auf den hohen Druck zurückgeführt, unter den die Entzündung die Drüse in ihrer festen Kapsel setzt. Die entzündliche druckschmerzhafte Schwellung erscheint zuerst vor dem Ohr (s. Abb. 9) oder mehr unterhalb am Kieferwinkel, um sich rasch auf die ganze Drüse auszubreiten. Das Ohrläppchen wird durch die Schwellung gehoben. Kollateral schwillt die Haut der Wange mit an, zunächst über der Drüse selbst, nach oben bis zu den Lidern, die mit ergriffen werden, abwärts nicht selten über die ganze Halsseite hinweg, nach vorn bis zum Mundwinkel. Wird die Auskleidung des Gehörganges beteiligt, kommt es zu Ohrensausen und Schwerhörigkeit. Bei doppelseitiger Erkrankung erhält das Gesicht eine gewaltige Verunstaltung, die KRÜGELSTEIN mit einem Hamsterkopf verglichen hat.

Die Schwellung der entzündeten Drüse und der bedeckenden Haut ist anfangs weich, wird aber mit der Zeit eine brettharte Infiltration. Sie geht aber keineswegs den anatomischen Veränderungen parallel.

Eine sehr unangenehme Begleiterscheinung ist die Kieferklemme, die die Öffnung des Mundes mehr oder weniger hochgradig erschwert und die Ernährung der Kranken beeinträchtigt. In manchen Fällen begleitet die Drüsenentzündung eine Stomatitis mit Speichelfluß und üblem Geruch aus dem Munde, in anderen wird über Trockenheit im Munde geklagt, wenn die Absonderung des Speichels durch die eitrige Zerstörung der Drüsen lahmgelegt ist. Bei Säuglingen, aber auch bei kachektischen alten Menschen, greifen gelegentlich Soorbeläge in der Mundhöhle Platz. Die Schleimhautschwellung im Munde kann sich bis an den Rachenring erstrecken. Die Mündung des STENSENschen Ganges ist in manchen Fällen gerötet und geschwollen und läßt bei Druck in ihrer Richtung Eiter austreten, in anderen Fällen bietet sie sich aber auch ganz unverändert dar.

Aus dem geschilderten Stadium kann die eitrige Entzündung spontan oder unter Heilmaßnahmen sich mitunter restlos zurückbilden. Dann kann bei weniger virulenten Erregern der ganze Prozeß einen milden Verlauf nehmen. Wie häufig das vorkommt, ist kaum zu sagen, da Zahlenangaben verschiedener Autoren schwer zusammenzuschließen sind; öfter sind 30 % genannt. Es ist aber bei leichter Grundkrankheit die spontane Rückbildung sicherlich häufiger.

Geht die einfache akute Entzündung nicht zurück, kommt es im *weiteren Verlauf* zur eitrigen Einschmelzung, zur *Abszeßbildung*. Sie ist — die epidemische Parotitis ausgenommen — häufig. Die Zahlenangaben liegen um 42 % (15—60 %). Sie kann schon nach 24 Stunden nachweisbar sein, andererseits aber auch Tage zur Entwicklung brauchen und die Drüse teilweise oder ganz einschmelzen. Mehrfache Bildung kleiner Abszesse ist nicht selten.

Die Abszeßbildung geht mit einer stärkeren Schwellung und umschriebenen Vorwölbung im Parotisgebiet vor sich, die Haut darüber rötet sich. Das hohe Fieber zeigt ausgesprochene Abszeßremissionen, das Allgemeinbefinden wird stärker beeinträchtigt. Erst bei größeren Einschmelzungen ist in der Tiefe durch die straff gespannte Kapsel Fluktuation nachweisbar, leichter nur nach Durchbruch unter die Haut.

Wird nicht inzidiert, können Abszesse spontan perforieren: durch die Haut nach außen, recht häufig in den äußeren Gehörgang, selten in die Mundhöhle. Auch ein Durchbruch nach dem Rachen kommt vor (FISCHEL), dem dann stärkere Schluck- oder Atembeschwerden vorauszugehen pflegen.

Breitet sich die Eiterung weiter in die Umgebung aus oder greift sie in die Tiefe auf benachbarte Organe über, so treten mehr die Erscheinungen dieser Beteiligung in den Vordergrund: der Halsphlegmone, der Mediastinitis, der Gesichts- oder Schädelosteomyelitis u. ä.

Neben dem akuten stürmischen Verlauf kommen aber auch Fälle mit mehr subakutem Ablauf vor, bei denen dann alle Erscheinungen milder, weniger ausgeprägt sich zeigen.

Einen sehr schweren Verlauf nehmen die *putriden Parotitiden;* ihre Sterblichkeit ist sehr hoch. Die schon früh durch einen lividen Farbton auffallende Haut zerfällt sehr rasch brandig und stößt sich in Fetzen ab, und im stinkenden, oft gashaltigen Eiter liegt darunter die mißfarbene, matsch-zundrige, gangränöse Drüse, die bei günstigem Ausgang völlig ausgestoßen werden kann. Auch hier kommt Durchbruch in den Gehörgang oft vor. Eine besonders schwerwiegende Komplikation der brandigen Form sind die arteriellen Blutungen durch Arrosion, die den tödlichen Ausgang häufig beschleunigen.

Bei schweren gangränösen Entzündungen kommt als seltene Komplikation die Lähmung des N. facialis zur Beobachtung. Sonst erweist sich der Nerv als sehr widerstandsfähig und bleibt selbst bei weitgehender Zerstörung der Drüse intakt. Die Lähmungen sind überwiegend vorübergehender Natur, nur ausnahmsweise bleibt die Wiederherstellung aus.

Die *Diagnose* der akuten Parotitis bietet im allgemeinen keine Schwierigkeiten. Sie gründet sich vor allem auf die Lokalisation und Form der entzündlichen Schwellung, die zunächst dem Bereich der Parotis entsprechen. Als charakteristisches Zeichen gilt die Abhebung des Ohrläppchens. Kommt dazu der akute Einsatz mit hoher Temperatur und schwerer Beeinträchtigung des Allgemeinzustandes, ein ernstes Grundleiden, auf das sich die Parotitis aufpfropft, eine größere Operation, der sie gefolgt ist, so werden Zweifel sich kaum ergeben. Von Bedeutung kann der Nachweis von Eiterabfluß aus dem Ductus parotideus sein.

Am ehesten kann die Abgrenzung von einer akuten Lymphadenitis bzw. von Phlegmonen, die sich an solche anschließen, in Betracht kommen. Die der Parotis anliegenden Lymphknoten erkranken gelegentlich bei Mundaffektionen, Kiefererkrankungen, regelmäßig beim Gesichtserysipel. Beachtung dieser Begleiterkrankungen wird meist vor Irrtümern schützen. Auch pflegt die Form der Schwellung in diesen Fällen nicht gerade typisch der der Parotitis zu entsprechen, die Abhebung des Ohrläppchens wird vermißt. Namentlich im Beginn bieten die einzelnen entzündeten Lymphknoten mehr umschriebene Schwellungen. Selten sind Entzündungen dentalen Ursprungs, die einer Parotitis ähneln können.

Bei Kranken, bei denen eine akute Parotitis befürchtet werden kann, also nach großen Operationen, ernsten Allgemeinerkrankungen, schweren entzündlichen Prozessen im Bauchraum oder sonstiger Lokalisation, wird man dieser stets bedenklichen Komplikation *vorzubeugen* versuchen. Neben sorgfältiger Mund- und Zahnpflege, reichlicher Zufuhr von Flüssigkeit, u. U. intravenös, um einer Wasserverarmung zu begegnen, ist die Anregung der Speichelsekretion von Bedeutung. Sie kann schon durch Kaubewegungen — die Amerikaner lieben ihren Kaugummi —, durch Kauen von fester Nahrung, wenn das Grundleiden es zuläßt, oder auch pharmakologisch bewirkt werden. Neben Pilokarpin hat sich das Neucesol, das ich selbst auch einige Jahre benutzte, als brauchbar erwiesen. Es ist auch von SIMON, UMBER, SCHMIEDEN u. a. empfohlen. Es vermag bei beginnenden Entzündungen einen kürzeren oder leichteren Ablauf herbeizuführen. Die Verabreichung von Jod als LUGOLsche Lösung per os fußt auf der Tatsache, daß Jod mit dem Speichel reichlich ausgeschieden wird.

Im Beginn der Erkrankung ist daneben die gegebene *Behandlung* die Anwendung von Wärme — Kälte wird subjektiv meist als unangenehm empfunden. Es eignen sich feuchtwarme Umschläge in Form der PRIESSNITZschen Packungen oder Rotlichtbestrahlungen mit der Solluxlampe, 2—3 mal am Tage appliziert. Damit gelingt es, manche beginnende Parotitis zur Rückbildung zu bringen. Äußerlich sind noch Jodpinselungen oder Ichthyolapplikationen geschätzt. Die BIERsche Stauung, die nach KÜTTNER günstig wirkt und vor allem die Abszedierung verhüten soll, wird offenbar wenig angewandt.

Ein Verfahren, von dem man in Deutschland kaum etwas hört, das aber in Frankreich sehr verbreitet zu sein scheint und viel geübt wird, ist das systematische Ausdrücken des eitrigen Sekretes aus dem Ausführungsgang durch vorsichtiges, vielfach am Tage wiederholtes Massieren entlang dem Verlauf des Ductus parotideus (MORESTIN, LEGUEU, DELBET, TUFFIER u. a.). Besonders sollen die Fälle dafür geeignet sein, bei denen auch der spontane Austritt des Eiters aus der Gangmündung feststellbar ist.

Von RANKIN und PALMER wird die frühzeitige Radiumbehandlung gelobt, die chirurgische Maßnahmen nur selten erforderlich werden läßt und die Sterblichkeit herabsetzen soll. In der Mayo-Klinik wird sie als Kontaktbestrahlung in 50 % der Erythemdosis gegeben. KAESS u. a. sprechen sich für eine Röntgenbestrahlung (10—30 % HED) aus.

Auch die Behandlung mit einer Autovakzine ist empfohlen (BIOLATO).

Die bisher angeführten Maßnahmen genügen nur für beginnende oder leichtere Entzündungen. Die schweren abszedierenden Fälle bedürfen der *Inzision*. Bestehen starke spannende Schmerzen, ist das Fieber hoch, der Allgemeinzustand schlecht, soll man sie nicht allzulange hinauszögern. Auf Fluktuation zu warten, die sonst so oft erst die Anzeige zum Einschnitt bringt, ist bei der Parotitis nicht angebracht. Einmal ist sie durch die straff gespannte Drüsenkapsel schwer zu prüfen, zum anderen sind größere Abszesse früh selten. Meist finden wir die stark eitrige Drüse von mehreren kleineren und kleinsten Abszessen durchsetzt. Größere Eiteransammlungen mit den Zeichen der Fluktuation haben wir mehr nach Durchbruch durch die Kapsel unter die Haut. Namentlich bei postoperativen Parotitiden sollten anhaltende Temperatur und stärkere Beeinträchtigung des Allgemeinbefindens Anzeige zur frühen Inzision sein.

So sind auch meist große Schnitte erforderlich, die vor allem die straffe Kapsel spalten und damit die Drüse von dem hohen Gewebsdruck entlasten. In die tieferen Drüsenabschnitte empfiehlt es sich stumpf mit einer Kornzange oder Spreizklemme vorzudringen. Den ersten Schnitt legt man über den am stärksten geschwollenen Bezirk und muß dann gegebenenfalls weitere hinzufügen; selbstverständlich müssen sie auf das sorgfältigste den Verlauf der Fazialisäste und des Hauptausführungsganges berücksichtigen. Die Wunde wird dann locker tamponiert, Drains halten sich schlecht. Als Betäubung ist für diese Eingriffe der Chloräthylrausch, vor allem aber die Evipannarkose besonders zu empfehlen.

Eine solche ausgiebige Spaltung pflegt meist mit einem Schlage, wenn sie rechtzeitig erfolgt ist, das Bild zu wandeln. Die oft ungemein schmerzhafte Spannung ist behoben, die Kaubewegungen werden frei und damit geordnete Nahrungsaufnahme möglich, die Temperaturen gehen rasch zurück, und dem Fortschreiten der Eiterung ist Einhalt geboten, womit häufig ausgedehnte Drüsenpartien gerettet werden können. In manchen Fällen erzielt schon allein die Spaltung der Kapsel eine solch günstige

Wirkung, auch ohne daß Eiterherde gefunden werden. Umgekehrt kann ein allzulanges Zögern mit der Inzision gefahrvoll sein, schwere Zerstörungen der Drüse oder gar pyogene Allgemeininfektion heraufbeschwören. Für die schwersten akuten Infektionen ist heute ergänzend zur operativen Spaltung im Penicillin ein unterstützendes Heilmittel erwachsen, das vielleicht noch manchen Grenzfall retten hilft. Von den Sulfonamiden haben wir eindeutige Erfolge nicht gesehen.

Die Totalexstirpation der Drüse, sogar mit Opferung des Fazialis (VIGYÁZÓ) dürfte auch bei längerer Eiterung kaum zu verantworten sein.

In *prognostischer Hinsicht* ist die akute Parotitis als solche nicht leicht zu beurteilen, da sie ja viel weniger ein eigenes Krankheitsbild darstellt als vielmehr dem Ablauf eines anderen schweren Grundleidens sich hinzugesellt, so daß für die Kranken die Vorhersage in viel weiterem Umfange von der Natur der primären Erkrankung als der Parotitis abhängt. Insofern besteht eine Verknüpfung, als die Parotitis meist nur bei solchen Kranken sich einstellt, deren Widerstandskraft durch ein anderes Leiden bereits in bedrohlichem Maße gelitten hat und nun durch das Hinzutreten der eitrigen Parotitis weiter schwer bedroht wird, mithin nach alter Regel die akute Parotitis sehr oft als ein Signum mali ominis anzusehen ist. So ergeben sich hohe Sterblichkeitszahlen für Kranke mit eitriger Parotitis (KOVÁCZ 46,6 %), wenn auch hier nie recht abzugrenzen ist, wieviel davon nun tatsächlich zu Lasten der Parotitis als solcher geht. Immerhin sind die eitrigen abszedierenden Fälle viel schwerer zu bewerten, und fast infaust ist die Prognose bei der brandig-jauchigen Form. Die Behandlung kann lediglich die Gefahren von seiten der Parotitis bannen, damit aber auch mittelbar einen günstigen Einfluß auf das Grundleiden gewinnen.

Meine eigenen Erfahrungen spiegeln das sehr wechselvolle Bild wieder, das oben skizziert ist. Sie betreffen 31 Fälle, und davon waren 16 primäre Parotitiden. Die anderen schlossen sich an ein postpneumonisches Empyem, kriminellen Abort, Dünndarmsarkom, Zahnextraktion, Diabetes, Kinnphlegmone, Puerperalfieber, Angina, Pneumonie, Ovarialsarkom, Sepsis nach Mundbodenphlegmone, Durchfall (81jähr. Frau), Schweißdrüsenabszesse, Nierenstein, paranephritischer Abszeß, Pylorusstenose an. Die postoperativen Fälle treten sehr zurück.

Das Alter der Kranken lag zwischen 4 und 81 Jahren; älter als 50 Jahre waren 15. Von den Erkrankten waren 16 Männer, 15 Frauen. Der Körperbau bot nichts Auffälliges. Der Allgemeinzustand war bei den meisten ausreichend gut, nur zweimal ist Austrocknung besonders hervorgehoben. Einmal entstand die Parotitis, obwohl schon tagelang vorher viel Flüssigkeit i. v. und auch per os gegeben war. Dreimal wurde Eiter aus dem Ductus parotideus nachgewiesen. Perforation in den Gehörgang erfolgte viermal.

25 Fälle mußten ein- oder mehrmals inzidiert werden, in einem Fall entleerte sich der Eiter so gut aus dem Ductus Stenonianus, daß dadurch die Inzision wohl vermieden wurde. Mehrfach bildeten sich nach der ersten Inzision kleine Abszesse, die in zweiter Sitzung gespalten werden mußten.

Gestorben sind 7 = 23 %, fast nur alte Leute, dazu der Diabetiker und ein 15jähr. Junge mit Sepsis.

Als seltene Folge einer akuten Parotitis kommt die sog. *Hyperhidrosis parotidea* zur Beobachtung. Es kommt bei ihr nach Abheilung der Parotitis in der Haut über dem Drüsengebiet zu umschriebener starker Schweißabsonderung beim Kauen oder auch schon auf Geschmacksreize. Von älteren Autoren (v. BRUNS) öfter beschrieben, ist das eigenartige Krankheitsbild in neuerer Zeit nur sehr vereinzelt bearbeitet (KUCHOVARENKO, SCHIPIZYN).

Die Erscheinung wird wohl reflektorisch ausgelöst (s. S. 7) und ist kaum beeinflußbar. BRAICEV führt sie auf eine Neuritis sympathischer Fasern im N. facialis und auriculotemporalis zurück und versuchte in einem Fall die Durchtrennung des letzteren Nerven mit teilweisem Erfolg. Bei einem anderen Kranken beobachtete er das Verschwinden der Hyperhidrosis mit dem Eintreten einer Fazialislähmung, nach deren Heilung aber die Schweißabsonderung sich wiederherstellte.

b) Die akuten Entzündungen der unteren Speicheldrüsen

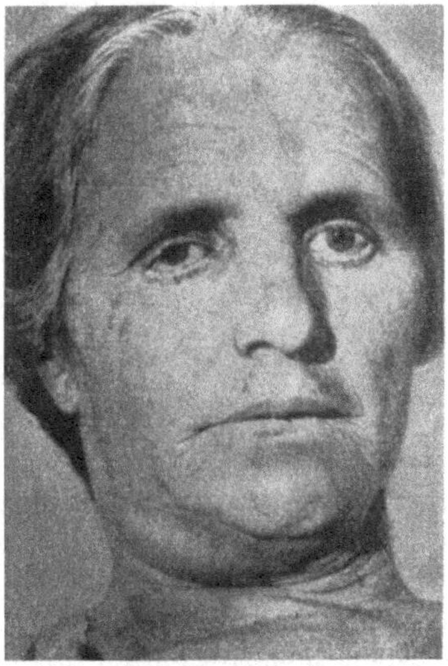

Abb. 10. Postoperative akute Entzündung der Gl. submaxillaris (nach WINTERSTEIN).

Die *akuten Entzündungen der Glandula submaxillaris* sind sehr viel seltener und von geringerer Bedeutung als die der Parotis. Ätiologisch spielt hier die Steinkrankheit eine größere Rolle. Auch als postoperative Entzündung wird sie, wenn auch ungleich weniger häufig als an der Parotis, beobachtet (KELLER, WINTERSTEIN s. Abb. 10). Gelegentlich ist die ein- oder doppelseitige Entzündung der Submaxillaris mit der anderer Drüsen (Parotis, Sublingualis) vergesellschaftet. MERLO sah alle sechs Speicheldrüsen gleichzeitig vereitern.

Klinisch ist das Krankheitsbild im allgemeinen ein leichteres. Die subjektiven Beschwerden, Schmerzen, Kieferklemme, sind weniger heftig, vielleicht infolge der weniger straffen Kapsel. Die Schwellung der Drüse, das kollaterale Ödem halten sich in geringeren Grenzen, bedrohliche Allgemeinerscheinungen werden kaum hervorgerufen. Eiterausfluß aus dem Ausführungsgange ist stets vorhanden, Abszedierung wie bei der Parotitis nicht selten, dagegen kommt sekundäre Ausbreitung des Eiters in bedrohlichem Maße nicht vor. Meist schafft sich der Eiter durch frühzeitigen Durchbruch durch die Haut Luft. Somit ist die Prognose der akuten Entzündung der Submaxillaris wesentlich günstiger als die der Parotitis.

Für die Behandlung kommen die gleichen Maßnahmen wie bei der Ohrspeicheldrüse in Frage: im Beginn Wärme als feuchte Umschläge oder als Bestrahlung; sonst das Ausstreichen durch den Ausführungsgang und bei stärkerer Vereiterung ein kräftiger Schnitt in die Drüse parallel dem Kieferrand außen.

Noch seltener als die Submaxillaris erkrankt die *Sublingualis* akut entzündlich. Bei ihr tritt im klinischen Bild die Schwellung des Mundbodens hervor, die in dem lockeren Gewebe rasch fortschreiten kann. Die Zunge wird mehr und mehr nach oben gedrängt, so daß Schlucken und Sprechen unmöglich werden. Eine etwaige Abszeßbildung kann sich durch den Ausführungsgang oder auch durch Perforation in die Mundhöhle entleeren, besser kommt man ihr durch rechtzeitige Spaltung zuvor.

Eine *akute Entzündung der Speichelgänge* allein mag vereinzelt vorkommen — meist wohl auf dem Wege zur Drüsenentzündung —, eine besondere klinische Bedeutung kommt ihr aber nicht zu.

8. Die chronischen unspezifischen Entzündungen der Speicheldrüsen

Gegenüber den akuten Entzündungen, insbesondere der Parotis, treten die chronischen Entzündungen der Speicheldrüsen an Häufigkeit sehr zurück. Eine besondere Bevorzugung der Ohrspeicheldrüse ist hierbei nicht festzustellen, eher ist die Submaxillaris häufiger befallen.

Eine Form dieser *chronischen Entzündung* bietet sich so dar, daß zumeist ohne eine greifbare Veranlassung eine Schwellung entsteht mit wenig ausgeprägten akuten Symptomen, abklingt und nun im weiteren Ablauf öfter wiederkehrt. Diese *rezidivierende Speicheldrüsenschwellung* wird ebenso wie bei Erwachsenen auch bei Jugendlichen beobachtet. Die einzelnen Schübe tragen klinisch entweder ausgesprochen entzündlichen Charakter mit schmerzhafter Schwellung, Rötung, Kieferklemme, auch leichtem Fieber, mitunter heftigen neuralgieartigen Schmerzen, zum Teil aber zeigen sie sich auch als einfache schmerzlose Anschwellungen. Zu eitrigen Einschmelzungen kommt es nur ausnahmsweise (PAYNE). In vielen Fällen wird angegeben, daß die Anfälle sich an Halsentzündungen, Erkältungen oder Pneumonien anschlossen, gelegentlich mit dem Kauen bei einer Mahlzeit beginnend. Die Dauer der einzelnen Attacken schwankt von einigen Stunden bis zu mehreren Tagen; und diese Anfälle, vielleicht durch gestaute Exsudatmassen und desquamierte Epithelien in den Gängen hervorgerufen, können sich nun über Jahre und Jahrzehnte erstrecken und wiederholen sich mit Zwischenräumen von Monaten, ja einem Jahr. In den anfallsfreien Zeiten sind die Drüsen vielfach etwas geschwollen und verhärtet, bei anderen Kranken bilden sie sich zunächst völlig zur Norm zurück, aber schließlich bleibt die Drüse dann doch dauernd verdickt und blaurot verfärbt.

Am häufigsten kommen diese Veränderungen an der Parotis vor, fast stets doppelseitig, doch können auch die anderen Drüsen in mannigfacher Kombination mitbefallen oder auch einzeln erkrankt sein. In einem Bericht von PAYNE waren Frauen auffallend beteiligt, unter 19 Fällen 16 Frauen, meist von asthenischem Habitus.

Außer einer stärkeren Schleimbeimischung auch in der Parotis finden sich Veränderungen im Speichel insofern, als der Ptyalingehalt stark herabgesetzt ist, was eine funktionelle Schädigung der Drüse anzeigt. In manchen Fällen wird eine auffallende Trockenheit des Mundes angeführt.

Die Sialographie (s. Abb. 11 b) zeigt kuglige Erweiterungen der feinsten Verästelungen des Speichelgangsystems, auch stärkere Auftreibungen der mittleren Gänge. Das Sialogramm ermöglicht vor allem auch die Abgrenzung gegen die MIKULICZsche Krankheit, die ein normales Schattenbild bietet.

Mikroorganismen sind nur vereinzelt nachgewiesen, so von PENDL und MATERNA einmal Pneumokokken und in einem zweiten Fall, bei einer 65jährigen Dame, pathogene

Blastomyzeten, kulturell zusammen mit wenig Staphylokokken und Leptothrix, von SIMON einmal das Bacterium faecale alcaligenes.

Eine eigene Beobachtung betrifft einen 40jährigen Mann, Franz M. Seit zwölf Jahren bemerkte er, ohne eine greifbare Ursache für den ersten Beginn der Erkrankung angeben zu können, nach dem Genuß harter Speisen häufig eine Anschwellung in der rechten Wange, die sich bisher immer nach wenigen Stunden von selbst zurückgebildet hatte. Während dieser Schwellungen bestanden nur leichte Schmerzen. Anfänglich fand sich die Schwellung in der Mitte der Wange, bei den beiden letzten Malen aber kam es auch weiter hinten vor und unter dem Ohr zu einer Anschwellung. Gestern früh trat erneut ohne besondere Veranlassung nach Einnahme des Frühstücks eine sehr heftige und sehr starke Schwellung namentlich vor dem Ohr auf, in einem Grade wie noch nie zuvor. Bei der Aufnahme (1. 8. 49) fand sich eine erhebliche Schwellung der rechten Parotis und in einem gewissen Abstand von ihr im Verlauf des STENSENschen Ganges eine weitere gut kirschgroße kalottenförmige Vorwölbung (s. Abb. 11a). Es bestand eine leichte Kieferklemme. Die Temperatur war nur bis 37,6° erhöht. Bei Druck auf die Drüse entleerte sich aus der Mündung des Parotisganges im Anfang reichlich eitrige, zum Teil etwas bröcklige Flüssigkeit, später mehr trüber Speichel. Im Ausstrich zeigte der Speichel massenhaft Leukozyten, aber auch einige desquamierte Epithelien. Die bakteriologische Untersuchung des Sekrets ließ mikroskopisch und kulturell wenig Streptokokken und Pneumokokken nachweisen. Das Sialogramm (Abb. 11b) ergab das typische Bild der chronischen Speicheldrüsenentzündung mit den feinen, zum Teil kugligen Auftreibungen an den Gangenden. Die vorn gelegene Schwellung dürfte nach dem Sialogramm einer akzessorischen Drüse angehören. Der STENSENsche Gang selbst zeigte keine wesentlichen Veränderungen. Die Behandlung bestand in Massage, Bestrahlungen mit Kurzwelle und mehrfachen Jodipinfüllungen. Das brachte eine deutliche Besserung, aber noch kein befriedigendes Ergebnis. Darauf wurde im Okt./Nov. eine Röntgenbestrahlung angeschlossen, und zwar wurden sowohl auf die Parotis selbst wie auch auf die Nebendrüse 2 mal je 250 r appliziert. Hierauf erfolgte eine sehr weitgehende Rückbildung und Beschwerdefreiheit. Bei einer Nachuntersuchung am 3. 2. 50 bot die Parotis selbst einen völlig normalen Befund; die akzessorische Drüse war nicht mehr sichtbar, aber noch als kaum bohnengroßer, derber Knoten zu tasten. Der Kranke hatte keinerlei Beschwerden mehr und fühlte sich geheilt.

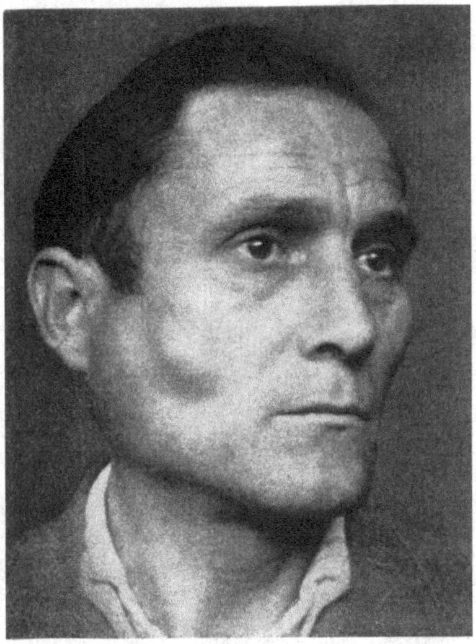

Abb. 11a. Chronische rezidivierende Parotitis bei einem 40 jähr. Mann.

Bemerkenswert ist in diesem Falle, daß zuerst die Erkrankung der kleinen akzessorischen Drüse in die Erscheinung trat und erst Jahre später auch die Hauptdrüse die ausgeprägten Krankheitszeichen erkennen ließ.

Histologische Untersuchungen liegen bisher kaum vor. In einem Fall von ROMITI fanden sich im chronisch entzündlichen Gewebe viele kleine, zum Teil konfluierende Zysten, eine Parotitis chronica polycystica.

Eine besondere Bedeutung erhält die chronische Entzündung der Speicheldrüsen noch dadurch, daß auf ihrer Grundlage einmal, wenn auch selten, ein Karzinom sich entwickeln kann.

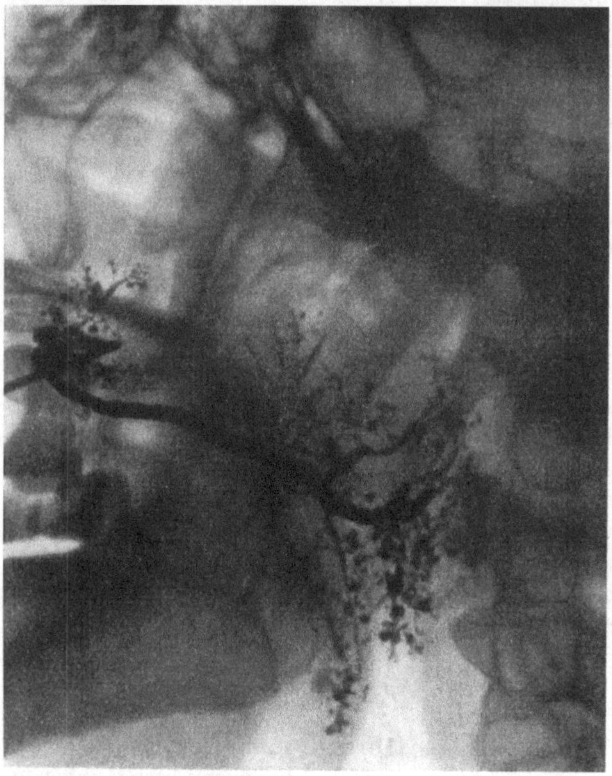

Abb. 11b. Sialogramm zu Abb. 11a.

Zur Verhütung neuer Schübe und zur Behandlung wird auf sorgfältige Mund- und Zahnpflege Wert gelegt, wie auch auf eine systematische Massage gegen den Ductus hin, um diesen frei zu halten. Der Massageeffekt wird durch Zitronensaft zur Anregung starker Salivation erhöht. In manchen Fällen leistet die Sondierung Gutes. Die Wirkung der Röntgenbestrahlung ist sehr unterschiedlich; neben völligem Versagen zeitigt sie mitunter ein befriedigendes Resultat. SIMON erzielte in mehreren Fällen Heilung durch wiederholte Jodipinfüllungen der Drüse, die zur Herstellung von Sialogrammen ausgeführt waren. Er schreibt die Heilung der bakteriziden Kraft des Jodipinöls zu. In dem oben angeführten Fall trat ihre Wirkung nicht so eindeutig zu Tage.

Ein klinisch ähnliches Krankheitsbild bedingen *chronisch eitrige Gangentzündungen*, die wiederum am häufigsten von dem STENSENschen Gang und dann auch doppelseitig bekannt sind. Auch hier handelt es sich um ein meist jahrelang bestehendes Leiden, das durch Attacken von akuten oder subakuten Drüsenschwellungen ausgezeichnet ist. Es liegt ihm eine eitrige Entzündung des Hauptausführungsganges zugrunde, der eine starke Erweiterung und Verdickung erfährt und als derber Strang in seinem Verlauf zu tasten ist. Seine vorübergehende Verlegung bedingt die Retention von Eiter und Schleim, die dann durch Druck meist als eitrige, gelegentlich übelriechende Flüssigkeit ausgestrichen werden kann. Zu einer Vereiterung der Drüse kommt es kaum je, dagegen kann in manchen Fällen Luft in den erweiterten Gang beim Husten, Niesen, durch Aufblasen der Wangen usw. eingepreßt werden, was sich in einer knisternden Auftreibung kund tut.

Die Ätiologie ist bisher nicht geklärt, auch nicht die Frage, ob es sich um eine primäre Entzündung oder um eine sekundäre, auf einen anderen Grundschaden aufgepfropfte, handelt.

Die Diagnose gründet sich auf die charakteristischen Symptome: die Erweiterung des Ganges, dessen Mündung meist klafft, den Abfluß des Eiters, den Nachweis des verdickten Ganges und die wiederkehrenden Stauungserscheinungen; Fremdkörper oder Steine, die ja meist im Submaxillargang sitzen, können durch die Röntgenuntersuchung unschwer ausgeschlossen werden.

Die Behandlung ist schwierig und an der Parotis nicht gerade aussichtsreich. Im Anfall der Speichelstauung ist die Sondierung bewährt, sie überwindet die entzündliche Schwellung des Ganges, Speichel und Eiter erhalten sogleich Abfluß, die entzündliche Schwellung geht rasch zurück. Auch die regelmäßige Entleerung durch Ausstreichen und Massage, die manchmal der Kranke selbst besorgt, ist gut. Man hat auch Spülungen versucht, Einspritzungen mit Jodtinktur u. a. Die Radiumbehandlung wird überwiegend abgelehnt. Selbstverständlich ist sorgsame Mundpflege, Sanierung des Gebisses u. ä. Bei den unteren Speicheldrüsen vermag die Exstirpation stets Heilung zu bringen, die aber bei der Parotis auf die bekannten Hemmnisse stößt.

Eine etwas schärfer umrissene Form der chronischen Speicheldrüsenentzündung ist die durch die Bildung stärkerer Fibringerinnsel im Ausführungsgang ausgezeichnete, die *Sialodochitis fibrinosa* Kussmauls, wenn sie auch nicht immer von der einfachen eitrigen Gangentzündung abzugrenzen ist. Ihr hervorstechendes Merkmal ist die schubweise und rezidivierende Bildung von Fibringerinnseln im Ausführungsgang, die dann Retentionserscheinungen in der Drüse im Gefolge hat.

Die Zahl der bisher mitgeteilten Fälle ist nicht groß, sie betreffen ausschließlich Erwachsene. Die Parotis ist häufiger als die Submaxillaris befallen, meist erkranken beide Seiten kurz hintereinander.

Das Leiden beginnt akut oder von vornherein chronisch. Es kommt, gelegentlich durch das Essen ausgelöst, zu einer stärkeren spannenden Anschwellung der Drüse, evtl. mit Fieber und Kieferklemme, bis sich spontan oder auf Druck ein langer Fibrinpfropf aus dem Gang entleert, dem dann der retinierte Speichel in großer Menge folgt. Die Fibrinmassen sind fadenförmig gestaltet, am Ende manchmal verzweigt. Sie lassen sich teilweise membranartig aufrollen. Dieses Geschehen pflegt in kurzen Abständen sich mehrmals zu wiederholen, womit dann die einzelne Attacke für eine gewisse Zeit abgeklungen ist. Bestehen anfangs zwischen den einzelnen Anfällen monatelange Pausen, werden diese mit der Zeit immer kürzer, ja, sie können schließlich den Kranken tagaus, tagein belästigen, ohne daß indes ein gefahrvoller Zustand sich ergibt. Im Laufe der Jahre gesellen sich eitrig-entzündliche Veränderungen hinzu, die dann das Krankheitsbild dem zuvor beschriebenen angleichen. Eiterungen in der Drüse selbst kommen auch bei den fibrinösen Entzündungen nicht vor, wenn der Drüsenkörper auch im Laufe der Zeit etwas größer und härter wird (s. Abb. 12).

Über die Ätiologie herrscht noch völlige Unklarheit. Kussmaul hat die Erkrankung als eine Sekretionsneurose aufgefaßt, ähnlich der Bronchitis fibrinosa. In diesem Sinne ließe sich eine Beobachtung von Greig verwerten, in der die Anfälle von Speichelverhaltung mit solchen von trophoneurotischen Ödemen der Wange abwechselten.

Chronische Entzündungen der Speicheldrüsen können schließlich die Drüsen in derbe tumorartige Gebilde verwandeln, die Küttner geradezu *entzündliche Tumoren* genannt hat. Auch sie sind nicht häufig, wenn auch KÜTTNER selbst sieben Fälle mitgeteilt hat. Hier ist nun die Submaxillaris sehr viel häufiger als die Parotis und Sublingualis betroffen und zwar meist nur eine Seite. Es liegen Beobachtungen aus den verschiedensten Lebensaltern, von Kindern und Erwachsenen vor. Meine eigenen acht Fälle bestätigen das, der jüngste meiner Patienten war zwei Jahre alt (Peter L., Gl. submaxillaris; s. Abb. 13).

In den meisten Fällen entwickelt sich die Schwellung von Anbeginn chronisch, in Monaten und Jahren langsam wachsend. Sie ist dann derb, ja hart, kaum je druckschmerzhaft und macht meist auch nur unbedeutende subjektive Beschwerden. In anderen Fällen machen sich zeitweise akute oder subakute Schübe mit leichten Schmerzen und Temperatursteigerungen bemerkbar, die nie ganz zurückgehen, sondern allmählich in den chronisch-entzündlichen Tumorzustand übergehen; dann kann es auch zu kleinen Abszedierungen kommen, die Eiter durch den Ausführungsgang entleeren oder auf Einschnitte zu Tage treten lassen (KROISS, eigene Beobachtungen).

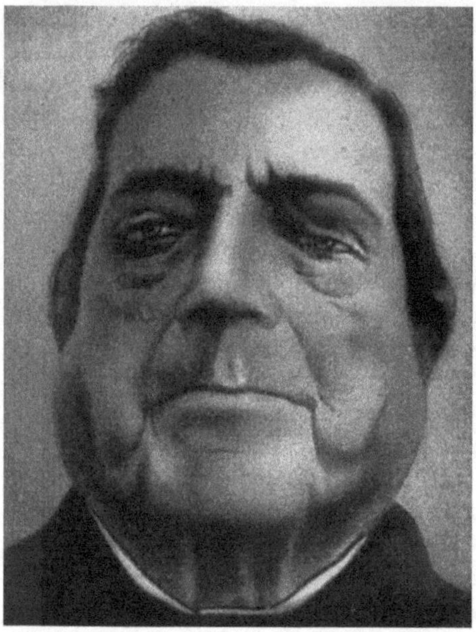

Abb. 12. Chronische (fibrinöse?) Entzündung der STENSENschen Gänge mit sekundären Drüsenveränderungen (nach HEINEKE).

In dieser Form zieht sich das Leiden über Monate, selbst viele Jahre hin. Die Tumoren können bis zu Apfelgröße erreichen und sind, namentlich wenn häufige akute Attacken eingeschaltet waren, mit ihrer Umgebung, Kiefer, Schleimhaut, Haut innig verwachsen. Druck auf den N. lingualis gab in einem Fall zu Hyperästhesie in der Zunge Veranlassung.

Anatomisch sind die erkrankten Drüsen sehr hart, auf dem Schnitt tritt eine starke Vermehrung und Verbreiterung der Bindegewebszüge zu Tage. Die Drüsenstruktur ist gewöhnlich erhalten, kann aber auch gänzlich vernichtet sein. In einzelnen Fällen sind winzige Konkremente, wohl sekundär entstanden, gefunden.

Histologisch steht eine starke Vermehrung des Bindegewebes zwischen und in den Läppchen im Vordergrund, dazu fällt eine erhebliche Infiltration mit Rundzellen, vor allem Lymphozyten auf, die in großen Massen um die Gefäße und die interlobulären Speichelgänge, sogar unter Bildung von Lymphknoten mit Keimzentren, angeordnet ist. Mitunter sind auch kleine Granulationsherde oder minimale Abszesse eingestreut, das Drüsenparenchym dagegen ist weitgehend geschwunden. Diese Veränderungen sind auf einzelne Drüsenabschnitte durchaus ungleich verteilt; besser erhaltene wechseln mit solchen, in denen die spezifische Struktur kaum noch zu sehen ist. Die großen Gänge zeigen Abstoßung der Epithelien, die mit Leukozyten vermischt die Lichtung anfüllen, während die Wand selbst eine kleinzellige Infiltration aufweist.

Bakteriologische Untersuchungen sind fast ausschließlich negativ verlaufen, nur zweimal sind spärlich Kokken nachgewiesen. In einzelnen Beobachtungen wurden Leptothrix (KÖNIG, Submaxillaris), Blastomyzeten (GANGITANO, Submaxillaris), Protozoen (TIETZE, Parotis) festgestellt.

Über Entstehung und Ursache der chronisch entzündlichen Tumoren bestehen nur Vermutungen. Von den meisten Autoren wird eine in den Ausführungsgängen aufsteigende, wenig virulente Entzündung bakterieller Art angenommen, wofür die gelegentlichen akuten Schübe mit Eiterbildung am ehesten sprechen. Das starke

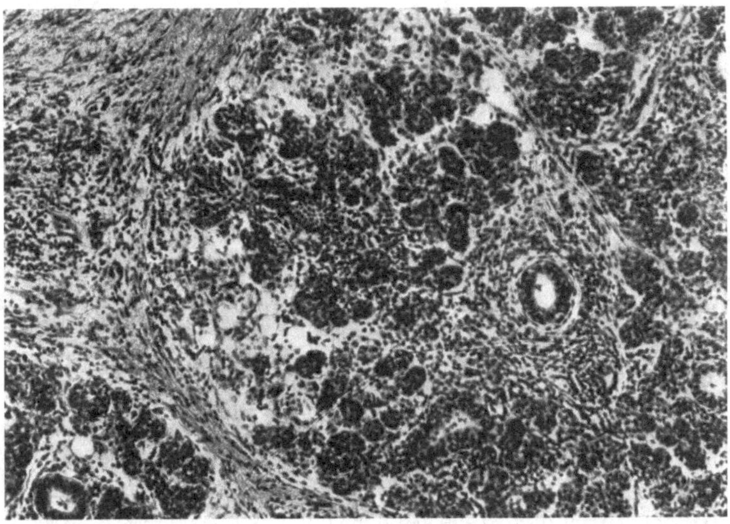

Abb. 13. Entzündlicher Tumor der Gl. submaxillaris. 2 jähr. Junge.

Hervortreten der Lymphozyten im histologischen Bilde ist sicherlich organbedingt, da die Speicheldrüsen allenthalben reichlich Lymphozyteneinstreuungen auch normalerweise haben. Für die Vermutung HEINEKES, daß als Ursache eine Fremdkörperinfektion von Bedeutung ist, lassen sich greifbare Anhaltspunkte nicht erbringen. SÖDERLUND und nach ihm GANNER wiederum schreiben für gewisse Fälle der Aktinomyzes-Infektion ätiologische Bedeutung zu.

Die entzündlichen Tumoren als solche zu erkennen, kann mitunter schwierig sein. Gegenüber den oft sehr harten Schwellungen bei der Steinkrankheit bringt in jedem Falle die Röntgenuntersuchung Klarheit, und bei Verdacht auf Lues ist die WASSERMANNsche Reaktion angebracht. Die Tuberkulose wird sich gelegentlich nur abgrenzen lassen, wenn örtlich Geschwüre oder Fisteln vorhanden sind oder sonstige tuberkulöse Herde einen Hinweis bieten.

Am häufigsten kommt die Differentialdiagnose gegenüber echten Gewächsen, besonders den malignen, in Frage, zumal in seltenen Fällen bei entzündlichen Tumoren auch die Lymphknoten des Abflußgebietes vergrößert und verhärtet sein können. Die sehr langsame Entwicklung, Schmerzanfälle, wenn auch oft nur geringer Natur, Veränderungen an der Mündung der Gänge, vielleicht etwas entzündliches Sekret, sprechen im Sinne des entzündlichen Tumors. Es werden aber immer Fälle bleiben, die klinisch nicht mit genügender Sicherheit einzureihen sind und dann die Probeexzision erfordern, um namentlich den bösartigen Geschwülsten gegenüber keiner schwerwiegenden Täuschung zu verfallen. Bei den unteren Drüsen wird man sich oft sogleich zur vollständigen Entfernung entschließen, da diese die so oder so meist zugleich gebotene Therapie ist.

Bei der Submaxillaris und Sublingualis ist also die Exstirpation der Drüse das Verfahren der Wahl, da damit das Leiden radikal beseitigt wird. Bei der Parotis hingegen fordert die Rücksicht auf den Fazialis Zurückhaltung und zumindest den Versuch einer konservativen Behandlung. Es sollen Wärmeapplikation, feuchte Umschläge, Jodkali, über längere Zeit gegeben, beachtenswerte Rückbildungen, wenn auch nicht völlige Heilung in manchen Fällen gebracht haben. THEISSEN erreichte einmal Heilung mit teilweiser Ausschneidung der tumorartigen Partien, der Rest bildete sich dann von selbst zurück, und ich verfüge über eine gleiche Beobachtung bei einer 58jähr. Frau. Es liegt in diesem Fall dann ein ähnliches Geschehen vor, wie bei der eisenharten Struma, bei der gleichfalls Teilexzisionen zu völliger Rückbildung führen können. Die totale Exstirpation der Parotis mit Entfernung des Fazialis wird man nur im äußersten Notfall erwägen.

Ohne diese Behandlungsmaßnahmen pflegt der Ablauf der entzündlichen Speicheldrüsentumoren ein sehr langwieriger und ungünstiger zu sein. Spontane Rückbildungen sind kaum je beobachtet. Völlige Heilung vermag nur die operative Entfernung der befallenen Drüsen zu bringen, wobei allerdings starke Verwachsungen mit der Umgebung den Eingriff schwierig gestalten können.

Speicheldrüsenschwellungen subakuter oder chronischer Art sind schließlich bei einer Reihe *chronischer Vergiftungen* gesehen, vor allem der Vergiftung mit Blei, Quecksilber, Jod, Kupfer, Arsen u. a. Auch bei der Gicht und der Tabes sind sie beschrieben. Diese Schwellungen betreffen vorwiegend die Parotis und sind stets doppelseitig. Klinisch bieten sie sich als chronische Entzündungen, gelegentlich mit akutem Beginn oder subakuten Schüben dar. Bei den sehr spärlichen anatomischen Untersuchungen wurden gleichfalls leichtere chronisch entzündliche Veränderungen in den Gängen, aber auch in den Drüsen gefunden. Ob das für alle Fälle zutrifft oder ob in anderen rein toxische Schädigungen vorliegen, die nur einer sekundären Entzündung den Boden bereiten, ist einstweilen nicht entschieden. Chirurgische Bedeutung kommt diesen Speicheldrüsenveränderungen im allgemeinen nicht zu.

9. Die spezifischen Entzündungen der Speicheldrüsen

a) Tuberkulose

Gegen Tuberkulose sind die Speicheldrüsen weitgehend resistent. Erst 1893 ist die erste Erkrankung beim Menschen beobachtet. Bis 1913 waren dann nach HEINEKE 30—40 Fälle bekannt, von denen etwa 80 % auf die Parotis entfielen, auf die Sublingualis nur ein Fall.

Die Tuberkulose befällt überwiegend nur eine Drüse; eine symmetrische Erkrankung eines oder mehrerer Drüsenpaare soll vorkommen, ist aber offenbar sehr selten. Es sind da auch Verwechslungen mit der MIKULICZschen Erkrankung nicht von der Hand zu weisen. Die Kranken mit Speicheldrüsentuberkulose haben zumeist ein Alter zwischen 20 und 40 Jahren, wenn auch vereinzelt kleine Kinder bis zu zwei Jahren genannt sind; Männer und Frauen sind in gleichem Maße beteiligt. Meist sind die Speicheldrüsen die einzige Lokalisation der Erkrankung, sonstige tuberkulöse Affektionen, insbesondere eine Lungentuberkulose oder eine solche der Mundhöhle, kommen als begleitende Leiden nur selten vor.

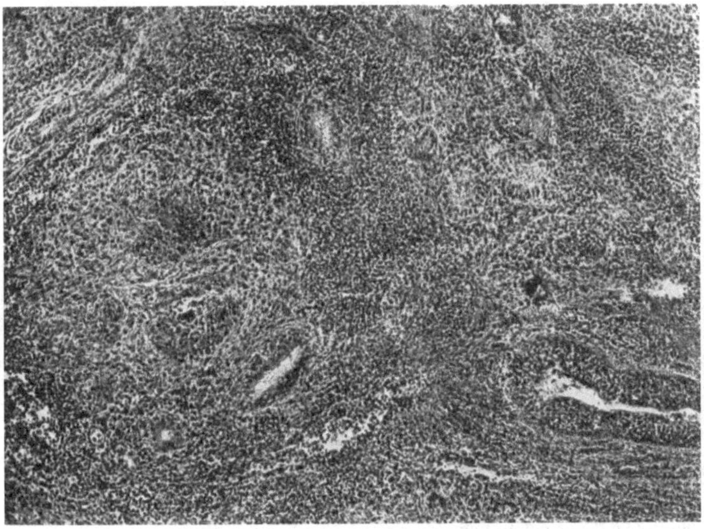

Abb. 14. Tuberkulose der Parotis.
Tuberkel mit geringer zentraler käsiger Nekrose.

Pathologisch-anatomisch erscheint die erkrankte Drüse grau-rötlich oder grauweiß, brüchig, manchmal aber auch auf dem Schnitt gleichmäßig speckig. Andere seltenere Fälle zeigen schon äußerlich käsige Knoten oder Erweichungsherde.

SCHEIB fand eine totale Verkäsung der Parotis, die aus dem Zusammenfließen zahlreicher hanfkorn- bis haselnußgroßer Herde entstanden war. Vereinzelt fiel eine Verdickung des interlobulären Bindegewebes auf. Die Durchsetzung mit miliaren Knötchen bei Miliartuberkulose scheint weniger selten zu sein (KIRCH).

Histologisch sind die tuberkulösen Herde in der Drüse (s. Abb. 14) sehr verschieden lokalisiert. In manchen Fällen liegen die Tuberkel vorwiegend im interlobulären Bindegewebe, von wo aus die Randpartien der Drüsenläppchen infiltriert werden, die selbst frei bleiben. Dazu besteht eine starke kleinzellige Infiltration. In anderen Fällen ist umgekehrt das tuberkulöse Granulationsgewebe mehr intralobulär und um die Ausführungsgänge angeordnet. Bei stärkerer Verkäsung verwischen sich die Unterschiede. Auffallende Zellanhäufungen, aber auch Tuberkel werden in der Wand von Arterien oder in Nervenscheiden gesehen. Von mehreren Untersuchern wird betont, daß der tuberkulöse Prozeß in der Speicheldrüse durch eine auffallend starke reaktiv-entzündliche Wucherung, auch eine hochgradige lymphozytäre Infiltration charakterisiert sei. Nach DE PAOLI besteht dazu eine geringe Neigung zur

Verkäsung, dagegen eine ausgesprochene zu fibröser Umwandlung. Stets sind Tuberkelbazillen nachzuweisen, mitunter massenhaft in der Umgebung kleiner thrombosierter Arterien.

Legt man die anatomischen Befunde zugrunde, so scheinen hinsichtlich des Infektionsweges mehrere Möglichkeiten gegeben. Man könnte die einen Befunde im Sinne einer ductogenen Infektion deuten, aus anderen dagegen auf eine hämatogene Entstehung schließen. Gegen diese Annahmen lassen sich aber auch jeweils gewichtige Gegengründe geltend machen: das Freisein der Mundhöhle von Tuberkulose einerseits, das Befallensein sämtlicher Acini andererseits. Schließlich muß auch der lymphogene Weg erwogen werden, zeigen doch die Speicheldrüsen einen stark entwickelten lymphatischen Apparat sowohl in ihrem Innern wie in ihrer Umgebung, selbst mit intra- und periglandulären Lymphknoten. Werden diese von der Mund-Rachenhöhle, von den Tonsillen infiziert, so kann der Prozeß unschwer auf die Substanz der Drüse selbst weitergeleitet werden. Auch hier aber kann man allein schon die große Seltenheit der Speicheldrüsentuberkulose gegenüber der ungemein häufigen Tuberkulose der Halslymphknoten dagegen geltend machen.

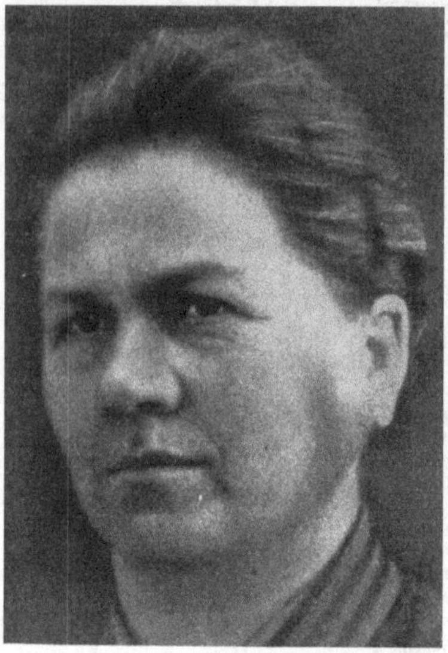

Abb. 15. Tuberkulose der Parotis (nach ZWEIFEL).

Auch die mannigfachen experimentellen Untersuchungen über den Infektionsweg haben keine eindeutige Klärung bringen können. Sie bestätigen lediglich die relativ große Resistenz der Speicheldrüsen gegen die Tuberkulose überhaupt, die diese mit dem Pankreas teilen, ohne daß die Gründe dafür sich bisher aufhellen ließen, es sei denn, daß man eine besondere Widerstandsfähigkeit der Drüsen gegen Tuberkulose mit der Produktion von enormen Mengen lymphatischen Gewebes annehmen will.

Nicht ganz so selten ist die echte Tuberkulose der Lymphknoten in der Drüse selbst oder in ihrer unmittelbaren Nähe, die sich anatomisch in keiner Weise von der sonstigen Lymphknotentuberkulose unterscheidet, sekundär dann auf die Drüse selbst übergreifen kann.

Was das klinische Verhalten anbetrifft, so sind die Beschwerden der Kranken meist geringfügig, nur selten werden heftigere Schmerzen, evtl. anfallsweise angegeben, die dann in der ganzen Wangenseite empfunden werden. Bei der Parotis tritt die Tuberkulose entweder als diffuse Erkrankung der ganzen Drüse oder als umschriebener Krankheitsprozeß in die Erscheinung.

Bei der diffusen Form kommt lediglich eine Schwellung der ganzen Drüse ohne größere Empfindlichkeit zustande (s. Abb. 15). Die Konsistenz der Schwellung ist derb, prall elastisch, mitunter wechselnd im Festigkeitsgrad. Durch Verwachsungen mit der Umgebung wird die Drüse in der Tiefe wenig verschieblich. Die Haut dagegen pflegt lange frei und gut beweglich über dem Tumor zu bleiben. Nur bei hautnahen Herden schwillt sie an und erhält einen blau-rötlichen Farbton. Manchmal treten umschriebene Erweichungsherde oder Abszesse durch Fluktuation zu Tage, nach deren Durchbruch sich tuberkulöse Fisteln oder Geschwüre entwickeln, wobei auch Speichelfisteln entstehen können. Diese letzteren Veränderungen sind auch der Ausdruck der partiellen Erkrankung der Drüse, die sogar kleine Speichelzysten in tuberkulösem Wandgewebe entstehen lassen kann.

Des öfteren entstehen umschriebene Schwellungen tuberkulös erkrankter Lymphknoten in und um die Drüse, wie ich es selber in 3 Fällen erlebte. Sie sind dann mehr oder weniger scharf gegen die übrige Drüse abgesetzt.

Die Tuberkulose der Glandula submaxillaris verhält sich ganz ähnlich, die der Sublingualis ist sehr selten, anscheinend bisher erst einmal beobachtet.

Die Dauer der Erkrankung schwankt in weiten Grenzen. Meist liegt ihr Beginn schon einige Monate, ja Jahre zurück, ehe eine sachgemäße ärztliche Behandlung einsetzt. Es ist das verständlich, da die Beschwerden der Kranken meist nicht erheblich sind. Heftige Schmerzen, die in die Wange ausstrahlen, manchmal anfallsweise auftreten, sind seltener. Bisweilen, bei etwas subakuterem Befund, bei Verkäsung oder Abszedierung stellt sich eine Kieferklemme ein. Mehrmals wurde eine Fazialislähmung beobachtet, sogar schon im frühen Stadium der Erkrankung.

Eine tuberkulöse Erkrankung des Stensenschen Ganges ist bisher erst einmal von Claude und Bloch beschrieben. Eiter aus einer tumorartigen Anschwellung war in diesem Falle im Tierversuch positiv. Die Schwellung bildete sich auf Inzision zurück. Ich selbst sah bei einem 78jähr. Manne eine Tuberkulose des Ausführungsganges der Submaxillaris.

So lange charakteristische Veränderungen in Form kalter Abszesse oder Fisteln fehlen oder spezifische Erkrankungen in der Vorgeschichte einen Verdacht nicht rege werden lassen, ist die Diagnose der Speicheldrüsentuberkulose, zumal bei ihrer großen Seltenheit, sehr schwierig, oft kaum möglich. Am ehesten lassen leichte Empfindlichkeit, höheres Alter daran denken. Tuberkulinreaktionen haben keine eindeutigen Hinweise bisher gegeben. Verwechslungen mit Tumoren, Mischtumoren oder malignen Geschwülsten, lassen sich vielfach nicht vermeiden, selbst noch bei der Operation. An der Parotis ist die diagnostische Exzision gelegentlich das einzig weiterführende Mittel.

Die Behandlung ist vorwiegend chirurgisch, wenn sie auch stets von einer antituberkulösen Allgemeinbehandlung unterstützt werden soll. Die Submaxillar- und Sublingualdrüsen werden exstirpiert. An der Parotis kann man bei Abszessen Punktionen mit der Einbringung von Jodoformglyzerin versuchen, sonst ist die Spaltung und Auskratzung angezeigt. Auch bei ausgedehnteren umschriebenen Prozessen ist die Ausräumung mit dem scharfen Löffel oft die gegebene Maßnahme, besser, wenn möglich, die Exzision im Gesunden. Ist die Drüse in ganzer Ausdehnung befallen, wird man sie häufig so radikal wie möglich entfernen unter weitgehender Schonung der Fazialisäste; das ist in einer Reihe von Fällen mit gutem Erfolg gelungen (de Paoli, Borchardt, Mintz u. a.). Cunningham erreichte mit dreimonatiger Quarzlichtbehandlung Heilung. Die Röntgenbestrahlung brachte Braun in einem Fall Erfolg, meist aber blieb sie ohne heilende Wirkung.

Im ganzen erweist sich die Prognose der Speicheldrüsentuberkulose als nicht ungünstig, zumal, wie erwähnt, sie oft die einzige Lokalisation einer tuberkulösen Infektion ist. Dauerheilungen sind bis zu acht Jahren verzeichnet; Rückfälle scheinen selten.

b) Syphilis

Speicheldrüsenentzündungen subakuter Natur an Parotis und Submaxillaris im *sekundären Stadium* der Lues sind von NEUMANN und VEHSE beschrieben. Ihre Spezifität ist jedoch nicht einwandfrei sichergestellt. Chirurgische Bedeutung kommt ihnen nicht zu.

Zu sicheren syphilitischen Manifestationen in den Speicheldrüsen kann es dagegen im *tertiären Stadium* der Lues und bei der hereditären Syphilis kommen. Relativ am häufigsten ist die Parotis befallen, Submaxillaris und Sublingualis nur in sehr seltenen Einzelbeobachtungen.

Bei der syphilitischen Erkrankung vergrößert sich die Drüse langsam; es entsteht eine gleichmäßige oder gehöckerte tumorartige Anschwellung, die erhebliche Größe — Apfelgröße und darüber — erreichen kann. Die Konsistenz ist derb-elastisch, manchmal im Zentrum erweicht. Druckempfindlichkeit ist kaum vorhanden, wie überhaupt auch die subjektiven Beschwerden sehr gering sind. In selteneren Fällen beeinträchtigen Speichelfluß, Kau- und Schluckbeschwerden die Kranken stärker. Es kann die ganze Drüse ergriffen sein oder auch nur ein Teil. Gegen die gesunden Anteile ist die Schwellung nur unscharf abgesetzt, immer wenig verschieblich. Die Haut über ihr ist meist unverändert, doch können auch fistelnde Durchbrüche und ulzerativer Zerfall eines Gumma entstehen. Sehr häufig stellt sich eine Kieferklemme ein, die die Ernährung beeinträchtigt. Im Gegensatz zur Tuberkulose ist bisher eine Fazialislähmung noch nicht beobachtet.

Bei der großen Mehrzahl der Kranken sind auch sonstige syphilitische Veränderungen nachweisbar.

Bedeutungsvoll ist die luetische Erkrankung der Speicheldrüse vor allem in differentialdiagnostischer Hinsicht. Es kann große Ähnlichkeit mit einer Tuberkulose, einem malignen oder Mischtumor bestehen. Doch werden meist die Anamnese, sonstige syphilitische Herde, die WASSERMANNsche Reaktion vor Verwechslungen schützen, sofern man nur an die Diagnose denkt. In seltenen Fällen ist sogar mikroskopisch die Abgrenzung gegen ein Sarkom schwierig gewesen.

Histologisch sind chronisch interstitielle Entzündung, besonders um die Gefäße herum, aber auch ausgesprochene Gummabildung gefunden.

Die Behandlung muß naturgemäß eine allgemein antiluetische mit Quecksilber und Jod sein. Wird sie richtig durchgeführt, pflegen sich die gummösen Schwellungen rasch und gut zurückzubilden, so daß die Prognose nicht ungünstig ist und mehr von den sonstigen syphilitischen Manifestationen abhängt. Nur ausnahmsweise ist aus unrichtiger Diagnose eine syphilitische Speicheldrüse (Submaxillaris) exstirpiert.

c) Aktinomykose

Die Aktinomykose kann bei Erkrankungen der Mundschleimhaut, der Wange oder des Kiefers auf die Speicheldrüsen übergreifen. Daneben aber liegt eine Reihe von Beobachtungen vor, nach denen auch eine primäre Infektion der Drüsen durch die Ausführungsgänge als sichergestellt angesehen werden darf. Das gilt vor allem für die Submaxillaris, ist aber auch für die Parotis mit großer Wahrscheinlichkeit gegeben.

So sind mit Aktinomyzespilzen behaftete vegetabilische Fremdkörper (Getreidegrannen; s. Abb. 16), zum Teil zu Steinen umgewandelt, gefunden, oder es gelangen von in der Mundhöhle befindlichen, dort wachsenden Aktinomyzesansiedlungen Teile in den Ausführungsgang, um von da in die Drüse selbst verschleppt zu werden. Das häufigere Befallensein der unteren Speicheldrüsen erklärt sich aus der anatomischen Beschaffenheit des WHARTONschen Ganges mit seinen divertikelartigen Ausstülpungen, in die durch Bewegungen der Zunge am Boden der Mundhöhle befindliche Aktinomyzeskolonien gelangen. Des weiteren wird Eiterausfluß aus den Gängen, der Beginn unter dem Bilde einer akuten oder subakuten Parotitis, wobei die Schwellung streng auf das Gebiet der Drüse beschränkt ist, als beweisend für eine primäre Speicheldrüsenaktinomykose angesehen. In der älteren Literatur nahm MÜLLER eine bestehende Kieferklemme als Zeichen der sekundären Erkrankung an, während mangelnde Kieferklemme für primäre Infektion der Drüse sprechen sollte.

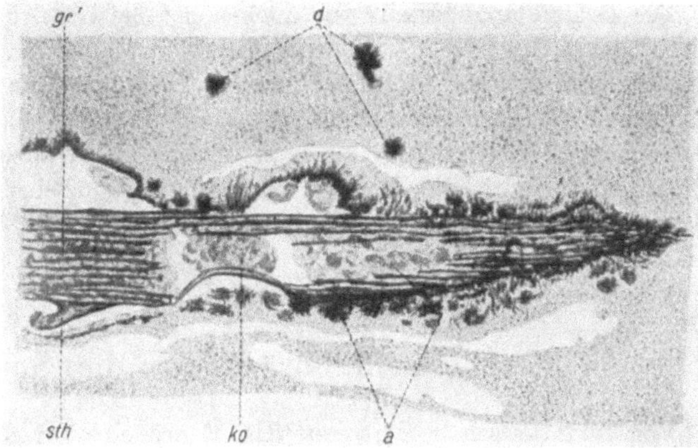

Abb. 16. Längsschnitt einer Gerstengranne in einer Speicheldrüse mit Aktinomyzespilzen besetzt. a Strahlenpilzvegetation an der Oberfläche der Granne; ko Konkrementbildung im Innern; sth Stachelhaar der Gerstengranne; d kleine Kolonien im Eiter (nach G. SÖDERLUND).

Die Drüsen werden im ganzen oder auch teilweise von der Erkrankung ergriffen. Sie erfahren die für die Strahlenpilzerkrankung charakteristische chronisch entzündliche Infiltration mit der Bildung kleiner Abszesse. In anderen Fällen finden sich begrenzte Abszeßherde, besonders in der Umgebung einer etwaigen Getreidegranne. Kommt es zur Perforation, ergeben sich Fisteln, in deren Eiter die Aktinomyzesdrusen nachweisbar sind. Bisweilen finden sich entzündliche Veränderungen an den Mündungsstellen der Gänge, nur ausnahmsweise ein Herd im Ganggebiet, der dann auch auf den duktogenen Infektionsweg hinweist.

Histologisch kann die chronische Entzündung stark im Vordergrunde stehen, Strahlenpilzdrusen sind dann nur selten zu sehen. Meist fällt eine derbe Bindegewebsveränderung innerhalb des Drüsengewebes auf, die an vielen Stellen von Lymphozyten und Plasmazellen-Einstreuungen innerhalb der Läppchen und um die Ausführungsgänge durchsetzt ist.

Klinisch beginnt die Aktinomykose mehr akut oder von vornherein chronisch. Die ersten Erscheinungen können die einer akuten Drüsenentzündung sein — vielleicht ausgelöst durch das Eindringen eines Fremdkörpers und Verlegung des Hauptganges. Meist besteht im Beginn starke Salivation. Vielfach wird eitrige Absonderung aus dem Gange bemerkt. Dann kommt es langsam zur Ausbildung des chronisch entzündlichen Tumors, der sich im charakteristischen Fall zunächst auf die Drüse beschränkt. Er ist wenig empfindlich, prall gespannt, und verursacht auch nur gelinde Schmerzen. Die Haut darüber braucht zunächst nicht verändert zu sein. Mit der Zeit treten Abszesse in die Erscheinung, die Haut wird bläulich-rot, gespannt, wenig verschieblich, bis dann mit dem weiteren Fortschreiten des Prozesses Fisteln entstehen und das entzündliche brettharte Infiltrat mehr oder weniger weite Abschnitte der Nachbarschaft ergreift. Häufig besteht schon früh Kieferklemme. Fazialislähmung ist bisher kaum beobachtet.

Im vorgeschrittenen Stadium bietet die Diagnose keine Schwierigkeiten; die bretthарten Schwellungen mit Abszessen und Fisteln sind typisch, im Eiter leicht die Drusen zu finden. Im Frühstadium dagegen kann die Abgrenzung gegen Tuberkulose, Syphilis, chronisch entzündliche Tumoren eingehendere Erwägungen erfordern, gelegentlich ohne Probeexzision nicht möglich sein.

Die Behandlung besteht wie auch sonst bei der Aktinomykose in der Spaltung und Auskratzung der Abszesse und Fistelgänge. Bei den unteren Speicheldrüsen aber ist die Totalexstirpation zu bevorzugen. Dazu tritt die begleitende Jodbehandlung. Ergebnisse der Röntgenbestrahlung sind bisher nicht eindeutig. Ob Sulfonamide und Penicillin die Heilergebnisse bessern werden, bleibt abzuwarten.

In Frühfällen ist die Prognose nicht ungünstig, bei vorgeschrittener Gesichts- und Halsaktinomykose jedoch oft ernst.

10. Tierische Parasiten in den Speicheldrüsen

Von den tierischen Parasiten des Menschen sind in den Speicheldrüsen bisher anscheinend nur *Echinokokken* beobachtet. Auch sie sind ungemein selten.

In vielen Fällen, sobald die Echinokokkusblase etwas größer geworden ist, kann man nur von dem Sitz in der Gegend einer Speicheldrüse (Submaxillaris, Parotis) sprechen. Inwieweit dann die Drüse der primäre Ansiedlungsort ist oder inwieweit sie etwa nur sekundär in Mitleidenschaft gezogen ist, ist nur durch sehr eingehende anatomische Untersuchung zu klären, die aber für die meisten Fälle mangelt. Von den etwa zwölf Fällen, die Heineke erwähnt, fallen eine ganze Reihe noch aus, so daß kaum ein halbes Dutzend bleibt, für die man eine primäre Ansiedlung eines Echinokokkus in einer Speicheldrüse gelten lassen kann. Aus dem neueren Schrifttum können vielleicht noch die Beobachtungen von Andrei (Parotis), Ferrari (Parotis) und Placitelli (Submaxillaris) hinzugerechnet werden. Die Infektion dürfte wie auch sonst auf dem Blutweg erfolgen.

Klinisch stellt sich der Echinokokkus der Speicheldrüse als eine kuglige, pralle Zyste mit fester Wand dar, die langsam heranwächst und schmerzlos ist. Erst wenn sie eine beträchtliche Größe erreicht, was wegen ihrer Unempfindlichkeit leicht vorkommt, kann sie mechanisch das Sprechen, Kauen, Schlucken erschweren und lästig werden. Wie bei anderer Lokalisation kann auch der Echinokokkus der Speicheldrüse zur Vereiterung kommen.

Die Diagnose wird wohl nur durch Ausschluß aller Möglichkeiten gestellt werden, wenn an eine so seltene Affektion gedacht wird. Hydatidenschwirren ist bisher nie erwähnt. Vereinzelt ist die Echinokokkusblase durch Probepunktion sichergestellt.

Die Behandlung hat in üblicher Weise die Blasen auszuräumen, kleinere Zysten im Gebiet des Mundbodens und Kieferwinkels könnten wohl auch radikal mit der äußeren Kapselwand entfernt werden.

11. Fremdkörper in den Speicheldrüsen — Die Luftgeschwulst

In die Ausführungsgänge der Speicheldrüsen können Fremdkörper verschiedener Natur eindringen, wenn dieses auch ein seltenes Ereignis ist. Am häufigsten kommt es vor im WHARTONschen Gang, dessen Mündung verhältnismäßig weit und gut zugänglich ist, der Ausführungsgang der Parotis liegt in dieser Hinsicht etwas geschützter, und die Gänge der Sublingualis sind so fein, daß hier auch ein feiner Fremdkörper nur ganz ausnahmsweise hineingelangen könnte. Außer durch die Ausführungsgänge können Fremdkörper auch von außen direkt in die Drüsen gelangen (Geschosse, kleine Steine, Holzsplitter), doch kommt diesem Verletzungsmodus keine praktische Bedeutung zu.

Bisher sind Fremdkörper in den Speicheldrüsen fast ausschließlich bei Erwachsenen beobachtet und vor allem bei Männern.

Ihrer Natur nach überwiegen längliche, spitze Gegenstände. Obenan stehen vegetabilische Körper: Stroh- und Grashalme, Grannen und Getreidekörner; dann folgen Gräten, Borsten, Obstkerne, feine Federn, Holzsplitter; vereinzelt sind auch Haare, ein Schrotkorn bei einem Posaunenbläser, dessen Instrument mit Schrotkörnern gereinigt wurde, u. a. gesehen. Die meisten dieser Fremdkörper bleiben in den Gängen liegen, doch können sie auch bis in die Drüse selbst hinaufgelangen.

Das Eindringen des Fremdkörpers kann einen momentanen heftigen Schmerz auslösen, meist aber wird es garnicht wahrgenommen. Bald darauf treten entzündliche Erscheinungen hervor. Denn das Eindringen des Fremdkörpers bedeutet zugleich eine Invasion mehr oder weniger virulenter pathogener Keime. An dem befallenen Gang kommt es zu empfindlicher Anschwellung und Eiterentleerung aus seiner Mündung. Hiermit geht eine akute Speichelstauung einher, die zunächst nur eine rein mechanische sein kann. Die Drüse schwillt an und wird empfindlich. In seltenen günstig gelegenen Fällen kann der dadurch entwickelte Druck im Speichelgangsystem den Fremdkörper wieder herausdrängen. Aber das ist sicherlich ein ungewöhnlicher Glückszufall. In der Regel greift die akute Entzündung des Ausführungsganges bald auf die Drüse selbst über, und es entsteht dann die akut eitrige Drüsenentzündung mit allen ihren Erscheinungen.

Neben dieser akuten Form kann in anderen Fällen der Ablauf sich auch milder und protrahierter gestalten. Die Entzündung des Ganges ist weniger heftig, das Sekret mehr katarrhalisch, weniger eitrig. Auch die Entzündung der Drüse verläuft dann mehr subakut, in Schüben wechselnder Heftigkeit; die Drüse ist weniger empfindlich und in noch chronischer verlaufenden Fällen mehr tumorartig geschwollen.

Um den Fremdkörper selbst kommt es vielfach zur Abszeßbildung, auch zu fortschreitender Phlegmone im Mundboden oder Halsgebiet. Bricht der Eiterherd in die Mundhöhle oder, was selten vorkommt, nach außen durch, kann auf diesem Wege der Fremdkörper eliminiert werden und eine spontane Heilung zustande kommen. Gelegentlich bleiben nach einem Abszeßdurchbruch hartnäckige Speichelgangfisteln zurück, die erst nach Entfernung des Fremdkörpers der Heilung zugänglich werden.

Bleibt ein Fremdkörper längere Zeit im Ausführungsgang oder auch in der Drüse liegen, unterhält er einen lebhaften Eiterabfluß, während er selbst der Inkrustierung mit Kalksalzen verfällt, bis er schließlich damit umkleidet und zum Kern eines Speichelsteines wird. Wenn auch die Anlagerung kleiner Kalkbröckelchen mitunter schon nach Tagen nachweisbar sein kann, erfordert der Prozeß im allgemeinen doch lange Zeit, Monate bis Jahre. Warum andererseits gleiche Fremdkörper eine gleich lange Zeit völlig unverändert liegen bleiben können, ist einstweilen nicht geklärt.

Der diagnostische Nachweis von Fremdkörpern ist in den meisten Fällen sehr schwierig. Ihn zu tasten ist nur ausnahmsweise möglich, wie er auch nur unter besonderer Bedingung im Röntgenbild sichtbar wird, wie das erwähnte Schrotkorn o. ä. Sofern auf Grund der Vorgeschichte — plötzlicher heftiger Schmerz — und der sonstigen Erscheinungen an die Möglichkeit des Fremdkörpers gedacht wird, kann man sich evtl. der Sonde bedienen und damit einmal einen Fremdkörper erreichen. Steine lassen sich leicht durch die Röntgenuntersuchung ausschließen.

Die Behandlung hat in der Entfernung des Fremdkörpers zu bestehen — sofern und sobald er nachgewiesen ist. Ob er nach Erweiterung der Mündung aus dem Gang herausgedrückt werden kann oder durch einen besonderen Einschnitt herauszubringen ist, hängt ganz von der Lage des Einzelfalles ab. In Frühfällen schwinden danach alle Erscheinungen rasch und vollkommen. Haben bereits tiefer gehende Veränderungen Platz gegriffen, sind Abszesse, Fisteln, Steine entstanden, so erfordern diese die üblichen zusätzlichen Maßnahmen, bei denen der Fremdkörper als Ursache gelegentlich erst entdeckt wird. An den unteren Drüsen werden stärkere Veränderungen zur totalen Entfernung raten.

Gelingt es also in Frühfällen, den Fremdkörper zu beseitigen, ist die Prognose günstig, sonst ist sie ganz abhängig von den Folgen, die sein längeres Verweilen in der Drüse gezeitigt hatte.

Die Luftgeschwulst

Ein eigenartiger Fremdkörper in der Speicheldrüse — fast ausschließlich in der Parotis — ist die Luft. Ihr Eindringen kommt bei Glasbläsern, seltener auch bei Trompetern (Blasen von Blechinstrumenten) als Berufskrankheit vor. Das Krankheitsbild ist seit langem bekannt und schon von Hyrtl beschrieben.

Systematische Untersuchungen haben ergeben, daß das Leiden in den einzelnen Gegenden der Glasindustrie zwar verschieden häufig ist, an manchen Orten aber bei 6—10 % der Bläser gefunden wird (Scheier), namentlich bei solchen, die schwerere Arbeit wie in der Flaschenfabrikation zu leisten haben. Die Erkrankung wird zurückgeführt auf technisch falsches Blasen, und zwar soll es das Blasen mit vollen Backen sein, das sie herbeiführt, während das Blasen mit eingezogenen Wangen, also das direkte Eintreiben des Luftstromes aus dem Atemwege in das Blasinstrument, unschädlich sein soll. Bei manchen Kranken kommt es schon nach ganz kurzer Beschäftigung zustande, während es bei anderen erst nach jahrelanger Tätigkeit sich einstellt, mitunter nach einmaliger besonders starker Anstrengung beim Blasen. Nur selten tritt es plötzlich in die Erscheinung, in der Regel entwickelt es sich langsam.

Durch den stark erhöhten Druck im Innern der Mundhöhle — er steigt beim Blasen um etwa das Dreifache an — und besonders auch in den Wangentaschen wird die Luft in den Stensenschen Gang eingepreßt und überdehnt ihn allmählich. Mit der Zeit werden auch die intraglandulären Gangabschnitte ausgeweitet und schließlich die ganze Drüse aufgebläht. Das Hineinschießen der Luft geschieht dann ziemlich plötzlich, mitunter mit lautem fauchendem Geräusch. Es kommt so zu Auftreibungen von

Hühnereigröße und darüber von zylindrischer oder birnförmiger Gestalt, anfangs nur bei stärkerem Blasen, mit der Zeit aber auch schon bei geringen, kurzdauernden Druckerhöhungen wie beim Husten, Niesen, ja Sprechen. Die Wange selbst ist meist verdünnt und schlaff, ihre Muskeln sind atrophisch. Die Luftgeschwulst kann sich einseitig entwickeln, etwas häufiger ist sie doppelseitig.

Sie bietet sich als weiche oder prall elastische Anschwellung dar (s. Abb. 17), bei deren Betastung man ein feines Luftknistern wie beim Emphysem der Haut wahrnimmt. In anderen Fällen zeigt sie ein Schwappen mit lauten Geräuschen wie ein teilweise mit Flüssigkeit gefüllter Beutel. Perkutorisch gibt die Schwellung tympanitischen Klopfschall.

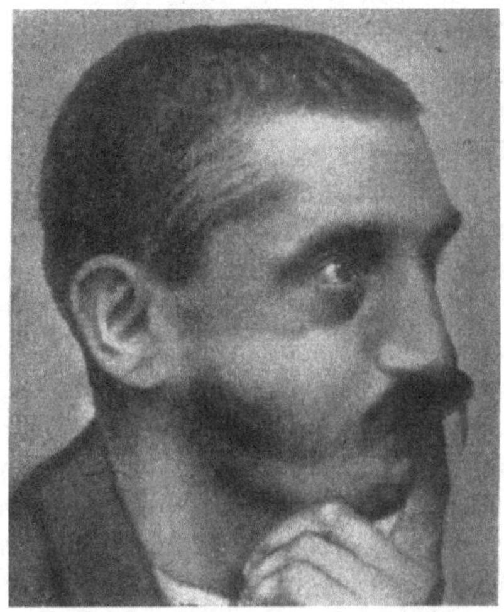

Abb. 17. Luftgeschwulst des Stensenschen Ganges (nach Barral).

Wird auf die Auftreibung ein Druck ausgeübt, so verkleinert sie sich rasch unter gurrenden Geräuschen, wobei sich reichlich mit Luft vermischter Speichel zum Munde hin entleert. Dieser kann klar sein, meist aber enthält er entzündliche flockige oder eitrige Beimischungen als Ausdruck eines chronischen Katarrhs. Von selbst entweicht die eingeblasene Luft nicht.

Die Gangmündung ist erweitert, klafft und zeigt gewulstete Ränder. Mit der Sonde kann man leicht und weit eindringen; ihre Spitze ist dann weitab in dem erweiterten Drüsenhohlraum, gelegentlich dicht unter der Haut, zu tasten.

Die subjektiven Beschwerden pflegen meist gering zu sein, nur im ersten Stadium der Entwicklung soll das Aufblasen mäßigen Schmerz verursachen. Wird der größere Teil der Kranken in ihrer Tätigkeit nicht behindert, sind andere dadurch so gestört, daß sie schließlich ihren Beruf aufgeben müssen. Einmal entwickelt, besteht das Leiden meist viele Jahre unverändert. Komplikationen kommen kaum vor, selten einmal eine akute Parotitis. In einem Fall von Baart kam es beim Blasen mit einem Knall zu einer Zerreißung des Stensenschen Ganges mit ausgedehntem Emphysem am Halse, das durch längere Ruhe aber wieder heilte.

Das Eindringen von Luft in die Ausführungsgänge auch der Submaxillardrüsen ist von Dorendorf beobachtet.

Behandlungsversuche (Schonung, Spülungen) haben bisher keine wesentlichen Erfolge gezeitigt. Pelotten, die den Parotisgang komprimieren, sind fast stets als zu lästig abgelehnt. Narath hat einen Fall operativ geheilt. Er exstirpierte den ganzen Gang bis in die Drüse hinein; da diese sich auch nur als schlaffer Sack ohne eigentliches funktionsfähiges Gewebe erwies, wurde sie gleichfalls bis auf die Partien entfernt, deren Erhaltung durch die Rücksicht auf die Nervenäste geboten war. Die Heilung erfolgte mit einer vorübergehenden Speichelfistel, der Kranke wurde wieder berufsfähig.

Histologisch zeigte in diesem Fall — es ist überhaupt die einzige histologische Untersuchung bei diesem Leiden — der Gang lediglich eine geringe Verdickung seiner Wand; der Drüsenanteil ist nicht eingehender untersucht.

12. Die Speichelsteine

Die Steinbildung gehört zu den bemerkenswerten nicht allzu seltenen Erkrankungen der Speicheldrüsen, wenn allerdings auch anscheinend regionär größere Unterschiede vorliegen, und kommt in allen Drüsen bzw. ihren Ausführungsgängen mit unterschiedlicher Häufigkeit vor. Steine im Mundboden sind schon seit dem Altertum bekannt und behandelt, jedoch ist ihre Natur als Speichelsteine wohl erst um die Mitte des 18. Jahrhunderts erkannt (SCHERER).

Zumeist wird unterschieden zwischen den Steinen der Speichelgänge und denen der Drüsen, wie sie sich im einzelnen Erkrankungsfall darbieten, obwohl es zweifelhaft ist, ob eine solche Unterscheidung Berechtigung hat. Denn es kann nicht als eindeutig geklärt gelten, ob nicht alle Steine in den Drüsen entstehen und auch die Gangsteine Drüsensteine sind, die erst sekundär in den Ausführungsgang einwandern. Auch ist es anatomisch manchmal schwer zu unterscheiden, ob ein Stein noch in der Drüse oder schon im Gange sitzt. Im großen ganzen aber finden sich die Steine zwei- bis dreimal so häufig in den Gängen wie in den Drüsen selbst.

Von den einzelnen Drüsenpaaren, vorwiegend also in ihren Ausführungsgängen, ist weitaus *am häufigsten die Glandula submaxillaris* befallen mit 61—82% (nach den verschiedenen Zusammenstellungen). Es folgt die Parotis mit 13—20%. Über die Glandula sublingualis schwanken die Zahlenangaben beträchtlich, zwischen 5 und 18%, weil hier vielleicht nicht immer scharf gegen den Submaxillargang abgegrenzt ist. Konkremente in der NUHNschen Drüse sind eine außerordentliche Rarität.

Speichelsteine sind in jedem *Lebensalter* gefunden, wenn sie auch in der frühen Kindheit und im Greisenalter selten sind. Ob bei dem drei Wochen alten Kinde, über das BURDEL berichtet, der Stein bereits intrauterin gebildet war, ist nicht ganz sicher erwiesen. Meine jüngste Patientin war 11 Jahre, der älteste 72 Jahre. Am häufigsten sieht man die Speichelsteine bei Kranken von 20—50 Jahren (70%). In der Verteilung auf die Geschlechter fällt eine erheblich größere Häufigkeit bei Männern auf. Nach einer größeren Zusammenstellung bei HEINEKE waren von 428 Speichelsteinkranken 318 = 74,5% Männer und 110 = 25,5% Frauen. Allein aus diesem zahlenmäßigen Überwiegen der Männer auf das Rauchen als ätiologischen Faktor zu schließen, ist indes nicht genügend beweiskräftig. Die oft angeführte Bevorzugung der linken Seite kann ich an meinen eigenen Fällen bestätigen, da von zehn Steinkranken bei acht die linke Seite betroffen war.

Im allgemeinen erkrankt nur eine Drüse an Steinen; nur ganz vereinzelt ist das Befallensein zweier Drüsen — dann meist mit jahrelangem Intervall — beschrieben (CZYGAN, BONCOUR und DELVAL, FABRIS: beide WHARTONsche Gänge). Ich selbst sah einmal eine gleichzeitige doppelseitige Erkrankung bei einer 24jährigen Frau; links fand sich ein erbsengroßer, kurzspindeliger Stein in der Mitte des Ausführungsganges (s. Abb. 21); rechts lag ein pfefferkorngroßer Stein im Beginn des Ausführungsganges, wo er seit sechs Jahren typische Speichelkoliken hervorgerufen hatte, so daß die stark chronisch entzündlich veränderte Drüse entfernt werden mußte.

Größe, Gewicht und Form der Steine sind sehr wechselnd. Die *Form* ist vorwiegend kuglig oder, namentlich im WHARTONschen Gang, dattelkernförmig (s. Abb. 18). Die Oberfläche ist glatt oder mehr oder weniger gehöckert, gelegentlich mit Zacken besetzt.

Mehrfach sind an Steinen des Submaxillarganges eigenartige Längsrinnen, selten spiralig, festgestellt und schließlich auch feine oder weitere zentrale Gänge gefunden.

Die Speichelsteine kommen sowohl *als Solitärsteine wie auch multipel* vor. Im letzten Fall pflegen sie sich in Facetten gegeneinander abzuschleifen, wenn sie gleichzeitig nebeneinander vorhanden sind. In anderen Fällen ist die Multiplizität der Steine der Ausdruck von Rezidiven. Sie entwickeln sich dann zeitlich hintereinander auf der Grundlage einer chronischen Entzündung oder aus zurückgebliebenen Restchen eines früheren Steins.

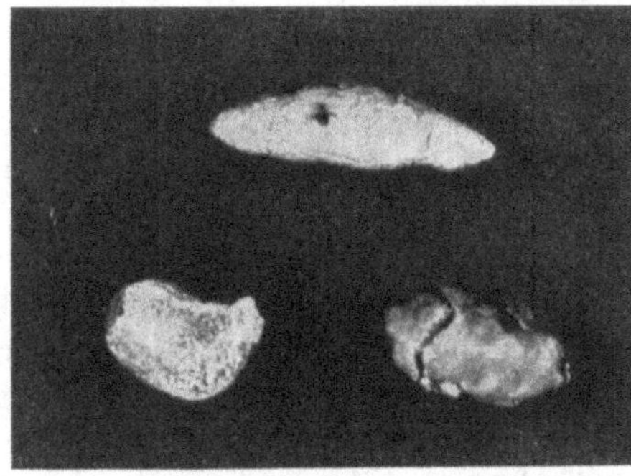

Abb. 18. Speichelsteine in natürlicher Größe aus dem Ausführungsgang der Gl. submaxillaris; oben von einem 11jähr. Mädchen; unten links von einem 59jähr. Mann; unten rechts von einem 67jähr. Mann.

In der Mehrzahl weisen Speichelsteine die *Größe* einer Erbse oder eines Dattelkerns auf. Sie können aber nach der einen Seite sehr viel kleiner sein, nach der anderen auch beträchtliche Größe (Walnuß-, Taubenei-, Hühnereigröße) erreichen. Demgemäß schwankt auch ihr *Gewicht* in weiten Grenzen von wenigen Milligramm bis zu 18—20 g — der schwerste bekannte Stein wog 182 g. Da das spezifische Gewicht sehr gering ist, zeigen Steine dieser Schwere erhebliche Ausmaße; die größten gefundenen hatten eine Länge von 6 cm und einen Umfang von 10 cm. Diese sehr großen Steine kommen fast nur im WHARTONschen Gang zur Entwicklung.

Auf dem *Durchschnitt* sind die Steine entweder gleichmäßig, homogen oder sie erscheinen geschichtet, wobei die einzelnen Schichten verschiedene Härte und Färbung aufweisen können (s. Abb. 19). Das Zentrum bildet meist ein homogener, kompakter Kern. Mitunter finden sich kleinere Hohlräume im Steininnern, dagegen sind Fremdkörper als Kern der Steine für ihre Entstehung zwar interessant, aber doch selten.

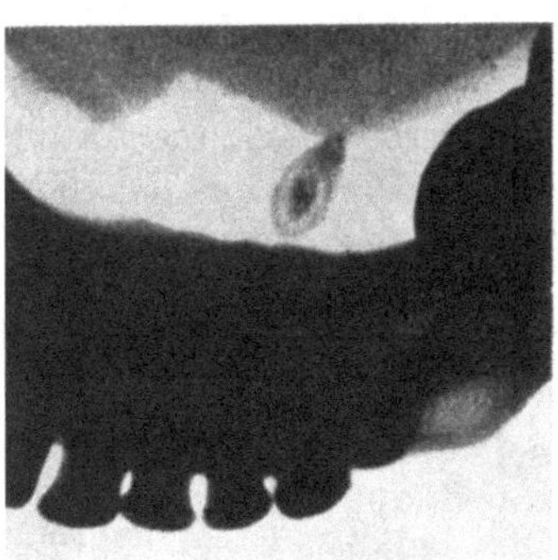

Abb. 19. Geschichteter Speichelstein des WHARTONschen Ganges im Röntgenbild (nach FRÄNKEL).

Innerhalb des Drüsenkörpers haben die Steine häufig nicht eine feste Form angenommen, sondern füllen als krümelige, sandartige Masse das intraglanduläre Gangsystem aus.

Die *Konsistenz* der Speichelsteine ist sehr verschieden, neben sehr harten Gangsteinen sind die der Drüse selbst oft weich, leicht zerdrückbar. In manchen Steinen ist der Härtegrad wechselnd, wobei die äußeren Schichten erheblich härter als die zentraleren Teile zu sein pflegen, aber auch das umgekehrte Verhalten ist keine Seltenheit.

Die *chemische Zusammensetzung* der Steine ist recht einheitlich. Vielfache Analysen ergaben als Hauptbestandteile phosphorsauren Kalk (63—75%), kohlensauren Kalk (6—12%), ferner in sehr geringen Mengen Kalium, Natrium, Chlor, Magnesium, Eisen. Organische Substanzen sind mit 10—20% beteiligt. Vereinzelt sind auch Harnsäure, Cholesterin, dagegen auffallenderweise nie Rhodankalium nachgewiesen.

Ob die Steine der Parotis und der Submaxillaris Unterschiede in ihrer chemischen Zusammensetzung aufweisen, ist nicht einwandfrei geklärt.

Zur Frage der *Entstehung der Speichelsteine* sind eine Reihe von Hypothesen aufgestellt, anfänglich vor allem von französischen Autoren. Sekretstauung durch eine ungünstige Lage der Submaxillardrüsen, durch Narbenstenosen, Eindickung des Sekretes, Fremdkörper, eine besondere Diathese u. a. werden schon früh mutmaßlich als Ursachen genannt.

Dann wurden in erster Linie entzündliche Veränderungen in der Speicheldrüse als Ursache hervorgehoben. Nach KLEBS liefern Bakterien verschiedener Art, aber auch Pilzfäden (Leptothrix, Aktinomyces u. a.), die häufig in den Steinen gefunden werden, ferner Epithelzellen, das Gerüst, in das die anorganischen am Aufbau der Steine beteiligten Salze abgeschieden werden. Ihr Ausfallen gründet sich auf chemische Veränderungen (höhere Alkaleszenz, geringerer Kohlensäuregehalt durch Anwesenheit von Bakterien) des Speichels, die wiederum Folgen entzündlicher Veränderungen oder nach GALIPPE das Werk einer spezifischen Lebenstätigkeit der Mikroorganismen sein sollen. Fremdkörper (Nahrungsteilchen, feinste Zahnsteinstückchen, Getreidegrannen, Steinkohlenstäubchen, Fischgräten) werden als Keimzentren der Steine auch angenommen, wenn sie in diesem Sinne Träger von Keimen sind. Diesen Anschauungen über die Ursachen der Speichelsteinbildung sind viele Autoren gefolgt.

Sehr einseitig heben SÖDERLUND und NÄSLUND stark betont die Bedeutung der *Aktinomyzesinfektion* hervor. Aktinomyzesfäden sollen stets die Hauptmasse des organischen Stroma der Speichelsteine bilden, zumal es gelang, mit Aktinomyzes, die aus Speichelsteinen gezüchtet waren, experimentell in vitro Speichelsteine zu erzeugen. Doch sind von anderer Seite (RIESAK, GROSS) auch Einwendungen gegen die Deutung der histologischen Steinbilder durch SÖDERLUND erhoben, die Kolloidausfällungen abgestorbener Aktinomyzeskolben sehr ähnlich sehen können. Ferner ist aus der Tierpathologie bekannt, daß bei Pferden, die häufig an Speichelsteinen erkranken, die Aktinomykose äußerst selten ist, bei Rindern dagegen, bei denen die Aktinomykose zu den häufigen Erkrankungen zählt, Speichelsteine kaum vorkommen. Die Aktinomyzesätiologie der Speichelsteine ist also noch eine recht problematische Angelegenheit, die ausschließliche Rolle (NÄSLUND) dürfte ihr kaum zukommen, vor allem nicht in Gegenden, in denen die Aktinomykose selten ist.

Unter etwas anderem Gesichtswinkel will KROISS die Entzündung als Ursache gesehen wissen. Er verlegt die Entstehung des Steines in die Drüse selbst, deren primäre Entzündung er als unbedingte Voraussetzung der Steinbildung angesehen wissen will; die Steinbildung wäre dann ein sekundäres Geschehen in dem durch die Entzündung der Drüse veränderten Sekret. Gegen diese Annahme spricht allein schon die Tatsache, daß die Drüsenentzündung nach Entfernung der Steine sehr häufig sich völlig und dauernd zurückbildet und Rezidive selten sind, was kaum der Fall wäre, wenn die Steinbildung nur eine Folge einer primären Drüsenentzündung darstellte. Auch ist die Tatsache nicht damit in Einklang zu bringen, daß an Steinen vorwiegend die Submaxillaris, an Entzündungen aber umgekehrt viel häufiger die Parotis erkrankt.

Die neuere Forschung sieht die Steinentstehung mehr im *Lichte der Kolloidforschung*. Alle Flüssigkeiten, in denen es zur Steinbildung kommt, sind kolloidale Lösungen, aus denen es bei Übersättigung unter bestimmten Voraussetzungen zu irreversibler Ausfällung von Salzen kommen kann. Die Steine sind dann als Mischfällungen von

Kolloiden und Kristalloiden anzusehen (SCHADE) und können auch im Reagenzglas dargestellt werden. Als primäre Ursache der Speichelsteinentstehung beim Menschen gilt aber auch bei dieser Betrachtung der Steinbildung eine Entzündung, die durchaus vorübergehender Natur sein kann und die Drüse sonst keinesfalls in Mitleidenschaft zu ziehen braucht. Allerdings müssen noch weitere besondere Momente, die wir heute noch nicht kennen — vielleicht auch Störungen im Kalkstoffwechsel — hinzukommen, um die Steinausfällung auf dem Boden der Entzündung zustande kommen zu lassen, da sie sonst häufiger sein müßte.

Die *Bevorzugung der Submaxillardrüse* für die Steinbildung ist noch nicht mit überzeugender Sicherheit geklärt. Weder die Lage des Ganges noch die Annahme, daß Fremdkörper in ihn leichter eindringen, bringt die Häufigkeit der Submaxillarsteine dem Verständnis näher. Auch die Mutmaßung von HEINEKE, daß der Muzingehalt des Submaxillarspeichels, der dem Parotisspeichel mangelt, die Anlagerung von Salzen an Bakterien, Zellen usw. begünstige, dürfte das Problem noch nicht aufhellen.

Ist ein größerer Stein zur Entwicklung gekommen, greifen in der Drüse schwere *anatomische Veränderungen* Platz. Der Ausführungsgang, der ja zumeist der Sitz des Steines ist, erfährt eine erhebliche Erweiterung und Verdickung seiner Wand. Im Bereiche des Steinlagers geht das Epithel zugrunde, Granulations- oder Bindegewebe umschließt ihn, es kommt auch zur Geschwürbildung mit eitrigem Katarrh. In dem zentralen Gangabschnitt ist das Epithel abgeplattet, z. T. gleichfalls abgestoßen. Der Gang enthält eine trübe, flockige, oft eitrige Flüssigkeit.

Doch auch die Drüse selbst erfährt eine schwere entzündliche Umwandlung. Sie wird hart, weißlich, die Läppchenzeichnung wird undeutlich. Starke Bindegewebszüge und kleine Abszesse treten hervor. Die beträchtliche Vermehrung des Bindegewebes drückt auch dem *histologischen Bilde* den Stempel auf; sie ist vor allem um die Ausführungsgänge angeordnet, aber auch innerhalb der Läppchen ausgeprägt. Das Epithel der feineren Gangverzweigungen, auch der Acini, ist abgeplattet, z. T. geschwunden. In schwersten Stadien ist die Läppchenstruktur ganz verloren gegangen. Zu alledem tritt eine starke kleinzellige Infiltration, meist über die ganze Drüse verbreitet. An einzelnen Stellen sind Leukozytenansammlungen eingelagert in Form kleiner Abszesse.

Diese entzündlichen Veränderungen sind zunächst auf die Drüse selbst beschränkt, sie können aber bald ihre Grenzen überschreiten, auf die Umgebung übergreifen und feste Verwachsungen schaffen, die sich bei operativer Entfernung unliebsam bemerkbar machen.

Das *klinische Bild der Speichelsteinkrankheit* variiert nach dem Sitz des Steines. Am häufigsten sind die Steine des WHARTONschen Ganges, die dann auch am ehesten das charakteristische Bild der Sialolithiasis liefern. Dabei sind die Beschwerden und auch die objektiven Erscheinungen unabhängig von der Größe des Steins.

Im Beginn der Erkrankung bestehen meist nur unbestimmte leichtere Beschwerden, Druckgefühl am Mundboden, leichte Schmerzen beim Kauen und Schlucken, Trockenheit im Munde — das kann über Monate, selbst Jahre hingehen. Einer meiner Kranken hatte seine Drüsenschwellung seit 30 Jahren. Seine Vorgeschichte bietet sich recht charakteristisch dar:

Wilhelm St. 59 J. Seit 1916 habe er eine harte Geschwulst an der rechten Halsseite dicht unterhalb des Unterkiefers. Häufig sei die Geschwulst größer geworden. Er habe sie dann von außen zusammengedrückt, sei mit dem Finger über die rechts neben dem Zungenbändchen gelegene Öffnung gestrichen, wobei sich prompt Speichel, manchmal auch Eiter, entleert habe.

Die Geschwulst habe sich danach auf ihre ursprüngliche Größe verkleinert. Vor 14 Tagen sei die Schwellung erneut aufgetreten. Er habe Schlingbeschwerden und Atemnot gehabt. Einweisung wegen Speichelstein. Operation am 18. 10. 46: Inzision des Ganges, Entfernung des Steins.

Dann aber ändert sich eines Tages das Bild schlagartig. Zumeist beim Essen, aber auch nach längerem Sprechen kommt es plötzlich zu Schmerzen im Mundboden, die in die Zunge, die Zähne, die Wange, die Gegend des Kieferwinkels ausstrahlen. Das Kauen, Schlucken, Sprechen wird behindert. Am Mundboden kommt es zu einer Anschwellung, aber auch die Submaxillardrüse schwillt schmerzhaft stärker an. Alle diese Erscheinungen können äußerst heftig werden und stellen dann das ausgesprochene Bild der *Speichelkolik* dar. Die stechenden und schneidenden Schmerzen lassen den Kranken nicht zur Ruhe kommen, die akute Schwellung am Mundboden drängt die Zunge empor und macht jede Nahrungsaufnahme unmöglich, kann sogar die Atmung behindern, die rasch anwachsende Schwellung am Kieferwinkel verursacht ein unerträgliches Spannungsgefühl.

Einem solchen heftigen Anfall liegt eine akute Speichelstauung zugrunde, die durch eine Einklemmung des Steines in die Lichtung des Ganges, vielleicht durch die stärkere Speichelabsonderung während der Mahlzeit, herbeigeführt wird.

Diese stürmischen Erscheinungen klingen so rasch, wie sie entstanden, ab, sobald die Verlegung des Ausführungsganges sich lockert und die Abflußbahn frei wird. Dann strömt der aufgestaute eitrig durchsetzte Speichel in gewaltiger Menge in die Mundhöhle ein, die schmerzhafte Anschwellung des Ganges und der Drüse schwindet rasch, der Anfall ist überwunden — leider so oft nur für kurze Zeit. In mehr oder weniger großen Zwischenräumen kann sich das schmerzhafte Spiel wiederholen, bis seine Ursache, der Stein, beseitigt ist. Diese sich wiederholenden Speichelkoliken, durch die Einnahme einer Mahlzeit, manchmal schon durch den Gedanken an ein gutes Essen ausgelöst, sind das eindrucksvollste Symptom der Speichelsteinerkrankung, aber keineswegs immer so ausgeprägt. In zahlreichen Fällen läuft das sonst analoge Geschehen sehr viel milder ab — Schmerzen und Schwellungen sind weit weniger intensiv —, immer aber zeigt es den *intermittierenden Charakter* mehr oder weniger akuter Verschlimmerung, die mit längeren oder kürzeren beschwerdefreien Intervallen wechseln. Manche Kranken lernen es, durch Saugen oder Ausstreichen entlang dem Ausführungsgang oder Druck auf die Drüse, eine gewisse Entleerung herbeizuführen und damit den sehr heftigen Exazerbationen vorzubeugen (s. oben Vorgeschichte Wilhelm St.). Gelegentlich kann, wenn das Leiden sich über lange Zeit hinzieht, durch die Beeinträchtigung einer geregelten Nahrungsaufnahme der Allgemeinzustand ausgesprochen verschlechtert werden.

In seltenen Fällen kann die Steinbildung ohne alle Störungen und Beschwerden verlaufen, und erst die Ausstoßung eines Steines, der eines Tages in der Mundhöhle bemerkt wird, bringt den Kranken darauf, daß er Träger eines Steines war. Das kann selbst bei größeren Steinen der Fall sein (GRAILLE: 17 mm Länge). Ob die oben erwähnten zentralen Kanäle oder seitlichen Rinnen, die eine stärkere Speichelstauung verhindern könnten, einen solchen symptomlosen Ablauf begünstigen, ist allerdings sehr fraglich.

Ein beträchtlicher Teil der Speichelsteine, kleiner und großer, wird *spontan ausgestoßen*. Zum Teil geschieht dies auf der Höhe einer heftigen Speichelkolik unter dem Druck des aufgestauten Sekrets, zum Teil unter geringen Schmerzen, ja gelegentlich ohne alle Beschwerden. Im allgemeinen wird der Stein durch die Mündung des Ausführungsganges geboren. Bei größeren Steinen kann aber auch eine arrosive Erweiterung der Gangöffnung durch den ständigen Druck den Durchtritt erleichtern, gelegentlich auch einmal ein Durchbruch fernab von der Mündung des Ganges zustande kommen.

Nach der Entleerung des Steins können alle Erscheinungen schlagartig behoben sein; die Folgeerscheinungen an Gang und Drüse bilden sich restlos zurück. Hatte das Leiden aber länger bestanden, bleiben oft Restzustände der chronisch entzündlichen Drüse zurück. Sie bleibt dann etwas fester, vergrößert zu tasten, auch der Gang bleibt als derber Strang nachweisbar.

In der Regel ist es, wie erwähnt, nur ein Stein, der das Leiden veranlaßt, mehrfache Steinbildung ist selten. Die Dauer der Erkrankung ist sehr verschieden. Oft führen die Beschwerden den Kranken früh, nach Tagen oder Wochen zum Arzt, in anderen weniger eindrucksvollen Fällen kann es sich über Jahre hinziehen, zumal die beschwerdefreien Pausen Monate und Jahre währen können, bis dann durch spontane Ausstoßung oder operative Entfernung des Steins die Ursache ausgeschaltet und die endgültige Heilung angebahnt wird.

Die geschilderten Formen stellen den üblichen Ablauf der Speichelsteinerkrankung dar, der durch die nachfolgende Krankengeschichte noch belegt sei.

Albert K., 69 J. 1936. Seit Jahren schlechte Zähne und viel Zahnschmerzen. 1931 bildete sich am linken Unterkieferrand ein harter schmerzhafter Knoten, der starke Schmerzen und Schluckbeschwerden verursachte. K. war deshalb einige Tage bei uns und wurde beschwerdefrei entlassen, hatte aber im Laufe der nächsten Jahre häufig einmal über vorübergehende Anschwellung unter dem linken Unterkieferast zu leiden. Auch traten beim Essen gelegentlich Schmerzen in der linken Seite auf. Jetzt bemerkte er seit einer Woche wieder eine Anschwellung, die seit zwei Tagen sehr schmerzhaft war.

69jähr. Mann in reduziertem Allgemeinzustand.

Zunge feucht, etwas weißlich belegt. Rachenring leicht gerötet. Im Ober- und Unterkiefer sitzen vereinzelt kariöse Zahnstummel. Die Zunge ist durch eine ziemlich starke, blasse, glasige Vorwölbung nach rechts verdrängt. Der tastende Finger kann die etwa walnußgroße rundliche Geschwulst nicht gegen den Unterkiefer verschieben. Schon leichter Druck ist schmerzhaft. Auch von außen läßt sich die Geschwulst unter der nicht veränderten Haut gut fühlen. Sie liegt an der Innenfläche des Unterkiefers entsprechend der Lage der Glandula submaxillaris und ist hart und glatt. Keine Kieferklemme. Solluxbestrahlungen.

12. 10. Schwellung und Schmerzen sind etwas abgeklungen.

13. 10. Die Röntgenaufnahme zeigt einen zahnlosen atrophischen Kiefer. Von der Mitte der Kieferseitenteile bis zum Schatten des Zungenbeins liegen perlschnurartig sieben runde kalkdichte Schatten von etwa Erbsengröße. Auf der Unterkieferaufnahme von unten nach oben (Mundfilm) stellen sich die ersten Schatten ebenfalls dar. Sie liegen etwa 1 cm vom Knochen entfernt entsprechend dem Verlauf des Ductus submaxillaris.

14. 10. Beim Versuch, den Ausführungsgang der Submaxillardrüse zu sondieren, stößt die Sonde auf die Speichelsteine.

15. 10. Operation in Lokalanästhesie. 8 cm langer Schnitt ein Querfinger breit neben dem Unterkieferrand. Nach Durchtrennung des Platysma kommt man sofort auf die vergrößerte Speicheldrüse, die von hinten her langsam aus ihrem Lager gelöst wird. Dann wird nach vorn zu der Gang, der teilweise fast Kleinfingerdicke hat, freipräpariert und die Drüse exstirpiert. Der Gang wird nunmehr in seiner Längsrichtung gespalten, größtenteils ausgeschnitten, die Gangsteine entfernt. Ein Drain. Zweischichtige Naht der Wunde. — Präparat: Etwa kastaniengroße Speicheldrüse, in der die Steine zu tasten sind (s. Abb. 20).
Drei kleinere erbsengroße Steine sind daneben entleert.

18. 10. Aus der Wunde hat sich etwas stinkendes Sekret entleert. Entfernung des Drains. 24. 10. Abklingen der Schwellung, Nachlassen der Sekretion. Fäden zum Teil entfernt. 27. 10. Restfäden entfernt. 6. 11. Wunde völlig geschlossen. Keine Beschwerden. 11. 11. 36 Geheilt entlassen.

Ein ernsteres Bild bietet sich, wenn akut eitrige Veränderungen sich entwickeln. Die Eiterung bleibt dann meist nicht auf die Drüse und den Gang beschränkt, sondern greift rasch auf die Umgebung über. Am Mundboden bringt die heftige schmerzhafte

Schwellung mit Fieber und starker Störung des Allgemeinbefindens die ausgesprochene Mundbodenphlegmone, um die Drüse herum im Bereich des Kieferwinkels die submaxilläre Phlegmone, deren Ausgang ungewiß wird, wenn nicht Abszedierung mit spontaner Perforation oder ärztliche Maßnahmen den bedrohlichen Zustand beenden.

Die schwersten Formen sind die brandigen, an die Angina Ludovici erinnernden Entzündungen, die nicht selten tödlich ausgehen.

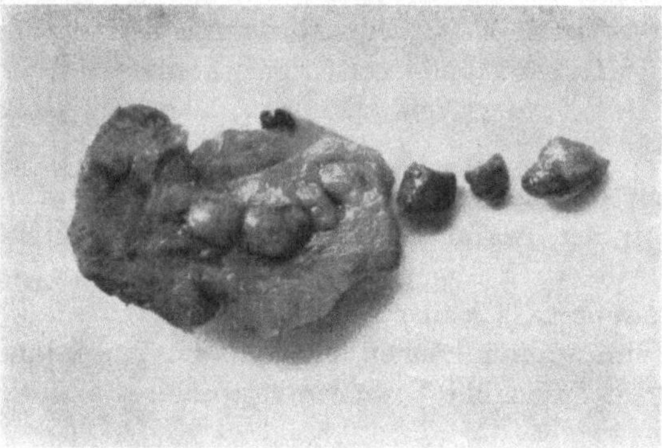

Abb. 20. Multiple Steine der Gl. submaxillaris. Die drei außerhalb der Drüse gelegenen Steine fanden sich im Ausführungsgang.

Steine in der Submaxillardrüse selbst machen vielfach ähnliche Erscheinungen wie die des Ausführungsganges, nur fehlen die auf der Speichelstauung beruhenden Steinkoliken ganz. Die Drüse ist ständig im Zustand einer gewissen derben Schwellung und Empfindlichkeit, der durch akut entzündliche Schübe von Zeit zu Zeit unterbrochen wird. Regelmäßig ist Eiterausfluß aus der Gangmündung nachzuweisen, und, da die Steine in der Drüse oft multipel sind oder als Steininkrustation sich finden, kommt es von Zeit zu Zeit zur Ausstoßung eines solchen kleinen Konkrementes oder sandartiger Massen. Läßt die Empfindlichkeit einer solchen Drüse eine vorsichtige Abtastung zu, fühlt man die Steingebilde knirschend gegeneinanderreiben. Bei heftigen akuten Schüben können phlegmonöse Eiterung oder Abszedierung ganz wie bei den Gangsteinen sich einstellen.

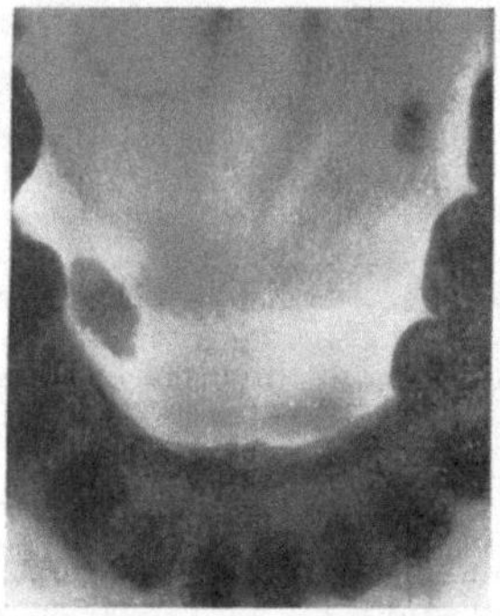

Abb. 21. 24jähr. Mädchen. Kleiner Stein im WHARTONschen Gang.

Die Steinerkrankung der *Glandula sublingualis* und ihrer Gänge ist sehr selten und unterscheidet sich in keiner Weise von der der Submaxillaris. Bei den nahen anatomischen Lagebeziehungen der beiden Drüsen ist die klinische Abgrenzung oft schwierig und bedarf besonderer Aufmerksamkeit. Die Erkrankung der einen kann zudem die andere durch Übergreifen entzündlicher Veränderungen in Mitleidenschaft ziehen. Am ehesten läßt die Sondierung, neuerdings die Sialographie eine Unterscheidung treffen.

Die *Steine im* STENSEN*schen Gang und in der Parotis* selbst unterscheiden sich in ihrer Auswirkung auch nicht von denen im Submaxillarsystem. Das Hauptsymptom, die Drüsenschwellung mit dem Auf und Ab aller Beschwerden, beherrscht auch die Steinkrankheit der Ohrspeicheldrüse in allen Graden der Heftigkeit. Steine des Ductus parotideus sind in der Wange der Tastung besonders leicht zugänglich und werden oft schon von den Kranken selbst gefühlt. Eine Besonderheit der Parotissteine ist der Durchbruch der Abszesse und die Ausstoßung der Steine nach außen, die nicht selten von der Bildung hartnäckiger Fisteln gefolgt ist und deren Heilung die Entfernung eines etwa verbliebenen Steines zur Voraussetzung hat.

Für die *Diagnose* der Sialolithiasis steht im Mittelpunkt der Erwägungen der Nachweis des Steins, auf den bei rezidivierender Entzündung im Bereich der Glandula submaxillaris oder auch der Parotis stets zu fahnden ist. Nicht allzu selten kann man

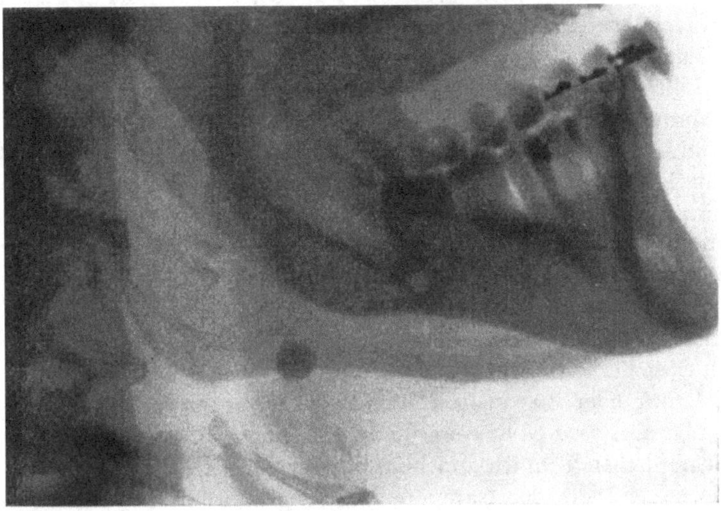

Abb. 22. 35jähr. Frau. Kleiner kugliger Stein im WHARTONschen Gang.

ihn direkt sehen, wenn er aus der Mündung des betreffenden Ausführungsganges hervorragt. Lassen weniger akute Entzündungen die Öffnung des Mundes und die Abtastung zu, kann man ihn im Verlauf des Ganges, besonders bei bimanueller Untersuchung, häufig als harten, kugligen oder walzenförmigen Körper tasten, bei mehrfacher Steinbildung evtl. mit einem charakteristischen Reibegeräusch. Manchmal gelingt es, einen Stein mit der Sonde oder einer Punktionsnadel als harte Rauhigkeit zu fühlen.

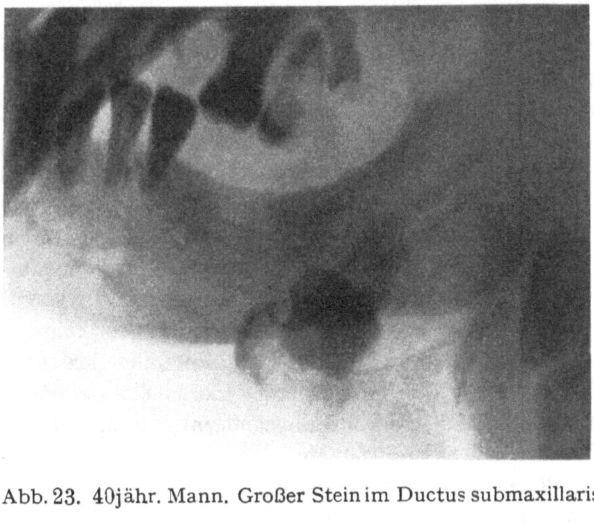

Abb. 23. 40jähr. Mann. Großer Stein im Ductus submaxillaris.

Ist auch das nicht möglich, deuten aber andere Symptome wie der Eiteraustritt aus der Caruncula salivalis, übler Geruch im Munde, eine umschriebene Stomatitis am Mundboden in dieser Richtung, dann ist die *Röntgenuntersuchung* angezeigt, die unschwer mit weitgehender Sicherheit ein Konkrement als kalkdichten Schatten nachweisen oder ausschließen läßt, da nichtschattengebende Konkremente zwar vorkommen, aber recht selten sind (s. Abb. 21—23).

Sorgfalt erfordert die Einstellung, um die Steine aus dem benachbarten Knochenschatten herauszuprojizieren.

Für die Submaxillaris eignet sich oft ein Strahlengang durch den geöffneten Mund (Schmitt). Für die Parotissteine macht man am besten neben der Aufnahme des aufsteigenden Kieferastes eine tangentiale p—a Aufnahme.

Differentialdiagnostisch kommen im akuten Anfall oder bei akut eitriger Entzündung die Phlegmone der Regio parotidea oder submaxillaris, Kieferosteomyelitiden dentalen Ursprungs u. ä. in Frage. Im chronischen Stadium sind die unspezifisch chronischen und spezifischen Entzündungen der Drüse selbst, aber auch der Gebilde der Nachbarschaft (Lymphknoten) oder die echten Tumoren zu berücksichtigen. Immer aber wird wohl der Nachweis des Steines, sofern nur an ihn gedacht wird, die Sachlage klären. Verkalkte Lymphknoten oder Tumorpartien können allerdings einer diffusen Steininkrustation so ähnlich sehen, daß gelegentlich selbst die Röntgenuntersuchung die einwandfreie Diagnose nicht zu erbringen vermag; hier kann aber noch die Sialographie den letzten Entscheid fällen.

Sofern ein Speichelstein nicht spontan, vielleicht mit geringer Nachhilfe durch sehr vorsichtigen Druck oder Zug ausgetrieben wird, ist *operative Hilfe* erforderlich. Gelegentlich genügt eine geringe Erweiterung der Mündung des Ausführungsganges durch Bougieren oder kleinen Schnitt, um den Stein vollends austreten zu lassen, also in Fällen, in denen er nahe der Gangmündung liegt, vielleicht in ihr teilweise schon sichtbar ist. Liegt er weiter rückwärts im Gang, ist breite Spaltung erforderlich, um ihn unbeschädigt entfernen zu können. Auf das „unbeschädigt" kommt es sehr an. Wird der Stein bei operativer Entfernung zerdrückt, zerbrochen, können gar zu leicht Bröckel zurückbleiben, die dann die Veranlassung zu Rezidiven werden. Daher sollen namentlich bei weichen Steinen die Schnitte genügend groß gewählt werden, um die Herausnahme aus dem Steinlager ohne Beschädigung des Steins zu gewährleisten. Ihn bewußt zu zerdrücken und die Bröckel durch Anregung einer starken Speichelsekretion auszuschwemmen, wie es Fränkel getan hat, sollte wenig Nachahmer finden. Facettenbildung eines Steins muß stets an die Multiplizität der Steine denken lassen. Bei beweglichen Steinen empfiehlt es sich, eine Naht um den Gang zu legen, um ein Zurückschlüpfen zu verhindern. Diese Behandlungsrichtlinien gelten sowohl für den Whartonschen wie auch für den Stensenschen Gang.

Finden sich Steine in der Drüse selbst, so wird man in frühen Fällen bei einfachen solitären Steinen häufig auch mit der Extraktion des Steines auskommen. Liegen multiple Steine oder bei länger bestehender Erkrankung schwere sekundäre Veränderungen der Drüse, vielleicht auch Abszesse oder Fisteln vor, so ist an der Glandula submaxillaris, evtl. auch der Sublingualis ihre Totalexstirpation das gegebene Verfahren. Man kann die Anzeige hierzu eher etwas freigiebiger als zu zurückhaltend stellen. Bei der Parotis dagegen muß man sich auch dann auf die Entfernung der Konkremente beschränken.

Die *Prognose* der Steinkrankheit ist meist günstig. Nur äußerst selten kann sie durch eine Phlegmone, die sich rasch im Mundboden oder am Halse ausbreitet, gefährlich werden. Gedrückt wird sie andererseits durch gelegentliche Rezidive. Ein gut Teil von ihnen sind freilich nicht als echte Rezidive anzusehen, sondern auf das Übersehen weiterer Steinchen oder das Zurücklassen kleiner Bröckel bei der Operation, die zu neuen Steinen heranwachsen, zurückzuführen. Daneben können aber auch echte

Rezidive sich einstellen, wenn die Voraussetzungen der Steinentstehung, Entzündung und physikalisch-chemische Faktoren des Speichels, nicht geschwunden sind. So können nach Monaten und Jahren neue Steine zur Entwicklung gelangen. Nur die radikale Entfernung der Drüse bietet hier vor Rückfällen Sicherheit und schützt zugleich vor der wenn auch geringen Gefahr einer karzinomatösen Entartung. Dadurch ist die Submaxillaris prognostisch weit besser daran als die Parotis, die die Totalentfernung nicht zuläßt.

Der größere Teil der Erkrankten aber kann doch nach sorgfältiger Entfernung des oder der Steine mit einer dauernden Heilung rechnen. So hatte RISAK unter 11 Fällen (8 Steinextraktionen, 3 Drüsenexstirpationen) nur 1 Rezidiv, ich selber unter meinen 10 Fällen (6 Steinextraktionen, 5 totale Drüsenexstirpationen) keines.

13. Symmetrische Schwellungen der Speicheldrüsen (MIKULICZsche Krankheit u. ä.)

Im Jahre 1892 wurde von v. MIKULICZ ein Krankheitsbild umrissen, dessen hervorstechendes Merkmal eine symmetrische Schwellung der Speichel- und Tränendrüsen ist und das seither seinen Namen führt. In dieser umschriebenen Form ist die Erkrankung selten. Die anschließend gesammelten Erfahrungen lehrten aber, daß dieser Symptomenkomplex nicht nur als Erkrankung eigener Art sich findet, sondern darüber hinaus im Rahmen verschiedener Systemerkrankungen des lymphatischen Systems zur Beobachtung kommt, so daß schon bald Beziehungen zwischen der MIKULICZschen Erkrankung und dem lymphatischen System angenommen wurden, zumal anatomisch lymphatisches Gewebe sehr ausgeprägt und auffallend in den Speicheldrüsen sich findet. Im Laufe der Jahre ist das MIKULICZsche Symptomenbild bei allen lymphatischen Systemerkrankungen festgestellt und beschrieben: bei der lymphatischen Leukämie, der Aleukämie, der Lymphosarkomatose usw.

Das *klinische Bild* ist ein sehr eindrucksvolles. In den meisten Fällen entwickelt sich das Leiden schleichend. Monate, selbst Jahre vergehen, bis die Schwellungen der Drüsen ihre endgültige Form erhalten haben. Daneben kommen aber auch akute Fälle vor, in denen die Veränderungen in wenigen Tagen voll ausgeprägt sind. Das Wachstum erfolgt in den chronischen Fällen nicht gleichmäßig, sondern oft in Schüben, die unter Umständen auch wechselnde Größe bedingen. Es werden die Speichel- und Tränendrüsen ohne geregelte Reihenfolge befallen; am häufigsten machen die Ohrspeichel- und Tränendrüsen den Anfang, denen die übrigen in sehr verschieden großen Abständen (Wochen, Monate, aber auch Jahre) folgen.

Eine besondere Bevorzugung eines Geschlechtes oder eines Lebensalters tritt nicht zu Tage, wenn auch Kranke um 30—40 Jahre etwas häufiger sind.

In den extremen Fällen sind alle Drüsen ergriffen, neben Tränen- und Ohrspeicheldrüsen die Sublingualis und die Submaxillaris, aber auch die BLANDIN-NUHNsche Drüse sowie die kleinen Drüsengruppen am Gaumen und in der Wangenschleimhaut. Es brauchen aber durchaus nicht alle Drüsenpaare befallen zu werden, diese oder jene können ständig unbeteiligt bleiben. Doch ist das symmetrische Ergriffensein das charakteristische Merkmal, wovon nur äußerst selten Ausnahmen verzeichnet sind.

Die vergrößerten Drüsen bilden prall elastische, in späteren Stadien härtere Schwellungen unter intakter Haut, die in ihrer Gesamtheit eine schwerwiegende Entstellung des Gesichts bedingen (s. Abb. 24).

Vor allem tragen die Tränendrüsen hierzu bei. Sie drängen die Oberlider, besonders in ihrer lateralen Hälfte stark herab und heben ihre Beweglichkeit auf. Die Lidspalte wird verengt, nicht selten kommt dadurch ein Strabismus convergens zustande. Die Lider selbst sind stark gewulstet. Dagegen pflegen die Bulbi frei zu bleiben, selbst dann, wenn außer der Erkrankung der Tränendrüse lymphomatöse Tumoren in der Orbita, ihren Weichteilen oder auch periostal sich einstellen. Die Bindehaut kann leicht entzündlich gereizt werden, in anderen Fällen wird sie auffallend trocken gefunden. Die Drüsenschwellungen sind meist nicht druckempfindlich, nur in Begleitung der Lymphogranulomatose sollen sie eher etwas empfindlich und härter werden, wie auf dieser Grundlage überhaupt der Verlauf etwas mehr subakut sich abwickelt. Bei der Lymphogranulomatose sind überdies mehrfach auffallende Schwankungen in der Größe der Drüsenschwellungen vermerkt, auch unter dem Einfluß interkurrenter fieberhafter Erkrankungen.

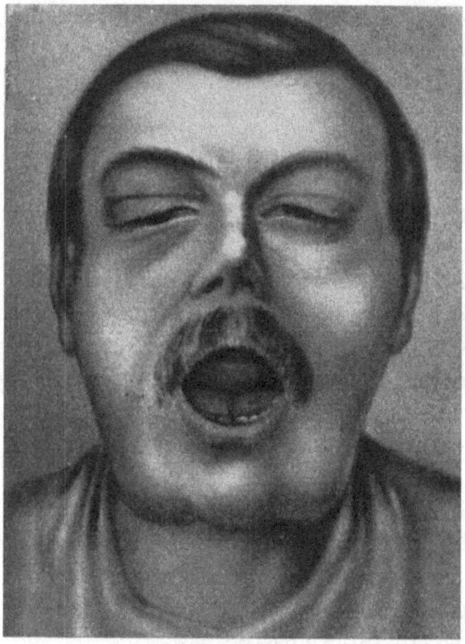

Abb. 24. Symmetrische Erkrankung der Tränen- und Speicheldrüsen (nach V. MIKULICZ).

Die Schwellungen der Parotis halten sich im Rahmen ihrer Form, wenn sie auch beträchtlich werden können. Zusammen mit den vergrößerten Tränendrüsen führen sie den schläfrig-blöden Gesichtsausdruck herbei, der die Kranken kennzeichnet.

Die Sublingual- und Submaxillardrüsen bieten sich als längliche oder eiförmige Wulstungen unter der Zunge oder dem Kieferwinkel sicht- und tastbar dar. Bemerkenswert sind die zu derben Knoten vergrößerten Drüsen unter der Zungenspitze (BLANDIN-NUHN) und an den palatinalen kleinen Drüsen des Gaumens. Die einzelnen Drüsen können zwar eine Größenzunahme um ein Mehrfaches der Norm erfahren, erreichen aber meist keine extremen Ausmaße.

Die subjektiven Beschwerden der Kranken bleiben zumeist gering oder in erträglichen Grenzen. Am meisten leiden sie unter der Erschwerung der Lidöffnung durch die Vergrößerung der Tränendrüsen. Nicht selten sind sie gezwungen, die Lider mit den Fingern anzuheben oder den Kopf weit hintüber zu beugen, um sehen zu können. Von Bedeutung ist auch die Abnahme der Tränensekretion, wenn die Konjunktiven dadurch auch nicht hochgradig beeinträchtigt zu werden brauchen. Aber auch das Umgekehrte, ein verstärkter Tränenfluß, ist beobachtet.

Die Vergrößerungen der Parotis, Submaxillaris und Sublingualis sind gelegentlich durch Kieferklemme beim Kauen und Sprechen störend. Recht unangenehm kann dagegen bei Erkrankung aller Speicheldrüsen das Versiegen der Speichelabsonderung (Asialie) und die dadurch bedingte Trockenheit im Munde werden, die sich schon als Frühsymptom im ersten Beginn der Erkrankung einstellen kann, wodurch dann die Mundschleimhaut trocken und rissig wird. Die Nahrungsaufnahme ist ohne reichliches Trinken kaum möglich; vereinzelt ist auffallende Zahnkaries festgestellt. Aber ähnlich wie bei den Tränendrüsen ist auch bei den Speicheldrüsen mitunter vermehrte Sekretion beobachtet, wie auch in Fällen der Erkrankung, die in Heilung ausgehen, die verminderte Speichelabsonderung sich wiederherstellt.

Trotz all dieser Störungen braucht der Allgemeinzustand der Kranken nicht stärker zu leiden, sofern der Mikuliczsche Symptomenkomplex nicht Teilerscheinung einer sonstigen entkräftenden Allgemeinerkrankung ist.

Die auf die Speichel- und Tränendrüsen begrenzten Fälle der Mikuliczschen Erkrankung im engeren Sinne haben einen relativ gutartigen Verlauf und sind heilbar. Von ihnen gibt es fließende Übergänge zu jenen Beobachtungen, in denen die Drüsen sich an einer Allgemeinerkrankung des lymphatischen Systems (Leukämie, Aleukämie, Lymphogranulomatose) beteiligen. Bei diesen Erkrankungen kann das Mikuliczsche Syndrom voll ausgeprägt sein. Häufig werden aber auch rudimentäre Fälle beobachtet, doch bleibt auch hier immer die Symmetrie der Schwellung das hervorstechende Merkmal. Für die Lymphosarkomatose wäre noch zu erwähnen, daß die Veränderungen der Speicheldrüsen nicht den sarkomatösen Charakter der sonstigen Lokalisationen des Leidens zu tragen brauchen.

Welche *morphologischen Veränderungen* diesen symmetrischen Schwellungen der Tränen- und Speicheldrüsen zugrunde liegen, wurde schon früh durch mikroskopische Untersuchungen geklärt. Bereits der erste von v. Mikulicz beschriebene Fall lehrte, daß die Hauptmasse der Drüsenschwellung aus kleinen Rundzellen vom Charakter der Lymphozyten bestand. Diese erste Feststellung ist später vielfach bestätigt, so daß als der wesentliche histologische Befund der Mikuliczschen Erkrankung eine enorme Anhäufung von Lymphozyten in den Drüsenläppchen gelten muß (s. Abb. 25). Vereinzelt hat man sogar deutliche Follikelbildung gefunden. Neben den Lymphozyten kommen auch eosinophile und Plasmazellen vor, doch treten diese mengenmäßig stark zurück. Das Drüsengewebe selbst kann zunächst unverändert erscheinen; später aber werden die Acini zum völligen Schwund gebracht. Die Lymphozyten finden sich in beginnenden Fällen stets im Hilus der Läppchen in der Umgebung der Ausführungsgänge und Gefäße (Thaysen). Von hier breitet sich die Infiltration nach allen Seiten aus und schiebt sich zwischen die Acini, die sie auseinanderdrängt und erdrückt. Dann erfolgt auch die Durchsetzung des Zwischengewebes, so daß schließlich die normale Drüsenstruktur völlig verwischt ist; das sezernierende Parenchym wird völlig zugrunde gerichtet. In manchen Fällen wird auch die Drüsenkapsel von der lymphatischen Infiltration ergriffen, die schließlich, namentlich bei lymphatischen Allgemeinerkrankungen, auch in die Umgebung eindringen kann; von den Tränendrüsen aus werden die Lider, Bindehaut und ausnahmsweise auch der Bulbus befallen, von den Speicheldrüsen Mundboden, Gaumen usw.

Neben der Lymphozyteninfiltration ist eine nicht selten festzustellende Wucherung des Bindegewebes von Interesse, die sowohl das inter- wie das intralobuläre Gewebe betreffen kann. Vielleicht ist sie allerdings nur der Ausdruck eines Rückganges im Lymphozytengehalt des betreffenden Organabschnittes.

In den Fällen, in denen die Tränen- und Speicheldrüsen an einer Lymphogranulomatose mitbeteiligt sind, ist histologisch gewöhnlich ein in Knötchen angeordnetes Granulationsgewebe gefunden mit epitheloiden, Rund- und auch Riesenzellen, das aber von der echten Tuberkulose doch meist manche Abweichungen wie das Fehlen regressiver Veränderungen, aber auch stärkere Bindegewebsentwicklung aufweist. Nach Lage und Aufteilung zeigen diese Knötchen eine ganz ähnliche Anordnung wie die Lymphozytenanhäufungen in der oben geschilderten Gruppe. Auch sie nehmen vorwiegend die zentralen Partien ein und scheinen im Hilus der Läppchen ihre Ent-

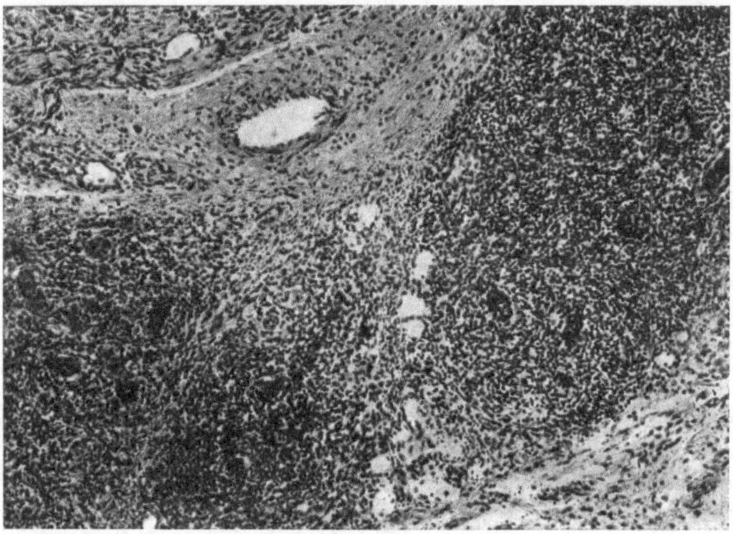

Abb. 25. Parotis-Infiltrat bei MIKULICZscher Krankheit*).

wicklung zu beginnen. In den Randpartien bleibt das Drüsengewebe länger intakt, während es in den von den Knötchen durchsetzten Abschnitten rasch dem Untergang verfällt, wobei die Gänge sich besser halten als die Acini.

Schließlich gibt es Fälle, in denen der mikroskopische Befund mehr dem des HODGKINschen Granuloms mit einem sehr polymorphzelligen Granulationsgewebe entspricht.

Die interlobären Septen erfahren bei der granulomatosen Form eine kleinzellige Infiltration und eine starke Verdickung durch Bindegewebsneubildung. Im weiteren Fortgang verfallen die erkrankten Drüsen einer völligen fibrösen Umwandlung und Schrumpfung, die den Endausgang des Krankheitsgeschehens bilden.

Bei diesen mikroskopischen Grundlagen bieten die vergrößerten Drüsen, die im allgemeinen ihre Form durchaus wahren, sich als etwas derbe, mitunter harte Gebilde dar, die auf dem Schnitt in den frühen Stadien die Drüsenstruktur mit Läppchenzeichnung noch wohl erkennen lassen, wenn die einzelnen Läppchen auch etwas groß und gequollen erscheinen. Der Blutreichtum ist gering. In fortgeschrittenen Fällen verwischt sich die gute Läppchenzeichnung mehr und mehr und geht schließlich ganz verloren.

---

*) Das Präparat verdanke ich dem freundlichen Entgegenkommen von Herrn Prof. H. SCHOEN in Göttingen.

Über die Natur dieses eigenartigen Krankheitsbildes, seine *Ätiologie und Pathogenese* ist bisher noch kaum etwas bekannt. Offensichtlich ist es keine nosologische Einheit, sondern liegen ihm verschiedene Krankheitsprozesse zugrunde. Grundlegend für ihre Bewertung ist, daß die symmetrische Erkrankung der Speichel- und Tränendrüsen sehr häufig Teilerscheinung von Systemerkrankungen des lymphatischen Systems ist. Es ist das nicht so auffallend, wie es auf den ersten Blick scheinen könnte, da die Drüsen normalerweise lymphatisches Gewebe allenthalben eingestreut enthalten (s. S. 5). In manchen Fällen kann nun die Erkrankung der Drüsen ganz im Vordergrunde stehen und das klinische Bild beherrschen; Heineke hat von lokalisierter Lymphomatose der Tränen- und Speicheldrüsen gesprochen. Andererseits kann die Drüsenschwellung gänzlich zurücktreten gegenüber den sonstigen Erscheinungen am lymphatischen System, und dazwischen sind wohl alle Übergänge möglich. Aber mit dieser Eingliederung in das lymphatische System ist in ätiologischer Hinsicht nichts gewonnen. Die Ursache der symmetrischen Erkrankung der Speichel- und Tränendrüsen ist bisher ebenso dunkel wie die der Allgemeinerkrankungen des lymphatischen Systems (Leukämie, Lymphogranulomatose u. a.). Für eine entzündliche Genese, die v. Mikulicz selbst zunächst annahm, läßt sich kein Beweis erbringen, obwohl einzelne Beobachtungen das Auftreten des Mikuliczschen Syndroms bei dieser oder jener Infektionskrankheit belegen. Ebensowenig steht der tuberkulöse Charakter der Erkrankung fest, wenn ihr histologischer Aufbau gelegentlich auch sehr an die Tuberkulose erinnert und Heilungen nach Tuberkulinkuren erfolgten.

Bei diesem völligen Mangel gesicherter ätiologischer Kenntnisse sind feste Richtlinien für die *Behandlung* nicht zu erwarten.

Von chirurgischen Eingriffen, die vereinzelt einen Rückgang der Drüsenschwellung, gelegentlich aber auch ein rascheres Wachstum brachten, ist man im allgemeinen bald wieder abgekommen. Nur bei schwerer Behinderung des Sehens bringt die Exzision der Tumoren an Tränendrüsen und Lidern am raschesten Besserung.

In zahlreichen Fällen hat sich dagegen die Röntgenbestrahlung gut bewährt entsprechend der ausgezeichneten Wirkung der Röntgenstrahlen auf gewuchertes lymphatisches Gewebe. Pfeiffer konnte in einem Fall durch mikroskopische Untersuchungen vor und nach der Bestrahlung das Schwinden der Lymphozyteninfiltration erweisen, an deren Stelle junge Bindegewebszellen getreten waren. Als Dosis gilt etwa 500 r pro Drüse, auch 50—60% der HED werden genannt. Die Rückbildung der Schwellung pflegt nach der Bestrahlung innerhalb weniger Wochen zu erfolgen, und Heilungen haben erwiesenermaßen jahrelang angehalten.

Von Arzneimitteln wirkt vor allem günstig das Arsen. Aber auch nach Jodanwendung oder Tuberkulinkuren, besonders bei den granulomatösen Drüsenschwellungen, sind Heilungen oder beträchtliche Besserungen berichtet.

Die *Prognose* richtet sich ganz danach, ob im Einzelfall die Mikuliczsche Erkrankung auf die Tränen- und Speicheldrüsen beschränkt ist, oder ob sie Teil einer Allgemeinerkrankung des lymphatischen Systems ist. Im ersten Fall ist sie keineswegs ungünstig. Einmal sind spontane Rückbildungen selbst nach langem Bestehen der symmetrischen Schwellungen einwandfrei beobachtet, während andere Fälle über Jahre unverändert blieben, ohne daß eine Ausbreitung auf den sonstigen lymphatischen Apparat erfolgt wäre. Zum anderen aber vermögen die genannten therapeutischen Maßnahmen, vor allem die Röntgenbestrahlung und die Arsenmedikation, lang anhaltende, ja oft Dauerheilungen zu bringen.

Dagegen ist die Prognose sehr ernst, wenn das MIKULICZsche Syndrom lediglich Teil einer Lymphomatose (Leukämie, Aleukämie) oder Lymphogranulomatose ist; das Schicksal der Kranken steht und fällt dann mit den Aussichten dieser Leiden.

Als gesonderte Betrachtung mögen dann noch *symmetrische Schwellungen* der Speicheldrüsen angeschlossen werden, die *nach den beiden großen Kriegen* verschiedentlich in auffallender Häufung zur Beobachtung kamen.

Ich selbst sah jetzt in wenigen Monaten drei derartige Fälle, EIGLER und BOENNINGHAUS berichten über nicht weniger als 35. Stets handelt es sich um Männer, die als Dystrophiker mit oder ohne Ödeme aus längerer Kriegsgefangenschaft entlassen waren. Nach dem Kriege 1914/18 haben BLUMENTHAL, von französischer Seite MATTÉI über gleiches Vorkommen berichtet.

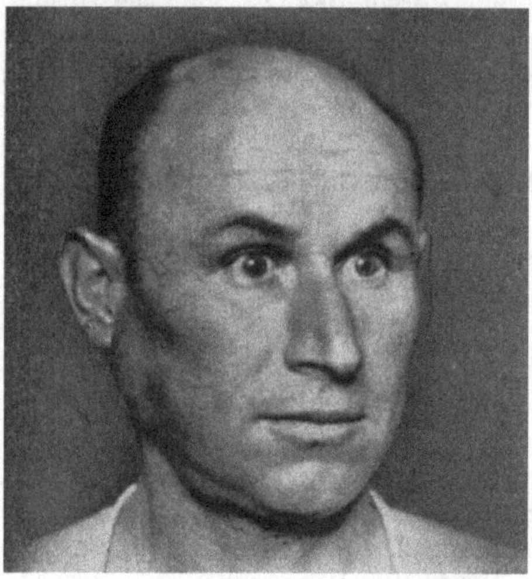

Abb. 26. Erich F., 40 J. Symmetrische Schwellungen der Speicheldrüsen bei Dystrophie nach Kriegsgefangenschaft.

Bei allen Kranken waren stets beide Parotiden, bei einer Anzahl auch die submaxillaren Drüsen befallen (s. Abb. 26), nie die Tränendrüsen. Die Anschwellungen waren vereinzelt noch in den Gefangenenlagern, meist aber erst mehr oder weniger kurze Zeit nach der Rückkehr in die Heimat hervorgetreten. Die Drüsen waren in mäßigem Grade vergrößert, ihre Konsistenz weich, jedenfalls nicht sehr derb, die Submaxillardrüsen vielleicht etwas fester. Die Haut über den Drüsen bot keine Veränderungen. Schmerzhaftigkeit bestand weder spontan noch auf Druck. Da diese Schwellungen keine Beschwerden verursachten, wurden sie häufig nicht zuerst von dem Kranken selbst, sondern von seiner Umgebung bemerkt, gelegentlich erst bei der Aufnahme in einem Krankenhaus als Nebenbefund festgestellt. Wesentliche Veränderungen des Speichels nach Menge oder Fermentgehalt ließen sich nicht finden (EIGLER und BOENNINGHAUS), MELLINGHOFF und HILDEBRANDT fanden ihn saurer als in der Norm.

Alle diese Kranken waren seit sehr langer Zeit (Monate, ja Jahre) einer starken Unter- bzw. Fehlernährung ausgesetzt gewesen mit hochgradigem Mangel an Eiweiß und Fett. Es liegt daher die Annahme nahe, daß diese Schwellungen der Speicheldrüsen mit einer allgemeinen Stoffwechselstörung infolge Unter- oder Fehlernährung in Zusammenhang stehen, wobei sich Parallelen zu jenen Speicheldrüsenschwellungen ergeben, die auch sonst bei Unterernährung, endokrinen Stoffwechselstörungen, während der Menstruation gelegentlich vorkommen. Ob mangelhafte Mund- und Zahnpflege hineinspielen, mag erwähnt werden, ist jedoch schwer zu beurteilen.

LUCKNER und SCRIBA fanden ähnliche Speicheldrüsenschwellungen im Experiment bei Ratten mit Eiweißmangelschäden.

Was für anatomische Veränderungen dem Prozeß zugrunde liegen, ist nicht sicher zu sagen, da histologische Untersuchungen aus neuerer Zeit nicht vorliegen. Nach älteren Untersuchungen soll es sich um eine einfache Hypertrophie des Drüsengewebes handeln, keinesfalls wie bei der eigentlichen Mikuliczschen Erkrankung um eine lymphozytäre Zellinfiltration. In Punktaten wurden die Drüsenacini frei von zellulärer Reaktion inmitten einer sulzigen, sich schwach basisch färbenden Interzellularsubstanz gefunden (KANTHER), wonach ein interstitielles Ödem die anatomische Grundlage sein könnte.

Bei einem großen Teil dieser Kranken schwanden die Drüsenschwellungen mit der Hebung des allgemeinen Kräfte- und Ernährungszustandes im Laufe einiger Monate von selbst. Sonst aber ist neben der Hebung des Allgemeinzustandes therapeutisch eine Röntgenbehandlung sehr zu empfehlen, die die Drüsenschwellung rasch zur Rückbildung bringt. Ich selbst habe 250 r pro Drüse verabreicht. Bei einem meiner Kranken mußte an den Ohrspeicheldrüsen die Bestrahlung einmal wiederholt werden, bis der endgültige Schwund eintrat.

14. Die Zysten der Speicheldrüsen

a) Die Ranula

Die Fröschleingeschwulst oder Ranula, ein zystisches Gebilde am Boden der Mundhöhle, schon CELSUS bekannt, wird heute weitaus überwiegend als Erkrankung der Gl. sublingualis aufgefaßt, wie es schon zur Zeit von PETIT und CL. BERNARD der Fall war. Der Name Ranula wird von einer Ähnlichkeit mit der Kehlblase der Frösche hergeleitet.

Anatomisch bietet die Ranula sich als eine sehr zarte, dünnwandige Zyste dar, die von der Mundschleimhaut überzogen ist. So lange nicht Entzündungserscheinungen festere Verwachsungen schaffen, liegt die Mundschleimhaut sehr locker der Zystenwand auf und läßt sich leicht von ihr abpräparieren. Auf den Reiz entzündlicher Schübe wird die Wand der Zyste dicker und fester und geht mit der Umgebung stärkere Verwachsungen ein. Mit der Sublingualdrüse ist sie stets fest verbunden und läßt sich von ihr nicht abgrenzen; mitunter ragt die Drüse in das Lumen der Zyste hinein.

Meist ist die Ranula einkammrig, jedoch kommen auch mehrkammrige Bildungen vor, wobei kleine sekundäre Zysten in den Randpartien des Hauptsackes angeordnet sein können.

Histologisch besteht die Wand einer Ranula aus fibrillärem Bindegewebe mit elastischen Fasern, das aber auch Läppchen der Speicheldrüse einschließt. Mit der bedeckenden Mundschleimhaut ist sie durch eine lockere Bindegewebsschicht verbunden, nahe der Drüse geht sie ohne scharfe Grenze in deren Kapsel über. Zur Lichtung hin ist nie eine epitheliale Auskleidung vorhanden. Die Innenauskleidung macht meist eine Schicht jungen, gefäßhaltigen Bindegewebes; stellenweise finden sich dazu Lagen von großen eigenartigen Zellen mit gut ausgebildetem oder auch fehlendem Kern, die im allgemeinen als degenerierte Epithelien gelten. Am Übergang zur Sublingualdrüse bestehen Einsenkungen der Zyste zwischen die Drüsenläppchen und ein unmittelbarer Zusammenhang mit den Epithellagen kleinerer Ausführungsgänge. Die in der Nachbarschaft gelegenen Acini weisen degenerative Veränderungen und Bindegewebsvermehrung auf (KROISS). v. HIPPEL konnte die Erweiterung kleiner Ausführungsgänge und ihre Verschmelzung zu kleinen Zysten in Serienschnitten nachweisen.

Nach diesen Befunden scheint die *Entstehung* der Ranula *aus der Sublingualdrüse* gesichert. Ob sie des weiteren als Retentionszyste anzusehen ist oder auf dem Boden degenerativer Vorgänge zur Entwicklung kommt, ist eindeutig noch nicht entschieden. Die Mehrheit der Untersucher aber neigt der Ansicht zu, daß auf der Grundlage chronisch entzündlicher Vorgänge durch Verschluß kleinerer oder größerer Ausführungsgänge zystenartige Räume entstehen, die zum Ausgangspunkt der Ranula werden; auch meine eigenen Präparate sprechen in diesem Sinne. Aber das bleibt im wesentlichen eine Vermutung, die wirkliche Ursache der Entstehung liegt noch völlig im Dunkeln.

Die Auffassungen der Ranula als echter Neubildung (MONTADE und PANAS) oder als Entwicklungsstörung im Gebiet der Kiemenspalte (IMBERT) haben keinen Boden finden können.

Die Ranula ist vorwiegend eine Erkrankung der jüngeren Lebensjahre. Sie findet sich bei Kindern und Erwachsenen bis zum 30. oder 40. Jahre; bei älteren Menschen wird sie nur ausnahmsweise festgestellt. Ob sie angeboren vorkommen kann, ist noch nicht einwandfrei gesichert. Ich selbst fand bei einem zwei Tage alten Kinde eine über taubeneigroße mehrkammrige Zyste, die an typischer Stelle der Ranula lag, die Zunge hochdrängte und erhebliche Saug- bzw. Schluckbeschwerden machte. Bei der Dringlichkeit der Erscheinungen wurde der operative Eingriff lediglich auf die Spaltung der Zyste und eine lockere Tamponade beschränkt. Eine histologische Untersuchung ist leider unterblieben, so daß ein einwandfreier Beweis für das Vorliegen einer echten Ranula aussteht. Nach dem klinischen und anatomischen Befund aber spricht sehr viel dafür.

Die Ranula beginnt als zunächst derber Knoten vorn im Mundboden in der Gegend des Sublingualwulstes zu Seiten des Frenulum linguae. Mit zunehmendem Wachstum wird der Knoten weicher und schließlich zu einer ausgesprochenen Zyste. Sie ist meist etwas länglich, eiförmig gestaltet und zwar vorwiegend gleichmäßig gerundet, selten durch kleine Nebenzysten unregelmäßig gehöckert. Die normale Mundschleimhaut liefert einen glatten Überzug, durch den der dünnwandige Sack mit bläulichem Ton hindurchschimmert. Die Zysten fühlen sich weich elastisch an, ihre Spannung ist nicht sehr groß. Wächst die Ranula weiter, überschreitet sie allmählich die Mittellinie, wobei das Frenulum verschoben wird, um schließlich wie ein derber Strang sich über die Geschwulst hinweg zu spannen und sie in zwei Teile abzuschnüren. Auch der WHARTONsche Gang wird seitlich verdrängt und verläuft gelegentlich über die Tumorkuppe hinweg. Die Zunge wird langsam gehoben und gekantet und gegen den Gaumen gepreßt. Schließlich kann die Ranula beträchtliche Größe erreichen, so daß sie seitlich die Wange, nach unten zu den Mundboden vorwölbt und neben dem Kieferrand erscheint, ja in extremen Fällen förmlich zum Munde herauswächst. Bei Kindern haben solche übergroßen Zysten schon Störungen im Wachstum des Kiefers und Anomalien der Zahnstellung herbeigeführt.

Der Inhalt der Ranulazysten ist eine farblose, klare, fadenziehende Flüssigkeit. Sie enthält Muzin und Eiweiß und unterscheidet sich von dem Speichel durch den Mangel an Ptyalin und Rhodankalium. Mikroskopisch findet man die oben beschriebenen großen blassen, epithelähnlichen Zellen mit schlecht färbbaren Kernen darin.

Während die Ranula im Beginn wenig Beschwerden verursacht, führen die großen Zysten erhebliche Störungen herbei. Die Zungenbewegungen für die Nahrungsaufnahme und das Sprechen sind gestört, das Kauen wird behindert; selbst zu Atemstörungen kann es kommen. Bei Kleinkindern wird der Saugakt unmöglich. Verletzungen werden beim Zubeißen, Druckgeschwüre mit Entzündungen der Umgebung durch den Druck der Zähne verursacht. Dazu kann ständiger starker Speichelfluß zur Qual werden. Die Druckgeschwüre und Verletzungen können eine Perforation der Zyste vorbereiten, die sich dann zunächst rasch verkleinert, aber nach Verwachsung der Durchbruchstelle erneut sich wieder füllt. Auffallenderweise vereitern auch die durchgebrochenen Zysten fast nie.

Nach solchen Perforationen und anschließenden Entzündungen der Wand kann gelegentlich eine Spontanheilung der Ranula eintreten, die sonst kaum vorkommt.

Im allgemeinen entwickelt sich die Ranula zu ihrer Durchschnitts-, etwa Taubeneigröße im Verlauf einer Reihe von Monaten.

Es wird im Schrifttum aber auch von einer akuten Ranula gesprochen, bei der es unter lebhaften Schmerzen und zum Teil bedrohlichen Symptomen in wenigen Stunden zur Bildung einer großen Zyste kommen soll. Ihre Entstehung wird so erklärt (v. Recklinghausen, v. Hippel), daß in solchen Fällen bereits vor dem Auftreten der akuten Schwellung eine kleine Ranula unbemerkt vorhanden war, die lediglich durch eine akute Entzündung ihrer Wand mit stärkerer Sekretion in den Innenraum die plötzliche Ausdehnung erfährt.

Die *Diagnose* Ranula ist im allgemeinen einfach. Ihre Form, ihre Lage im Mundboden an der Stelle des Sublingualwulstes, die wenig pralle Spannung lassen die typischen Fälle leicht erkennen. Im Frühstadium kann die Verwechslung mit kleinen soliden Geschwülsten möglich sein. Später kommen Dermoidzysten differentialdiagnostisch in Frage; doch sind diese meist derber, fester gespannt, mehr kuglig, evtl. knetbar, auch der Lage nach etwas anders orientiert, wie eine eigene Beobachtung lehrte. Lymphangiome lassen die einkammrige Zystengestaltung der Ranula vermissen. Die Hämangiome sind durch die Farbe und die Ausdrückbarkeit zu unterscheiden.

Ein klinisch äußerst ähnliches, oft fast gleiches Bild wie die Ranula geben meist kongenital angelegte Zysten, die auf Grund ihres mikroskopischen Baues von den Bochdalekschen Drüsenschläuchen, mit dem Ductus thyreoglossus in Zusammenhang stehenden Gebilden, abgeleitet werden (Neumann). Sie tragen immer eine Auskleidung von Flimmerepithel. Sie liegen oft nicht so eng gebunden an den Platz der Sublingualdrüse, von der sie sich leichter abschälen lassen. Die Unterscheidung der Sublingualis-Ranula von diesen Zysten ist häufig nur durch die histologische Untersuchung möglich. Neuerdings bietet die Röntgenuntersuchung die Möglichkeit diagnostischer Abgrenzung (Simon). Die Flimmerzysten stellen sich nach Füllung mit Jodipin als geschlossene Hohlräume ohne einen Zusammenhang mit einer Speicheldrüse dar, während bei der Ranula im engeren Sinne die Reste der Sublingualdrüse in ihrem typischen Bau mit den Ausbuchtungen der Gänge oder erweiterten Drüsenschläuche sich darbieten.

Bei sonstigen Zysten des Mundbodens kann die Sondierung des Whartonschen Ganges und schließlich ebenfalls die Sialographie diagnostisch wertvoll werden.

Die *Behandlung der Ranula* muß eine operative sein. Punktionen und einfache Spaltung sind völlig unzureichend; ebenso ist die Drainage verlassen und sollten Einspritzungen Entzündung erregender Medikamente (Jodtinktur, Chlorzink u. a.) unterbleiben, da sie bedrohliche Schäden herbeiführen können.

Als zweckmäßig sind heute nur zwei operative Verfahren anzusehen, die Einnähung der eröffneten Zyste in die Mundschleimhaut und die Exstirpation.

Die Einnähung (Marsupialisation) ist der wesentlich kleinere Eingriff. Die Mundschleimhaut wird über der Ranula in der Längsrichtung gespalten, dann die Zyste breit eröffnet und ihre Ränder mit denen der Mundschleimhautwunde vernäht. Eine Tamponade der Zystenbucht ist nicht erforderlich. Zusätzlich ist noch die Elektrokoagulation der Innenwand der Zyste empfohlen.

Will man die nach der Einnähung nicht auszuschließenden häufigen Rezidive vermeiden, bleibt nur der etwas größere Eingriff der totalen Entfernung der Zyste mitsamt der restlichen Sublingualdrüse. Sie wird am besten in Lokalanästhesie vom Munde her vorgenommen. Nach Spaltung der Mundschleimhaut wird die Zyste allseitig ausgelöst, dann der Drüsenrest mobilisiert und das Ganze entfernt. Die Mundschleimhaut wird über einem kleinen Tampon wieder genäht. Die Operation von außen erfordert eine größere Wunde und hinterläßt die vermeidbare Narbe; sie sollte daher nur in Fällen geübt werden, die dem Vorgehen vom Munde nicht zugänglich sind.

Die *Prognose* der Ranula ist insofern günstig, als bedrohliche Zustände durch sie kaum je herbeigeführt werden und notfalls durch einfache Spaltung für den Augenblick wohl immer zu beheben sind. Beachtung verdient dagegen eine ausgesprochene Neigung zu Rezidiven nach einfachen chirurgischen Eingriffen, die die Sublingualdrüse selbst unberührt lassen. Auch zurückgebliebene Reste der Zystenwand sind in dieser Hinsicht bedenklich. Daher ist stets die radikale Ausrottung der Zystenwand mit der Sublingualdrüse anzustreben.

Als *Ranula submaxillaris oder submentalis* werden große Zysten bezeichnet, die unter dem Unterkiefer hervortreten, zwischen der Muskulatur des Mundbodens und der Haut sich ausbreiten und durch eine Lücke im muskulären Mundboden mit einer sublingualen Ranula in Verbindung stehen. Eigenartigerweise entwickeln sie sich vor allem dann, wenn an der sublingualen Ranula spontane Perforation oder operative Maßnahmen stattgefunden haben; sublingual finden sich dann oft weitere kleine Rezidivzysten, doch kommen die submentalen Zysten auch neben einer unveränderten Ranula der Sublingualis vor.

Diese submaxillaren Zysten können sehr beträchtliche Größe erreichen, nach hinten bis zum Kieferwinkel, abwärts bis zum Kehlkopf sich erstrecken. Besonders hervorgehoben wird, daß es stets schlaffe Flüssigkeitssäcke sind, die auf Druck sich in den Mundboden vorwölben lassen.

Im Bau ihrer dünnen, zerreißlichen Wand, in der Art ihres Inhaltes gleichen sie völlig der sublingualen Ranula und sind gegen die umgebenden Gewebe abgegrenzt. Die Verbindung mit dem sublingualen Anteil liegt meist seitlich der Mittellinie zwischen auseinandergedrängten Fasern des M. mylohyoideus oder auch nahe seinem hinteren Rande.

Wie es zu dieser submaxillaren Ranula kommt, ist nicht eindeutig geklärt. Ob die Sublingualzyste eine Ausbuchtung durch die Mundbodenmuskulatur vortreibt, die sich dann gewissermaßen selbständig in der Unterkinngegend zu dem eigenartigen, ungleich zwerchsackförmigen Gebilde weiter entwickelt, ob sie von normalen Fortsätzen der Sublingualdrüse in Muskellücken des Mylohyoideus ihren Ausgang nimmt, muß einstweilen noch offen bleiben.

Die Therapie dieser Zysten ist die gleiche wie bei der Ranula sublingualis. Der empfehlenswerteste Eingriff ist die radikale Exstirpation. Es wird dazu der unterhalb des Mundbodens gelegene Anteil sorgfältig ausgelöst, dann die Lücke im muskulären Mundboden genügend erweitert und schließlich der sublinguale Zystenanteil mit dem Rest der Sublingualdrüse entfernt.

b) Zysten der Parotis, Submaxillaris u. a.

Während die Zysten der Gl. sublingualis in der Form der Ranula allenthalben häufig zur Beobachtung kommen, sind Zystenbildungen der übrigen Speicheldrüsen seltene Vorkommnisse.

An der Parotis sind eine Reihe von Zysten beschrieben und eingehend untersucht, die am ehesten in den Drüsenabschnitten vor und unter dem Ohr lagen. In der Regel handelt es sich um einkammerige, selten mehrkammerige Bildungen, doch ist auch eine völlige zystische Entartung der Drüse mit zahllosen kleinen Hohlräumen beschrieben. Die einkammrigen Zysten bieten innen ein glatte glänzende Wand, bei manchen springen als Reste früherer Scheidewände Falten vor oder durchziehen Stränge das Innere. Der Inhalt ist meist eine klare seröse oder fadenziehende Flüssigkeit, in der gelegentlich Ptyalin und Rhodankalium nachweisbar sind, aber auch fehlen können.

Histologisch kann die Zystenwand nur aus Bindegewebe bestehen, in dessen äußeren Schichten Parotisgewebe nachweisbar ist. In manchen Fällen geht der Zystenhohlraum in erweiterte Ausführungsgänge über, dann ist er ab und an mit flachem Zylinderepithel ausgekleidet. Die der Zyste angrenzenden Drüsenteile bieten nicht selten die Zeichen chronischer Entzündung: kleinzellige Infiltration, Vermehrung des Bindegewebes und Schwund des Parenchyms.

In anderen Zysten wurde als Innenauskleidung eine Schicht von lymphoidem Gewebe mit geschichtetem Platten- oder flimmerbesetztem Zylinderepithel gefunden.

Eine eigene Beobachtung bot bei einem 36jährigen Mann auf der linken Seite vor dem Tragus eine walnußgroße Zyste, die in die Parotis eingelagert war. Bei der Operation enthielt sie einen dünnbreiigen Inhalt. Die Innenauskleidung war teils glatt, teils trug sie eine an Granulationsgewebe erinnernde dünne Schicht. Histologisch bestand die Wand aus üppigem Stützgewebe, sehr reich an Lymphozytenanhäufungen und trug innen eine vielschichtige Epithelauskleidung.

Nach diesen Befunden werden die Parotiszysten auch pathogenetisch verschieden gedeutet: entweder als Retentionszysten auf der Grundlage einer chronischen Entzündung oder als durch entwicklungsgeschichtliche Störungen geschaffene Gebilde, die von den Kiemengängen oder fötalen Keimen der Parotisanlage oder auch der Anlage einer orbitalen Speicheldrüse, die bei manchen Tieren vorkommt, beim Menschen aber sich zurückbildet (Kraissl und Stout), herzuleiten wären. Sehr vereinzelte Vorkommnisse sind Zysten des Parotisganges, die von Gilmer und Sandelin beschrieben und als Divertikel des Stensenschen Ganges gedeutet sind.

Die geschilderten Parotiszysten sind in jedem Lebensalter, von der frühesten Kindheit bis ins hohe Alter, gesehen, beim männlichen und weiblichen Geschlecht gleich häufig. Sie wachsen langsam im Lauf von Monaten und Jahren heran, manchmal in Schüben, und können beträchtliche Größe (Hühnerei, Orange) erreichen. Meist liegt nur eine Zyste vor, doch ist auch das Vorkommen mehrerer Zysten beschrieben, die dann in der Regel dicht beieinander liegen.

Klinisch wölben sich die Zysten kalottenförmig als rundliche oder längliche, glatte Tumoren aus der Parotisgegend vor, die gegen die Drüse nicht verschieblich sind, während die bedeckende Haut ihnen locker aufsitzt. Die kleineren fühlen sich prall, ja hart an, während die großen Zysten weich-elastische Säcke mit Fluktuation bilden. Auf Druck sind sie nicht empfindlich. Sehr selten kommt es zu einer Fistelbildung an solchen Zysten (CUNNINGHAM).

Subjektive Beschwerden verursachen sie erst mit einer gewissen Größe als stechende Schmerzen und Behinderung der Kaubewegungen.

In der Diagnose ist bei kleinen harten Zysten eine Verwechslung mit soliden Tumoren leicht möglich, wenn auch die Zysten meist nur glatte, die festen Geschwülste öfter aber gehöckerte Körper bilden. Vielfach wird die Probepunktion die Natur des Tumors klären können. Das Gleiche gilt für Dermoidzysten im Parotisgebiet, die allerdings meist oberflächlicher liegen und besser verschieblich sein sollen. Des weiteren werden erweichte tuberkulöse Herde oder Echinokokken in seltenen Fällen differentialdiagnostisch in Erwägung zu ziehen sein.

Die Behandlung der Parotiszysten hat ihre radikale Ausschälung zum Ziel. Sie kann durch tiefe Lage und die Zartheit der Wand mancher Zysten Schwierigkeiten bereiten, zumal die Abgrenzung gegen das Drüsengewebe oft wenig ausgeprägt ist. Ehe aber die Fazialisäste gefährdet werden, tut man besser, die radikale Auslösung nicht zu erzwingen, sondern den Eingriff durch die Auskratzung mit dem scharfen Löffel zu beenden. Die Punktion solcher Zysten, auch mit Einspritzung von Jodtinktur, Chlorzink oder anderen Lösungen, ist kaum erfolgversprechend. In früheren Jahrzehnten brachte eine anschließende Eiterung und ihre Inzision manchmal die Heilung.

Als traumatische Parotiszysten werden zystische Schwellungen der Drüsen bezeichnet, die als Retentionszysten durch Vernarbung des Ausführungsganges nach Verletzungen oder Entzündungen sich bilden; es sind also Pseudozysten. In zwei Fällen HUBRICHS gelang ihre Heilung durch Ableitung in die Mundhöhle. Ähnliche Pseudozysten in Form eines Tumor salivalis können an allen Speicheldrüsen durch angeborenen Verschluß oder Enge des Ausführungsganges zur Entwicklung kommen.

Zysten der Gl. submaxillaris mit schleimigem Inhalt sind nur vereinzelt mitgeteilt, eingehende Untersuchungen liegen bislang nicht vor.

Mehr von sich reden gemacht haben dagegen Zysten der BLANDIN-NUHNschen Drüse an der Zungenspitze. Auch sie sind selten und ragen als kleine kuglige Körper an der Zungenspitze selbst vor. Sie sind besonders eingehend von v. RECKLINGHAUSEN bearbeitet, der auf Grund seiner Untersuchungen die Gesamtheit der Ranulazysten von der Zungenspitzendrüse ableiten wollte. Diese Ansicht wurde aber vor allem von NEUMANN nachdrücklich abgelehnt und ist heute wohl allgemein aufgegeben.

15. Die Geschwülste der Speicheldrüsen

Von echten Blastomen sind die Speicheldrüsen verhältnismäßig häufig befallen, in erster Linie die Parotis, während die unteren Drüsen mehr zurücktreten. Bemerkenswert ist dabei, daß der anatomische Bau und das klinische Verhalten der Geschwülste hinsichtlich ihrer Gut- oder Bösartigkeit keineswegs so parallel laufen, wie man das von anderen Organen gewohnt ist. Das gilt vor allem von den den Speicheldrüsen eigentümlichen und zugleich häufigsten Gewächsen, den Mischgeschwülsten. Von Zahlen sei nach BÖHME erwähnt, daß auf 372 Geschwülste der Parotis 34 der Submaxillaris und 5 der Sublingualis kamen. Bei den Speicheldrüsengeschwülsten handelt es sich vielfach um seltene Bildungen, die oft mehr pathologisch-anatomisches als klinisches Interesse erwecken.

a) Gutartige Geschwülste

Von epithelialen gutartigen Geschwülsten ist zunächst das *Adenom* zu nennen. Einschlägige Fälle sind von KAUFMANN, STÖHR und RISAK, MORIOKA, RIEHL u. a. mitgeteilt. Es sind langsam wachsende, meist kleine Geschwülste von weicher Konsistenz,

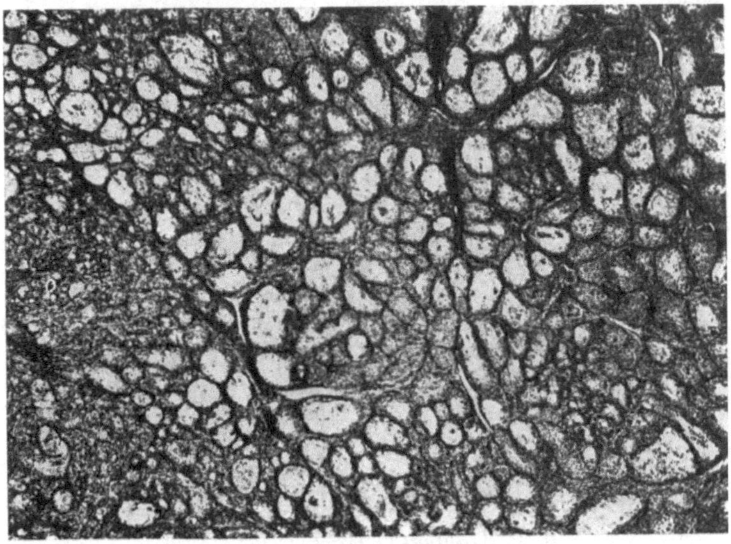

Abb. 27. Adenom der Parotis mit Entwicklung von Schleimdrüsen.

knotig und gelappt. Histologisch bieten sie einen soliden, einfachen, drüsenartigen (s. Abb. 27), selten einen auch zystischen, durch Auftreibung adenomatöser Wucherungen in Gängen entstandenen Bau, wie ich es im Falle eines 84 jähr. Mannes und einer 51jähr. Frau sah, KUNSTMANN unterscheidet eine acinöse und eine kanalikuläre Form. HÜCKEL hat zwei eigenartig geformte gutartige Adenome der Parotis mitgeteilt, die in ihrem mikroskopischen Bild an Epithelkörperchen erinnerten; er leitet sie vom Drüsenepithel der Parotis ab.

Ein bemerkenswertes Bild bot auch die Geschwulst der 69 jähr. Frau Helene M., die 1943 in unsere Behandlung kam. Sie war seit etwa 1939 in der Gegend des rechten Unterkieferwinkels entstanden und langsam größer geworden. Es handelte sich um einen taubeneigroßen Tumor nahe dem rechten Kieferwinkel, ziemlich hart, auf der Unterlage verschieblich, nicht druckschmerzhaft. Bei der Operation fand er sich im unteren hinteren Parotisanteil völlig eingebettet, ließ sich aber leicht ausschälen. Der histologische Bau erwies ihn als eine Basalzellgeschwulst, die an manchen Stellen an das Bild eines Adamantinoms ohne Hartsubstanzen erinnerte.

SKORPIL hat einige schleimbildende Epitheliome eingehend beschrieben. Auch Fibroadenome kommen vor. HEINEKE rechnet einen Teil der Adenome zu den Mischgeschwülsten.

Eine eigenartige, sehr seltene, zu den gutartigen epithelialen Tumoren der Speicheldrüsen zählende Bildung stellt das *Zystadenolymphom* (SIEGMUND, STÖHR und RISAK) oder auch Adenolymphom dar. Es ist bisher in etwa 14 Fällen bekannt, von denen zwei auf die Submaxillaris, die übrigen auf die Parotis entfallen. HOED und LAWRENCE und PROCITA fanden es doppelseitig in beiden Ohrspeicheldrüsen. Es sind meist kleine, zystische, gut abgegrenzte, im Innern der Drüse gelegene Geschwülste, die in klinischer Hinsicht kein besonderes Interesse erregen, dagegen hinsichtlich ihrer Histogenese bemerkenswert sind.

Mikroskopisch bieten sie einen mehr oder weniger abgeschlossenen Geschwulstkomplex mit zystisch-papillären Zylinderepithelwucherungen und mit ihnen ver-

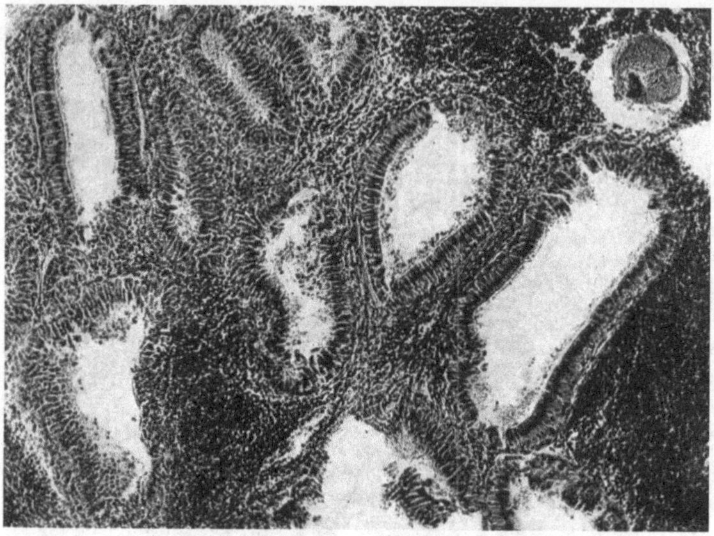

Abb. 28. Lymphadenozystoma der Parotis.

bundenen Anhäufungen lymphatischen Gewebes, auch mit Keimzentren, wobei die epitheliale Komponente überwiegt (s. Abb. 28). In manchen Fällen zeigen die epithelialen Zellen eine ausgesprochene Oxyphilie, und als weitere Besonderheit ist ein teilweise vorhandener Zelltyp anzusprechen, der durch einen auffallend pyknotischen Kern ausgezeichnet ist (Pyknozyten oder Onkozyten). Die Genese dieser Gewächse ist verschieden gedeutet, aber wohl so aufzufassen, daß es sich um einen zystischen Tumor auf dysontogenetischer Grundlage handelt, der auf Epithelkeime der Mundbucht zurückzuführen ist (s. auch S. 5). Diese Epithelverbände mit ihrer Sekretbildung und regressiven Metamorphose veranlassen zugleich die Begleitwucherung des lymphatischen Gewebes (v. KREUDENSTEIN).

Eine eigene Beobachtung betraf einen 75 jähr. Mann, bei dem sich die Geschwulst seit 6 Jahren im langsamen Wachstum entwickelt hatte, ohne jemals Beschwerden veranlaßt zu haben. Der Tumor saß in der linken Parotis unter der Ohrmuschel hinter dem Unterkieferwinkel und hatte Kleinapfelgröße. Er war kuglig, prall elastisch, gegen die Unterlage wenig verschieblich, auf Druck nicht empfindlich. Bei der Operation (10. 1. 46) fand er sich unter einer dünnen Schicht von Parotisgewebe. Da er durch eine derbe Wand gut abgekapselt war, ließ er sich leicht exstirpieren. Fazialis intakt. Der Zysteninhalt war ein graugelber Brei. Histologisch lag das typische Bild eines zystischen Lymphadenoms vor. Bei einer Nachuntersuchung am 14. 2. 49 war der Mann rezidivfrei.

Handelt es sich bei dem Zystadenom fast immer um rein gutartige Geschwülste, so konnte ODÉN in seinem Falle bei sehr eingehender mikroskopischer Untersuchung aber auch den Übergang in bösartiges Wachstum nachweisen.

Ich selbst fand außerdem ein solides haselnußgroßes Lymphoepitheliom der rechten Parotis bei einem 9jährigen Jungen. Ganze Bündel und Knäuel der Speicheldrüsen waren umwallt von Lymphozytenhaufen. Eine geschwulstartige Vermehrung der Speicheldrüsentubuli konnte nicht festgestellt werden.

Die Behandlung der gutartigen Speicheldrüsengeschwülste muß eine operative sein. Ob eine Vor- oder Nachbehandlung mit Radium oder Röntgenstrahlen von Wert ist, mag dahingestellt sein. Von der Vorbestrahlung wird behauptet (HYBINETTE), daß sie die Kapsel fester macht und dadurch die Ausschälung erleichtert.

Die *Zylindrome* der Parotis werden verschieden beurteilt. SNELLMANN hält sie auf Grund sehr eingehender Untersuchungen von fünf aus der Parotis exstirpierten Geschwülsten für zweifelsfrei epitheliale Bildungen, eine Auffassung, die in neuerer Zeit vielfach vertreten wird. Die epithelialen Zellen bilden nach SNELLMANN aktiv ein Sekret, das durch Verbindung mit dem Stroma die charakteristischen hyaloiden Formationen ergeben soll. In seinen fünf Fällen war die Zellstruktur durchaus gutartig. Von den Mischgeschwülsten, denen sie nahe stehen, unterscheiden sich diese Zylindrome vor allem durch den einförmigen Bau ihres Parenchyms. Sie bilden kuglige oder knollige Gewächse von lappigem Bau, zumeist mit einer festen Bindegewebskapsel. Auf dem Schnitt zeigen sie ein glasig-speckiges Aussehen und sind von zahlreichen kleinen, mit schleimigem oder hyalinem Inhalt gefüllten Spalten und Hohlräumen durchsetzt.

Die Möglichkeit des Überganges eines gutartigen Zylindroms in ein bösartiges Gewächs darf bei dem Behandlungsplan nicht aus dem Auge gelassen werden; man muß mit ihr in einem nicht zu vernachlässigendem Prozentsatz rechnen. Es geben in dieser Richtung Fingerzeige ein plötzlich rascheres Wachstum, Aufhebung der Verschieblichkeit, unscharfe Begrenzungen, vor allem Schmerzen und Fazialisparese. Histologisch zeigt das Parenchym der malignen Zylindrome einen durchaus karzinomartigen Bau; die hyalinen Bildungen treten zurück. Abgesehen von dieser Möglichkeit der bösartigen Entartung ist aber die Prognose der gutartigen Zylindrome durchaus günstig.

Aus der Bindegewebsreihe kommen von reinen gutartigen Gewächsen Fibrome und Lipome vor und sind bisher nur in der Parotis gefunden.

Lipome, von denen bis 1937 kaum 20 sichere Beobachtungen mitgeteilt sind, liegen entweder in der Drüsensubstanz selbst oder aber innerhalb der Drüsenkapsel der Drüse außen oder innen, d. h. nach dem Pharynx zu, an. Die letzteren verdrängen die Drüse und drücken sie platt zusammen. Das intraglanduläre Lipom kommt nicht nur als gut abgekapselter Tumor im Drüseninnern vor, sondern kann auch mit feinen Fettläppchen sich allenthalben infiltrierend in die Drüsensubstanz einschieben.

Die Lipome treiben die Parotis diffus halbkuglig auf oder wölben sich auch bei oberflächlichem Sitz als besondere Knoten vor. Die wenigen bisher beobachteten Fälle fanden sich fast ausschließlich bei erwachsenen Männern und hatten im Laufe ihres dem Charakter der Lipome entsprechenden langsamen Wachstums die Größe eines Hühnereies oder einer Zitrone erreicht. Meist liegen sie in den unteren hinteren Drüsenabschnitten vor dem Ohr. Ihre Konsistenz wird als weich oder prall-elastisch angegeben, wohl auch abhängig von der Spannung der bedeckenden straffen Drüsenkapsel.

Das Parotislipom als solches zu erkennen ist sicher nicht leicht, zumal es unter der Kapsel schwer zu tasten und damit die charakteristische Lappung nicht wohl zu fühlen ist. Die Diagnose wird daher häufig bis zur Freilegung offen bleiben.

Die operative Entfernung ist bei gut abgegrenzten intrakapsulären Geschwülsten sehr einfach, kann aber bei diffus gewachsenem intraglandulären Tumor auch recht erhebliche Schwierigkeiten bereiten.

Fibrome sind sehr selten, bei KAUFMANN kurz erwähnt. Weitere Fälle haben FINDEISEN, VAN VIERSSEN TRIP u. a. mitgeteilt. Ein reines Fibrom (Serienschnitte!) der Gl. sublingualis ist als Rarität von MIGNECO beschrieben.

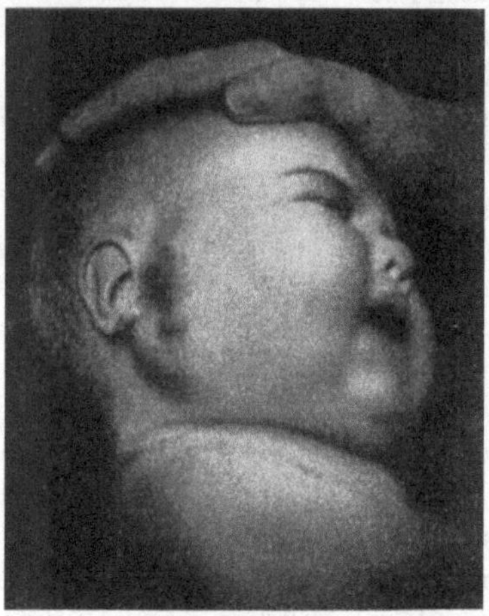

Abb. 29. Hämangiom der Parotis (nach HEINEKE).

Auch die Hämangiome und Lymphangiome gehören zu den seltenen Tumoren der Speicheldrüsen, gleichfalls fast nur in der Parotis.

Für die *Hämangiome* der Parotis, die weitaus überwiegend dem Kindesalter zugehören, ist nicht immer mit Sicherheit zu entscheiden, ob es sich um primäre Gewächse der Drüse handelt oder diese sekundär von einer Gefäßgeschwulst der Nachbarschaft, vor allem Hämangiomen der Haut ergriffen ist.

Die in der Parotis selbst entstehenden Geschwülste sind fast ausschließlich einfache, nicht kavernöse Angiome von lappigem Bau. Mitunter sind sie durch eine ausgeprägte Kapsel gegen das Drüsengewebe gut abgegrenzt, sehr viel häufiger aber ist eine schärfere Abgrenzung nicht festzustellen. Im weiteren Wachstum beschränken sich die Hämangiome keineswegs auf die Drüse, die sie völlig durchwachsen und zerstören können, sie durchbrechen vielmehr auch ihre Kapsel und dringen in die benachbarten Organe, vor allem auch in die Haut ein, wie auch umgekehrt Hämangiome der Haut nicht selten in die Speicheldrüse einwachsen.

Histologisch bieten die Hämangiome das typische Bild des Hämangioma capillare hyperplasticum, dazwischen Drüsengewebe eingelagert (s. Abb. 30).

Die neugebildeten Kapillargefäße zeichnen sich meist durch eine epithelartige Gestaltung ihrer endothelialen Auskleidung aus. Sie können dann im Schnitt Drüsenschläuchen ähnlich werden, unterscheiden sich von diesen aber immer durch eine weniger intensive Färbung. Auch mehrschichtige endotheliale Auskleidungen kommen vor.

Die Drüsenreste im Geschwulstgewebe bestehen vorwiegend aus Schaltstücken, Sammelröhrchen und Ausführungsgängen, die Acini werden durch den Tumordruck leichter vernichtet oder auch in ihrer Entwicklung hintangehalten.

Hämangiome der Speicheldrüsen finden sich wie auch sonst weitaus am häufigsten bei kleinen Kindern, überwiegend wohl angeboren, sie sind dann mitunter schon kurz nach der Geburt nachweisbar (s. Abb. 29).

Meist wachsen sie rasch, so daß in wenigen Wochen oder Monaten beträchtliche Tumoren der Parotisgegend sich darbieten, die mit flacher oder stärkerer Wölbung sich vorbuckeln. Sie fühlen sich stets weich an. Charakteristisch ist, daß sie sich beim Schreien und Pressen vergrößern und umgekehrt durch Druck sich verkleinern lassen.

Je nach dem Grade der Entwicklung sind die Grenzen der Parotis noch gehalten, oder der Tumor ist mehr oder weniger darüber hinausgewachsen und kann gewaltige Ausmaße (unter dem Sternokleidomastoideus, bis zum Schlüsselbein) erreichen. Ist er in die Haut eingedrungen, so kann er tief bläulich durchschimmern oder grobknotig sich über die Oberfläche erheben.

Manchmal werden in der bedeckenden Haut, auch ohne daß der Primärtumor der Drüse in sie eingewachsen ist, unabhängig von ihm, sonstige angiomatöse Veränderungen, Teleangiektasien oder ausgesprochene Angiome im Hautgebiet über der Drüse oder auch etwas entfernter von ihr gefunden.

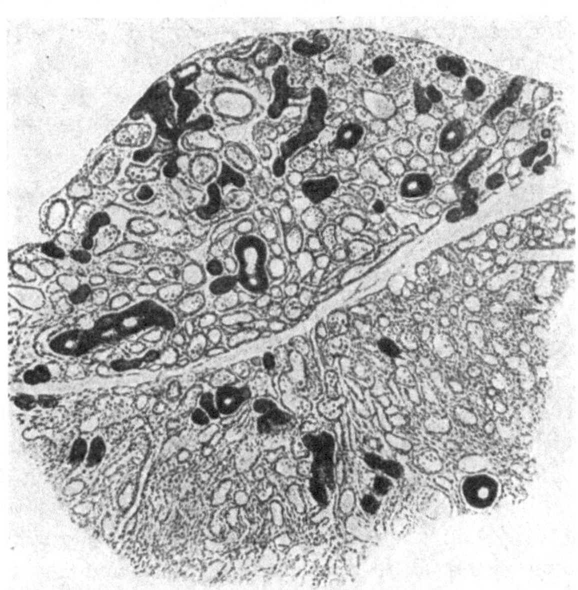

Abb. 30. Hämangiom der Parotis (nach HEINEKE).

So lange die Hämangiome nicht ungewöhnlichen Umfang annehmen, pflegen sie den Kindern keine merklichen Beschwerden zu verursachen. Wird nicht rechtzeitig operativ eingegriffen, können sie die Haut geschwürig durchbrechen und dann durch Blutung und Infektion sogar zum Tode führen.

Die Diagnose des Parotisangioms stützt sich auf die bezeichnenden Merkmale der Angiome und bietet im allgemeinen keine Schwierigkeiten. In vorgeschrittenen Fällen wird man allerdings nicht sagen können, ob der Tumor primär von der Drüse seinen Ausgang genommen oder sekundär aus Nachbargebieten sie ergriffen hat.

Die Behandlung muß vorwiegend eine operative sein. Vor allem gilt das für gut abgekapselte Geschwülste und solche, die mit einer Resektion des befallenen Drüsenabschnittes vollkommen zu beseitigen sind.

Bei größerer Ausdehnung kommt die Totalexstirpation der Parotis in Frage. Mehrfach ist damit Heilung erreicht, wenn sie auch mit Opferung des Fazialis erkauft war. Dann aber gelang es v. HABERER zu zeigen, daß sie auch mit Erhaltung des Nerven möglich ist, und seither ist dieser schöne Erfolg noch mehrmals erreicht (BURCKHARDT u. a.). Für die Durchführung der Operation ist die Unterbindung der A. carotis ext. empfehlenswert.

Die Prognose ist aber durch nicht seltene Rezidive etwas zweifelhaft.

Während die konservativen Behandlungsmethoden früherer Zeit (Einspritzungen, Elektrolyse, Magnesiumspickung) als völlig unzureichend verlassen sind, sind aus neuerer Zeit gute Erfolge mit der Radiumbestrahlung, besonders bei infiltrierenden Hämangiomen, berichtet, so von PAGANI (Moulagen mit Radium): die Wirkung der

Strahlen soll auf der Umwandlung der Gefäßendothelien in Fibroplasten beruhen, die das Gefäßlumen verstopfen und so das Angiom zum Verschwinden bringen.

Die *Lymphangiome*, die in einigen wenigen Fällen an der Parotis beobachtet sind, bieten klinisch ein ganz ähnliches Bild wie das Hämangiom. Histologisch finden sich endothelbekleidete Hohlräume, durch lockeres Bindegewebe getrennt, und dazwischen mehr oder weniger erhaltene Reste von Drüsengewebe. Ganz ungewöhnlich ist ein Fall von HAGENBACH, der bei einem fünf Monate alten Kinde bis apfelgroße schwammige Tumoren beider Parotiden und beider Submaxillardrüsen sah, die sich bei der mikroskopischen Untersuchung als Lymphangiome erwiesen.

Reine *Chondrome* der Parotis sind sehr selten, meist kleine, harte, knollige Geschwülste, deren Anlage auf Reste der Kiemenbögen oder abgesprengte Teile des Ohrknorpels zurückgeführt wird.

Ein *Neurom* der Parotis ist von HUTCHINSON beschrieben. Es fand sich als haselnußgroße, gut umschriebene, leicht entfernbare Geschwulst bei einem 20 jähr. Mädchen, deren Natur erst die mikroskopische Untersuchung erwies. *Neurinome* sind von VAN VIERSSEN TRIP (zwei Fälle), TRUFFERT (ein Fall) und O'KEEFE (Ausgang vom N. facialis) mitgeteilt.

b) Mischtumoren

Die Mischgeschwülste sind eine den Speicheldrüsen eigene und zugleich ihre häufigste und bedeutsamste Geschwulstform. Sie sind die Charaktergeschwulst der Speicheldrüsen. Sie kommen auch unabhängig von den Drüsen in ihrer näheren Umgebung (Hals, Gaumen, Lippe, Wange, Orbita) vor, und äußerst selten findet man auch gleichgebaute Tumoren fernab von den Speicheldrüsen (Unterschenkel, KREIBIG; Vulva; Fußsohle, eigene Beobachtung). Der Name leitet sich daher, daß in diesen Geschwülsten Bestandteile epithelialer, endothelialer und bindegewebiger Herkunft in buntem Wechsel größter Mannigfaltigkeit durcheinandergemengt sind. Die mannigfachen Benennungen, unter denen sie je nach ihrer Zusammensetzung auch sonst laufen, erübrigen sich für eine klinische Darstellung. Hierfür ist die indifferente Bezeichnung Mischgeschwulst durchaus zweckmäßig und angebracht. Die Mischgeschwülste kommen in allen Speicheldrüsen vor, sind aber weitaus am häufigsten, wie auch die sonstigen Geschwülste, in der Parotis. Ein besonderes Gepräge erhalten die Mischtumoren dadurch, daß sie in einem hohen Prozentsatz bösartig werden und dann anatomisch und klinisch alle Merkmale maligner Tumoren annehmen.

In *anatomischer Hinsicht* sind die Mischgeschwülste im frühen gutartigen Stadium in der Regel durch eine feste bindegewebige Kapsel gut abgegrenzte Tumoren. Von der Kapsel ziehen in das Innere breitere oder schmalere Septen, die der Geschwulst einen lappigen Bau geben, wenn er auch nicht regelmäßig ausgeprägt ist.

Das eigentliche Geschwulstgewebe zeigt ein recht buntes Bild, feste fibröse Partien wechseln mit Anteilen von mehr glasigem, sulzigem Aussehen. Schleimige Stellen sind gallertig oder weich wie fadenziehende Flüssigkeit. Wieder andere Gebiete zeigen in Farbe und Konsistenz das Gepräge des Knorpels, auch Einsprengungen von Fettgewebe, Kalk- und Knochenherden kommen vor. Randpartien bilden oft Geschwulstgewebe von markiger Beschaffenheit. Sehr häufig begegnet man in der Geschwulst Erweichungszysten verschiedenster Größe; sie können als kleinste Hohlräume verstreut sich finden, zum anderen aber auch große Zysten darstellen, die fast die ganze Größe des Tumors einnehmen. Ihr Inhalt ist meist eine farblose, schleimige, fadenziehende Flüssigkeit, kann aber auch rötlich oder bräunlich gefärbt sein.

Im allgemeinen sind die Mischgeschwülste blutarm.

Diese Gewächse sind nun in der Regel weniger im Innern der Speicheldrüse entwickelt, sie sitzen vielmehr meist oberflächlich oder sind in Einbuchtungen eingelagert. Sie hängen mit dem Drüsengewebe gewöhnlich nur locker zusammen, so daß sie verhältnismäßig leicht abzulösen sind. Feste Verwachsungen durch schmälere oder breitere Verbindungsstränge sind seltener. Mitunter sind die Verbindungen so locker oder schmal, daß Zweifel berechtigt erscheinen, ob ein Zusammenhang mit der Drüse überhaupt gegeben ist, und bei größerer räumlicher Trennung taucht dann die Frage

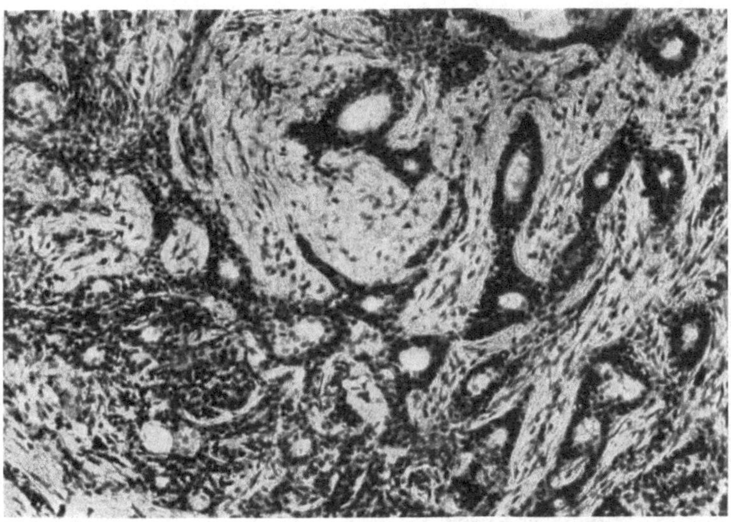

Abb. 31. Mischgeschwulst der Gl. submaxillaris.

auf, ob die Geschwulst nicht etwa auf das Hauptorgan, sondern vielleicht auf einen akzessorischen Anteil zurückzuführen ist.

An den Haupttumor sind nicht selten kleine Nebengeschwülste von gleichem Bau angeschlossen, mitunter sogar winzig kleine in die Kapsel eingelagert.

Die Drüse selbst wird durch die Nachbarschaft der Geschwulst in Mitleidenschaft gezogen. Sie wird durch den Druck abgeplattet und atrophisch und soll sogar gänzlich vernichtet werden können.

Werden die Geschwülste bösartig, ändert sich das Bild sehr rasch. Zwar kann auf dem Schnitt teilweise der gelappte Bau, das glasige Aussehen und das Durcheinander verschiedener Gewebe zum Teil noch erkennbar bleiben, daneben aber macht sich ein weiches, markiges, grau-rotes und blutreiches malignes Tumorgewebe, zum Teil mit Zerfallshöhlen, bemerkbar, das mehr und mehr den Vorrang gewinnt. Das wichtigste Kennzeichen des bösartigen Wachstums ist die mangelnde Abkapselung. Die Kapsel der gewöhnlichen Mischgeschwulst wird in kleinen oder ausgedehnten Bezirken durchbrochen, um dem bösartigen Geschwulstgewebe den hemmungslosen Einbruch in die Drüsensubstanz, später in alle umgebenden Organe (Muskeln, Knochen, Venen) freizugeben. Das Wachstum erfolgt nun rasch und ziellos zerstörend, wobei die Drüse restlos vernichtet werden kann.

Die malignen Mischtumoren erzeugen, wie auch die sonstigen bösartigen Geschwülste, Metastasen, wobei die Absiedlung in den regionären Lymphknoten relativ selten ist, jedoch gelegentlich in Hals- und auch Bronchiallymphknoten erfolgt. Dagegen sind Metastasen in den inneren Organen durchaus geläufige Vorkommnisse. In erster Linie werden Lunge und Pleura befallen, dann aber auch Leber, Hirnhäute und andere Organe.

Wie in ihrem makroskopischen Aussehen bieten die Mischgeschwülste auch in ihrem *histologischen Aufbau* ein äußerst wechselvolles Bild, wobei nicht nur die einzelnen

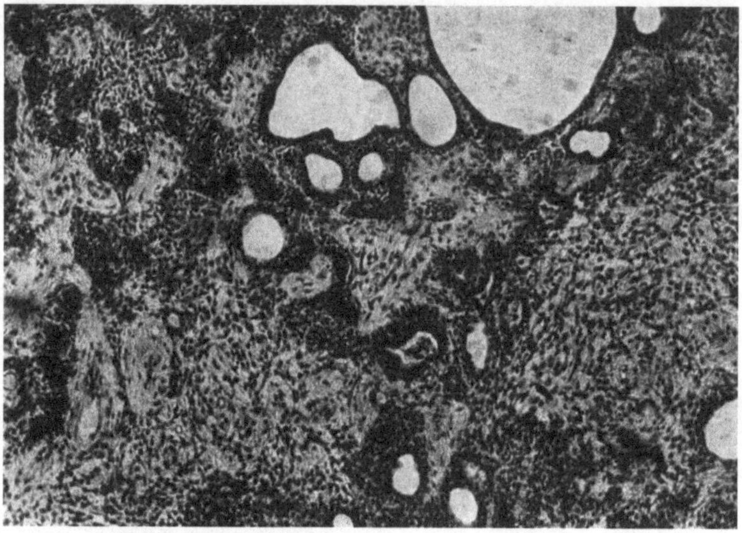

Abb. 32. Speicheldrüsen-Mischgeschwulst mit Erweiterung drüsiger Anteile durch Sekret-Verhaltung.

Geschwülste sehr verschiedenartig sich darbieten, sondern auch in der gleichen Geschwulst Abschnitte verschiedenster Webung beieinander liegen.

Das Geschwulstparenchym wird aus unregelmäßigen Zellhaufen zusammengesetzt, die aus mittelgroßen, runden oder länglichen, wenig ausgeprägten Zellen bestehen. Diese Zellmassen sind nun ganz verschieden gestaltet (s. Abb. 31 u. 32). Oft liegen die Zellen in sarkomähnlicher Anordnung aneinander, dann wieder bilden sie in den Randpartien dünne solide oder kanalisierte Zellstränge, die netzartig miteinander verflochten sind, eine für die Mischgeschwülste recht charakteristische Gestaltung. Die Zellen sehen dabei weniger epithelähnlich aus, erscheinen vielmehr gestreckter, spindelig. Gegen das Stroma sind diese Zellbildungen teils scharf abgegrenzt, zum Teil verlieren sie sich aber auch allmählich mit feinen Verzweigungen und Ausläufern in das Zwischengewebe.

An anderer Stelle tritt eine epithelähnliche Anordnung und epithelähnliches Aussehen der einzelnen Zellen mehr hervor; sie umgrenzen nicht selten Hohlräume mit kolloidem oder hyalinem Inhalt. Mitunter zeigen sie ausgeprägte Drüsenformationen, deren Lichtung von ein- oder mehrschichtigen Zellagen, gelegentlich als Zylinderzellen, ausgekleidet ist. Manchmal erinnern sie an verzweigte Drüsengänge. Ausnahmsweise sind gut differenzierte Talgdrüsen beobachtet. Aber auch die Bildung konzentrisch geschichteter Körper, die den Hornperlen des Plattenepithels sehr nahe stehen, kommt ebenso vor wie die Ausbildung typischer Epidermiszellen mit Stacheln, Interzellularbrücken und Keratohyalinkörnung. Vereinzelt sind auch Riesenzellen im Parenchym der Mischgeschwülste gefunden.

In einzelnen Tumoren fällt auf, daß die Zellformationen mantelartig um die Gefäße gelagert sind.

Diese verschiedenen Erscheinungsformen finden sich in den einzelnen Geschwülsten in buntem Durcheinander und in fließenden Übergängen, wobei die einzelnen Webungs-

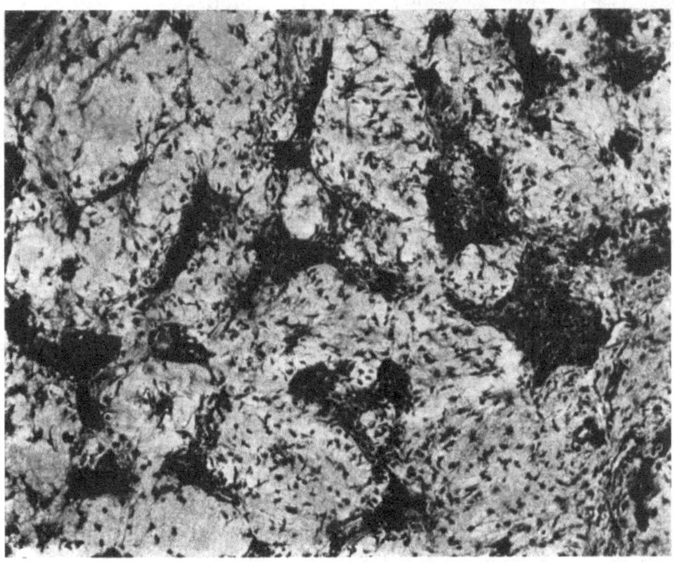

Abb. 33. Mischgeschwulst der Parotis.
Entwicklung myxoiden Stützgewebes besonders deutlich. (Hermann B., 44 J.)

arten der Menge nach ebenfalls ganz verschieden sein können, so daß bald die eine, bald die andere Art mehr vorherrscht.

Nicht minder abwechslungsreich wie das Parenchym ist auch das *Stroma* der Mischtumoren gebaut. Es finden sich in ihm alle Gruppen des Stützgewebes, wenn auch in sehr variablem Ausmaß. Das reife Bindegewebe schiebt sich von der Kapsel in Form feiner, aber auch grob verbreiterter Septen in das Parenchym hinein, mitunter fibromartig geballt. Teile sehr kernarmen Bindegewebes wechseln mit kernreichen, dem Fibrosarkom ähnlichen Stellen. Immer ist das Bindegewebe reich an elastischen Fasern. Im ganzen ist der bindegewebige Anteil der Geschwülste aber gering.

Den Hauptteil des Stroma stellen Schleim- und Knorpelgewebe. Das Schleimgewebe ist ein ausgeprägter Bestandteil der Mischgeschwülste (s. Abb. 33).

Es findet sich mit seinen typischen sternförmigen Zellen, deren Fortsätze mitunter anastomosieren, und kann so überwiegend den Inhalt des Tumors bestreiten, daß ein Myxom vorzuliegen scheint. Das Gleiche gilt vom Knorpelgewebe, das in zahlreichen

Mischtumoren anzutreffen ist. Die einzelnen eingestreuten Herde sind sowohl aus hyalinem wie auch aus Faserknorpel, aber auch von Knorpelzellen weniger ausgeprägten Baues geformt. Beide Gewebsarten, das Schleim- und Knorpelgewebe, kommen nicht nur nebeneinander vor, sondern zeigen auch ohne jede Grenze alle fließenden Übergänge ineinander, die gegenüber sonstigen Anteilen des Stroma gleichfalls bestehen können.

Die übrigen Gruppen des Stützgewebes, Fettgewebe und Knochengewebe, sind in Mischgeschwülsten der Speicheldrüsen selten, während Verkalkungen im Parenchym, im Bindegewebe, der Knorpelgrundsubstanz häufiger vorkommen. Nur ausnahmsweise ist auch glattes oder gestreiftes Muskelgewebe gefunden.

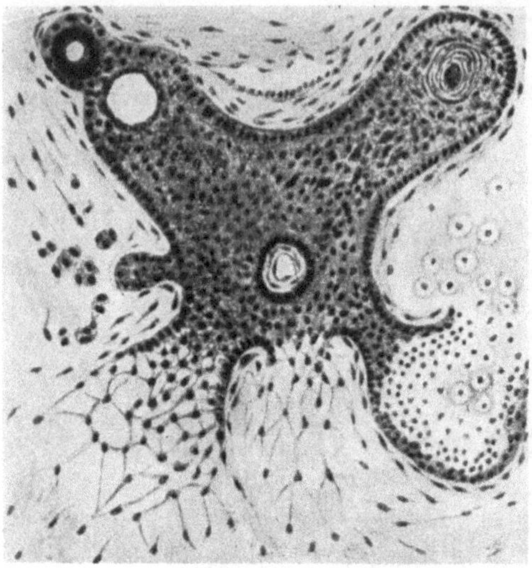

Abb. 34. Schema des Baues von Mischgeschwülsten (nach MASSON).

Der Mengenverteilung nach kann bis zu äußersten Graden in dem einen Tumor das Parenchym, in dem anderen das Stroma überwiegen.

Neben den geschilderten Zellformationen von Parenchym und Stroma kommt in den Mischgeschwülsten noch hyalinen Massen Bedeutung zu, zumal sie sehr ausgedehnt entwickelt sein können. Sie finden sich in Form hyalin umgewandelter Bindegewebszüge, die sich zum Teil in die Parenchymmassen vorschieben, andererseits aber auch im Innern epithelialer Zellhaufen, und schließlich können auch Gefäßwände eine hyaline Umwandlung zeigen, die dann als endothelbekleidete strukturlose Ringe sich darbieten.

Die Kapsel, die diese so eigenartig zusammengesetzten Tumoren umschließt, wird histologisch von einem zellarmen Bindegewebe gebildet.

MASSON hat für die Mischgeschwülste ein Schema gezeichnet, das in Abb. 34 wiedergegeben ist. In der Mitte findet sich undifferenziertes Epithel, links oben die als „Endotheliom" bezeichnete Gewebsbildung; rechts oben die seltene Perlbildung, links unten ist die Verschleimung dargestellt, rechts unten knorpelartige Bilder.

Das der Geschwulst anliegende Drüsengewebe wird gelegentlich durch Druck atrophiert und von kleinzelliger Infiltration durchsetzt gefunden. Ein Übergang des Drüsengewebes in das Geschwulstgewebe wird von den meisten Autoren in Abrede gestellt.

Die häufig festzustellenden sehr nahen Beziehungen zwischen Parenchym und Stroma in den Mischtumoren, die fast unmerklichen Übergänge ihrer Zellarten ineinander, haben naturgemäß die Frage ihrer Beziehungen zueinander ausgelöst und zu lebhaften Erörterungen Anlaß gegeben.

Parenchym und Stroma gehen ja, wie oben dargestellt ist, fließend ineinander über. Feine und feiner werdende Zellstränge des ersteren verlieren sich allmählich im Stroma. Es stehen sich nun zwei Ansichten gegenüber. Nach der einen (VOLKMANN, MARCHAND u. a.) besteht ein tatsächlicher Zusammenhang dergestalt, daß ein unmittelbarer Übergang der einen Zellform in die andere in den Grenzgebieten sich vollzieht, ob man die Parenchymzellen für bindegewebiger oder epithelialer Natur hält. Die andere Ansicht geht dahin, daß ein solcher unmittelbarer Übergang der Zellformen ineinander nur vorgetäuscht wird, in Wirklichkeit aber nicht existiert; die beiden durchaus verschiedenen Zellformationen durchflechten nur einander durch Vordringen des einen in das andere Gewebe weglos oder in praeformierten Lymphbahnen. Eine Entscheidung, welche dieser Ansichten als die zutreffende zu betrachten ist, ist vorerst nicht gefällt.

Mit dieser Frage des Zellüberganges von Parenchym in Stroma ist die nach der Zellnatur der Mischgeschwülste eng verknüpft. Im wesentlichen dreht es sich dabei um die *Herkunft der Parenchymzellen.* Namhafte Pathologen haben sich mit ihrer Klärung befaßt, ohne bisher zu einheitlicher Beurteilung gekommen zu sein.

Auf der einen Seite stehen BILLROTH, KOLACZEK, VOLKMANN, BORST, v. HANSEMANN und viele andere, die die Zellen des Parenchyms für endothelialer Art erklären, da sie in ihrer Gestaltung, ihrem Wachstum, ihren engen Beziehungen zum Stroma, der Bildung hyaliner Massen die Charakteristica der Endothelzellen aufweisen. BORST trennt nur die ausgesprochenen Epidermiszellen mancher Tumoren als epitheliale Bildungen ab.

Für die epitheliale Natur der Parenchymzellen haben sich neben französischen Autoren HINSBERG, GULEKE, ORTH, LANGHANS, RIBBERT, MARCHAND, sehr entschieden KAUFMANN eingesetzt. Sie führen ins Feld die eindeutig epitheliale Anordnung des Parenchyms in drüsenähnlichen Bildungen, vor allem aber das unzweifelhafte Vorkommen von Epidermiszellen, von denen zu den sonstigen Parenchymzellen alle Übergänge gegeben sind. Diese Auffassung scheint in neuerer Zeit das Übergewicht zu gewinnen. GRICOUROFF glaubt, ähnlich wie REHN mit der SCHRIDDEschen Epithelfaserfärbung, einen weiteren Beweis mit der Färbemethode nach HERXHEIMER (Imprägnierung mit ammoniakalischem Silbernitrat) herleiten zu können, da die Geschwulstzellen auch aus den scheinbar bindegewebigen Anteilen ein ähnliches Verhalten zeigen wie die Epithelien der Drüsenausführungsgänge. Dann würden, wie RIBBERT es darstellt, die Mischgeschwülste aus zwei Bestandteilen sich aufbauen, dem epithelialen Parenchym und dem bindegewebigen Stroma. Einen vermittelnden Standpunkt haben schließlich LUBARSCH, HERXHEIMER u. a. entwickelt, die in den ausgesprochen drüsigen Elementen und Epidermisformationen Gebilde epithelialer Herkunft sehen, die mehr netzartigen Zellstränge als endotheliale Abkömmlinge auffassen.

Auch die Natur der Stromazellen ist vielfach erörtert, ohne daß auch hier eine Einigung bisher herbeizuführen gewesen wäre. Sie werden sowohl als Abkömmlinge des Bindegewebes wie auch von anderen Forschern als epithelialer Genese angesprochen.

Nach diesen Darlegungen ist also einstweilen ein klare Entscheidung über die Natur der Zellen in den Mischgeschwülsten nicht herbeigeführt und ohne neue grundlegende Tatsachen auch kaum zu erwarten.

Die erhebliche Divergenz der Meinungen über die Zellnatur der einzelnen Tumorbestandteile tritt in den Auffassungen von der *Pathogenese* der Mischgeschwülste weniger zu Tage. Abzulehnen ist mit vielen guten Gründen die Herleitung der Mischgeschwülste aus dem reifen Speicheldrüsengewebe. Ebenso hat die Annahme VOLKMANNS, der sie als Endotheliome angesehen wissen wollte, wohl kaum mehr Anhänger.

Heute gelten die Mischtumoren überwiegend als Ausdruck einer Entwicklungsstörung, einer Keimverlagerung oder -ausschaltung bei dem Verschluß fötaler Spalten, also des Kiemenbogenbereichs, oder etwas später aus den Speicheldrüsenanlagen.

Diesen Keimen ist die Fähigkeit zuzusprechen, alle die verschiedenen Gewebe, die den Mischtumoren ihr Gepräge geben, zu differenzieren.

Die Ätiologie der Mischtumoren liegt, wie auch die der sonstigen Gewächse, völlig im Dunkeln. Sie entwickeln sich ohne jede erweisliche Ursache. Die Rolle eines etwaigen Traumas ist zwar des öfteren erörtert, aber keinesfalls stichhaltig zu beweisen.

Werden *Mischtumoren bösartig*, so setzt ihre Histologie das anatomische Bild der gutartigen Tumoren fort. Die typischen Partien des bösartigen Wachstums reduzieren sich allerdings auf die Zellwebung karzinomatöser oder sarkomatöser Struktur, ohne daß jedoch eine scharfe Trennung in Gewächse dieses oder jenes Wachstumscharakters möglich wäre. Karzinom- und sarkomähnliche Wucherungen kommen durchaus nebeneinander vor. Es ist vielleicht auch nicht so, daß ein karzinomatöser Geschwulstteil aus epithelialen Anteilen und sarkomatöse aus bindegewebigen hervorgehen; vielmehr finden sich auch hier Übergänge aus den einzelnen Zellformen in andere wie bei den geordnet gewebten Mischgeschwülsten. „Die Tumoren bleiben auch im malignen Stadium Mischgeschwülste" (Heineke). Der vorwiegend sarkomatöse Bau ist dabei wesentlich seltener als der karzinomatöse. Die Karzinome wachsen teils in soliden Strängen, teils als alveoläre oder drüsige Krebse, deren Schläuche ein ein- oder mehrschichtiges Zylinderepithel um die Lichtung tragen. Selten sind die bösartigen Gewächse vom Bau der papillären Adenome oder Plattenepithelkarzinome, die aus den Epidermisanteilen einer Mischgeschwulst erwachsen können. Die einzelnen Karzinomformen vermögen dabei in der gleichen Geschwulst nebeneinander vorzukommen.

Das Stroma der bösartigen Teile der Mischgeschwulst ist vorwiegend ein gewöhnliches unspezifisches Bindegewebe, es kann als seltenes Vorkommen aber auch aus Schleim- oder Knorpelgewebe bestehen.

Das bösartige Wachstum ergreift die Mischtumoren nicht gleichmäßig. Es beginnt stets an umschriebener Stelle, um von hier aus um sich zu greifen, während die übrigen Teile der Geschwulst zunächst den Charakter ruhigen, nur expansiven Wachstums beibehalten können. Beim Vordringen in die Substanz der Speicheldrüsen wird diese allmählich zerstört, wobei die Acini rascher zugrunde gehen als die Ausführungsgänge. Nebenher geht eine kleinzellige lymphozytäre Infiltration.

Die Metastasen der bösartigen Mischgeschwülste zeigen überwiegend den Bau der primären Geschwulst, können gelegentlich aber auch abweichende Bilder, vor allem hinsichtlich des Stroma, bieten. Sie finden sich in den regionären Lymphknoten, aber auch als Fernmetastasen in Lunge, Leber, Knochen, Gehirn.

Über die Ursachen, die das maligne Wachstum der Mischgeschwülste veranlassen, wissen wir letztlich nichts Sicheres. Die Bedeutung der Kapselverletzung für das destruktive Hervorbrechen der bösartigen Zellkomponenten, auf die Ribbert besonderen Wert legt, mag nur erwähnt sein.

Die *Klinik der Mischgeschwülste* ist weit weniger Gegenstand wissenschaftlicher Probleme als ihre pathologische Anatomie. Sie kommen zwar an allen drei Mundspeicheldrüsen vor, sind aber weitaus am häufigsten in der Parotis. Von 360 Tumoren, die Heineke zusammenstellte, entfielen 288 = 80% auf die Ohrspeicheldrüse, 69 = 17% auf die Submaxillaris und nur 3 = 0,83% auf die Sublingualis. In einer Zusammenstellung von K. Meier kamen auf 185 Mischtumoren der Parotis 35 der Submaxillaris und 1 der Sublingualis.

Ein besonderes Hervortreten einer Geschlechtsgebundenheit ist nicht gegeben, die Geschwülste werden bei Männern und Frauen in etwa gleicher Häufigkeit beobachtet.

Dem Alter nach treten sie vorwiegend im 2.—4. Jahrzehnt in die Erscheinung. In den ersten Lebensjahren sind sie sicher selten und auch nur vereinzelt (klinisch) kongenital beobachtet.

Im Beginn bieten sich die Mischgeschwülste, um zunächst bei der häufigsten Lokalisation in der Parotis zu bleiben, als gut abgegrenzte, nicht druckempfindliche Vorwölbungen dar, verschieblich gegen die Unterlage und auch gegen die bedeckende Haut. Sie haben ihren Sitz am häufigsten in den hinteren unteren Abschnitten der Drüse (s. Abb. 35), von wo sie mit zunehmendem Wachstum in charakteristischer Weise das Ohrläppchen emporheben, auch den Gehörgang beengen können. In anderen Fällen umwachsen sie den aufsteigenden Unterkieferast. Nach vorn zu erstrecken sie sich bis in die Wange, abwärts mitunter bis weit am Halse herunter. Aus den tieferen Anteilen der Drüse entwickeln sich die Geschwülste zum Pharynx hin, manchmal eingekeilt zwischen Kieferwinkel und Warzenfortsatz. Sie sind dann auch bei histologischer Gutartigkeit kaum verschieblich. Dringen sie zum Rachen vor, so behindern sie das Schlucken, gelegentlich auch die Atmung.

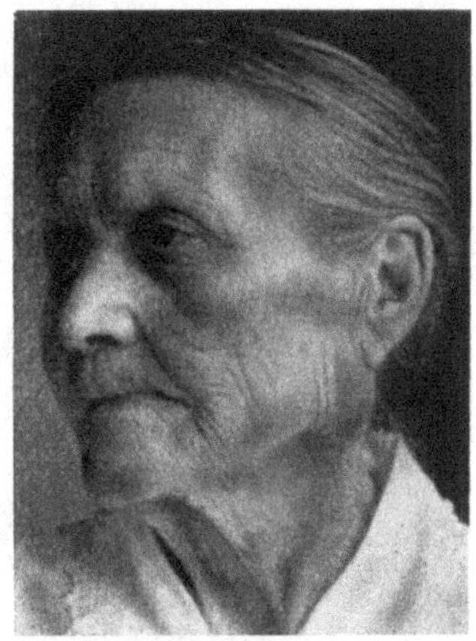

Abb. 35. Mischtumor der Parotis. 87jähr. Frau.

Die Mischtumoren hängen mit der Drüse meist nur locker zusammen, wenn auch der Grad der Verschieblichkeit mit der Lage des Tumors und seiner Tiefenentwicklung wechselt.

Kaum je bildet die Mischgeschwulst eine gleichmäßig glatte Vorbucklung, in der Regel ist sie vielbucklig, grobknotig gestaltet; dabei können einzelne Knoten wie auch der ganze Tumor bei verhältnismäßig schmaler Basis stark über das Niveau der Umgebung vorspringen (s. Abb. 36).

Stärkere Höckerung soll für vorwiegend knorpelhaltige Mischgeschwülste sprechen.

Die Konsistenz der Geschwülste als Ganzes wie auch in ihren einzelnen Anteilen ist sehr wechselnd. Die kleineren sind im allgemeinen derb und knorpelhart. In den großen finden sich neben festeren Anteilen auch weiche, prall-elastische, ja sogar fluktuierend zystische.

Gewöhnlich sind die Tumoren in der Einzahl vorhanden, nur ausnahmsweise sind in derselben Drüse mehrere, mitunter nicht in Zusammenhang stehende Geschwülste gefunden, was eher einmal bei Rezidiven vorkommt. Ein Unikum dürfte dabei eine eigene Beobachtung sein, bei einer 44jähr. Frau, die zehn Jahre zuvor wegen einer Geschwulst vor dem Ohr auswärts operiert war und jetzt einen etwa enteneigroßen Parotistumor bot, der bei der Operation sich als aus zahllosen erbsen- bis haselnußgroßen, völlig voneinander abgegrenzten Geschwülstchen darstellte, von denen jedes einzelne von einer bindegewebigen Kapsel gut umschlossen sich als typische Mischgeschwulst darstellte. Das gleichzeitige Auftreten in mehreren Speicheldrüsen, z. B. beiden Parotiden, ist ein sehr seltenes Vorkommnis.

Die Mischgeschwülste wachsen in der Regel sehr langsam, erst im Laufe von Jahren vergrößern sie sich auffallend. Dabei ist das Wachstum kein gleichmäßiges, sondern oft von wiederum jahrelangen Pausen unterbrochen. So waren früher Geschwülste, um die ihre Träger seit 20, 30 Jahren wußten, keine Seltenheit. Neben diesem sehr langsamen Wachstum als Regel gibt es aber auch Tumoren, die ohne ersichtlichen Anlaß plötzlich sich rasch zu vergrößern beginnen und dann wie maligne Tumoren unaufhaltsam weiterwuchern, ohne etwa histologisch solche zu sein.

Bei dem langsamen stetigen Wachstum können die Mischtumoren mitunter beträchtliche Größe erreichen. Solche von Faust- oder Kindskopfgröße und darüber, mit Gewichten von 2, 3, selbst 5 kg sind beschrieben. Heute bekommt man Geschwülste dieser grotesken Maße, wie ja allgemein in der Geschwulstchirurgie, kaum mehr zu Gesicht. Sie werden meist schon bei Kirsch- oder Pflaumengröße der Entfernung zugeführt; von meinen 20 Fällen hatte die größte etwa die Größe eines Hühnereies.

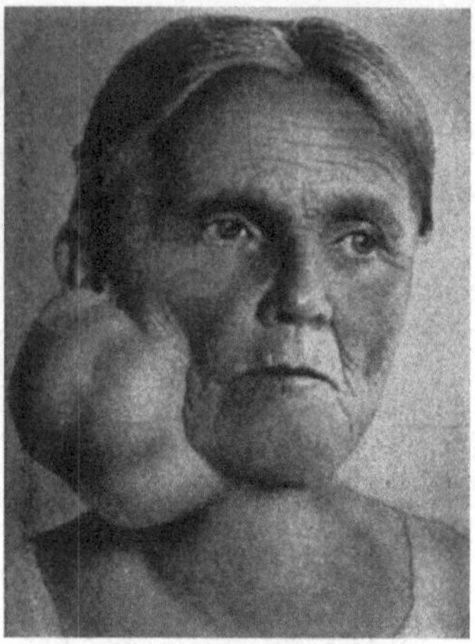

Abb. 36
Gutartige Mischgeschwulst der Parotis (nach HEINEKE).

Tumoren dieser Größe pflegen kaum Beschwerden zu verursachen. Sie sind nicht schmerzhaft und stören die Kranken auch nicht beim Kauen, Sprechen, Schlucken. Erst bei ungewöhnlicher Größe oder Einkeilung zwischen Kiefer und Warzenfortsatz können sie die Bewegungen des ganzen Kopfes oder auch des Kiefers arg behindern und ins Gesicht ausstrahlende Schmerzen verursachen. Fazialislähmungen kommen bei gutartigen Tumoren kaum je vor.

Die bedeckende Haut bleibt auch über großen Geschwülsten unverändert und verschieblich, solange sie gutartig sind. Nur bei ungewöhnlicher Größe des Tumors kann sie stärker verdünnt und schließlich so überdehnt werden, daß Ernährungsstörungen oder gar Geschwüre sich ergeben.

Die Speichelabsonderung wird durch die Mischtumoren nicht beeinflußt, nur ganz ausnahmsweise ist einmal Trockenheit im Munde oder sogar umgekehrt verstärkter Speichelfluß erwähnt.

In seltenen Fällen entwickeln sich die Tumoren zum Pharynx und der Tonsillargegend mit Verdrängung des Zungengrundes hin und verursachen dann starke Schluck- und Sprechbehinderung und der Atmung. Sie können sogar den Unterkieferknochen durch Druck usurieren.

Das geschilderte klinische Verhalten der Mischtumoren mit ihrem langsamen, gutartigen expansiven Wachstum erfährt in einer beträchtlichen Zahl von Fällen, die im großen und ganzen mit etwa 25 % angegeben wird, einen mehr oder weniger plötzlichen *Umschlag in ein bösartiges, destruktives Wachstum*, zumeist erst nach jahrelangem, nicht selten 20, 30 jährigem und längerem Bestehen, im höheren Alter der Kranken. Dabei sollen knorpelharte, also stromareiche Tumoren weniger zur malignen Entartung neigen.

Verläßliche Zahlenangaben sind schwer beizubringen. Vielleicht trifft HEINEKE annähernd das Richtige, wenn er als Durchschnittsalter der bösartigen Mischgeschwülste 52 Jahre errechnet und dann bei Zugrundelegen eines Durchschnittsalters von 29 Jahren für das Auftreten der Mischtumoren überhaupt, eine Frist von durchschnittlich 23 Jahren findet, nach der die maligne Umwandlung eines bis dahin gutartigen Mischtumors erfolgt. Abwegig von dieser Regel gibt es aber Mischgeschwülste, die von vornherein ein bösartiges Wachstum aufweisen. Grundsätzlich alle Mischtumoren als bösartig anzusehen, wozu in neuerer Zeit einzelne Autoren neigen, ist sicherlich zu weitgehend. Wie bei den Mischtumoren überhaupt sind auch an ihrer malignen Entartung die beiden Geschlechter in gleichem Maße beteiligt.

Sichere Ursachen der bösartigen Umwandlung sind bisher nicht bekannt. Vielfach wird traumatischen Einwirkungen verschiedener Art eine ursächliche Rolle zugeschrieben. Nicht zum wenigsten hat dazu die auffallende Tatsache beigetragen, daß Mischgeschwülste, die jahrelang gutartig gewachsen sind, nach operativen Traumen,

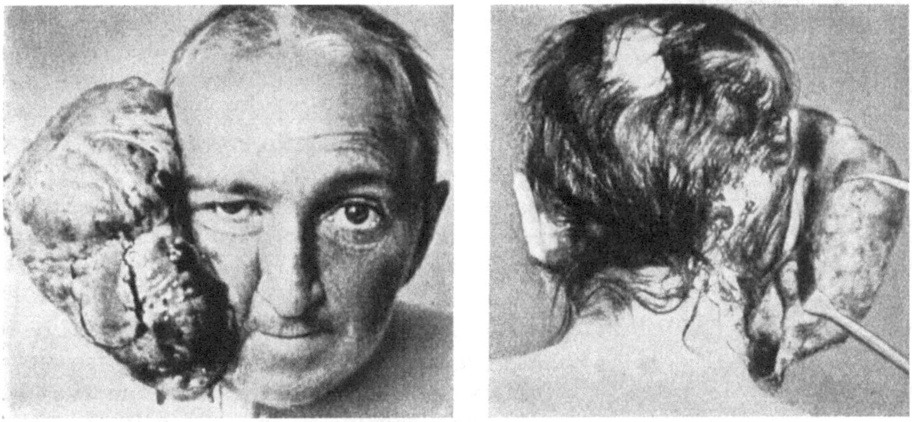

Abb. 37. Maligne Mischgeschwulst der Parotis (nach HEINEKE).

unvollkommenen Exstirpationen, Probeexzisionen, bösartig werden können. Doch wird dieser Annahme von manchen Beobachtern (KENNON u. a.) ausdrücklich widersprochen.

Der Übergang aus dem gutartigen in das bösartige Stadium gibt sich klinisch an einigen bezeichnenden Merkmalen kund. Am meisten fällt das rasche Wachstum in die Augen. Geschwülste, die jahrelang langsam herangewachsen waren, erreichen nun in Wochen und Monaten nicht selten eine Vergrößerung um ein Mehrfaches, und im Gegensatz zu den primär malignen Tumoren erlangen die entarteten Mischgeschwülste exzessive Größe, wie namentlich Beobachtungen aus früheren Jahrzehnten lehren. Als gewaltige knollige Massen wuchern sie über die Oberfläche hervor (s. Abb. 37).

Sind die gutartigen Mischgeschwülste unter der Haut und gegen die Drüse meist gut verschieblich, so geht diese Verschieblichkeit mit der malignen Entartung rasch verloren. Der Tumor wächst nach der Tiefe zu fest in die Drüse ein, auf der sich seine Basis zugleich verbreitert, und bald greift er auch auf die Nachbargebiete von Gesicht und Hals über, die er zerstörend durchwächst. So werden die Muskeln, Masseter, Sternokleidomastoideus, der aufsteigende Kieferast und das Kiefergelenk mit Behinderung der Gelenkbewegung ergriffen, und schließlich dringt der Tumor zur Schädelbasis, ja auch in das Schädelinnere vor und durchwuchert den Gehörgang bis in das Innenohr. In gleicher Weise verliert die bedeckende Haut ihre Verschieblichkeit, wenn die Tumormassen sie erreichen. Sie wird mehr und mehr verdünnt, livide verfärbt und schließlich von Geschwulstmassen durchbrochen. Es entstehen große, jauchende, leicht blutende Geschwüre, in denen stinkende, matsche, zum Teil nekrotische Gewebswucherungen zu Tage liegen.

Die Konsistenz der malignen Mischtumoren bleibt wechselnd. Man findet pralle, harte Knoten, aber daneben, namentlich in den rasch wuchernden Anteilen, weiche Partien, die nicht selten kleinere oder größere Erweichungsherde bergen.

Erreicht der Tumor mit seinem infiltrierenden Wachstum die anliegenden Nerven, so geben diese die wohl alarmierendsten Symptome. Verursacht der gutartige Mischtumor kaum oder nur unbedeutende Beschwerden, so treten jetzt von Seiten der sensiblen Nerven neuralgische Schmerzen auf, die in die Wange, zum Ohr, zum Kiefer, zur Zunge usw. ausstrahlen, nicht selten schon als Frühsymptom des bösartigen Umschlags. Auch die Geschwulst selbst wird druckempfindlich. Zum anderen kommt es auch zum Ausfall der motorischen Nerven, des Hypoglossus, vor allem des Fazialis, dessen Lähmung immer ein beängstigendes Zeichen der bösartigen Entartung eines Parotistumors ist.

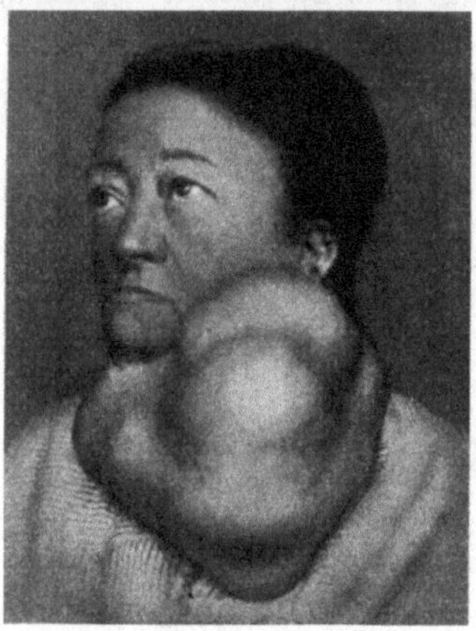

Abb. 38
Gutartige Mischgeschwulst der Gl. submaxillaris (nach HEINEKE).

Von den Gefäßen werden die Venen durchwuchert, was in einem Ödem der Umgebung klinisch zum Ausdruck kommen kann.

Metastasen der bösartigen Mischtumoren werden in den regionären Lymphknoten abgesiedelt; für Fernmetastasen sind besonders die Lungen bevorzugt.

Das Allgemeinbefinden leidet verhältnismäßig spät, erst mit dem stärkeren jauchigen Zerfall der großen Tumoren, seinen begleitenden Blutungen und schließlich der Entwicklung der Metastasen, bis dann der Tod unter dem Bilde der Geschwulstkachexie dem qualvollen Leiden ein Ende setzt, das unbehandelt sich immerhin noch über Monate, selbst Jahre hinziehen kann.

Für die Beurteilung der Frage der Bösartigkeit ist die sorgfältige Wertung der einzelnen klinischen Zeichen von größter Bedeutung, zumal hier die klinischen Erscheinungen mit den pathologisch-anatomischen Gegebenheiten nicht immer parallel gehen.

Die Mischgeschwülste der *Submaxillardrüse* bieten in den wesentlichen Zügen das gleiche Verhalten wie die der Parotis. Überwiegend entwickeln sie sich als grobknotige Tumoren von der Kieferwinkelgegend abwärts in die seitlichen Halspartien, gelegentlich mit schmaler, fast stielartiger Basis (s. Abb. 38). Selten wachsen sie in Richtung des Mundbodens, so daß sie diesen mitsamt der Zunge hochdrücken. Dann leiden die Sprache, das Kauen und Schlucken. Von einigen Autoren ist betont, daß Submaxillargewächse durch eine starke Salivation besonders lästig werden.

Bei maligner Entartung wachsen die submaxillaren Mischtumoren früh in den Unterkieferknochen ein und können ihn bis zur Sekundärfraktur zerstören. TRENDELENBURG fand einmal einen bis in die Schlüsselbeingrube herabreichenden Geschwulstthrombus in der V. jugularis ext.

An Beschwerden stehen Schmerzen, die auch in den Mundboden und in die Zunge ausstrahlen, im Vordergrund. Schlucken und Kauen können stark erschwert werden.

Mischgeschwülste der *Sublingualis* sind große Seltenheiten. HEINEKE führt als eigene Beobachtung einen gänseeigroßen Tumor bei einem 31jähr. Manne an, der in 5 Jahren herangewachsen war. Er buchtete von der Sublingualgegend den Mundboden nach unten vor, war zum anderen weit in die Zunge vorgewachsen. Bei der Operation konnte erwiesen werden, daß der Tumor mit der gesunden Submaxillardrüse nicht in Zusammenhang stand.

Ebenso sind maligne Mischgeschwülste der Sublingualis Raritäten. Ich selber sah eine solche Geschwulst bei einer 50jähr. Frau. Seit einem Jahr hatte sich bei ihr unter der Zunge rechts eine Geschwulst entwickelt, die bei der Aufnahme taubeneigroß war. Sie wurde am 5. 2. 35 entfernt. Histologisch fand sich ein sehr eigenartiges Bild, das nicht ganz einhellig gedeutet wurde. Zum Teil erinnerte das Gewächs in seinem mikroskopischen Bau durchaus an einen Mischtumor, zum anderen wies es Züge auf, die es den soliden Adenomen nahe stellte. Im Januar 1942, also nach 7 Jahren, erfolgte Wiederaufnahme der Frau. Seit Mai 1941 hatte sie an der gleichen Stelle wie früher einen erneuten Knoten bemerkt, der nun etwa Haselnußgröße hatte. Er wurde wieder entfernt und erwies sich nunmehr histologisch als ein Carcinoma solidum simplex. Im Juni 1945 fand sich ein wiederum kirschgroßes Rezidiv vom gleichen histologischen Bau, das nochmals exstirpiert wurde. Seither ist die Frau einstweilen rezidivfrei.

Die *Diagnose der Mischgeschwülste* bietet zumeist keine Schwierigkeiten. Schon die Tatsache, daß $^4/_5$ aller Speicheldrüsengewächse Mischtumoren sind, läßt in erster Linie an sie denken. Ihre grobknollige Form, die wechselnden Härtegrade, die gute Verschieblichkeit, das langsame Wachstum und die geringen Beschwerden kommen in ihrer Gesamtheit kaum einer anderen Geschwulst zu — bis auf langsam wachsende Fibrosarkome, die recht ähnlich sein können. Sialographisch stellen sich die Mischgeschwülste als scharf begrenzte Füllungsaussparungen dar, ohne unregelmäßige Defekte oder Formveränderungen an den Gängen.

Im Beginn können kleine Zysten, die sich ebenfalls hart anfühlen, ähnlich sich darbieten und mitunter nur durch die Probepunktion unterscheiden lassen.

Die chronisch entzündlichen Tumoren sind nicht so scharf abgegrenzt und leichter mit der Umgebung verwachsen. Sie bieten sialographisch ein durchaus abweichendes Bild und sind auf diesem Wege meist diagnostisch abzutrennen.

Die sehr seltenen Fibrome am Kieferwinkel, die Chondrome der Parotisgegend können allerdings klinisch kaum von Mischgeschwülsten zu unterscheiden sein. Bei ihnen vermag wiederum die Sialographie die mangelnde Zugehörigkeit zu einer Speicheldrüse aufzudecken.

Die Diagnose des malignen Mischtumors ergibt sich aus dem plötzlich gesteigerten Wachstum, dem Verlust der Verschieblichkeit gegen die Unterlage und die Haut, die mangelnde scharfe Abgrenzbarkeit, das Auftreten von Schmerzen. Die primären Karzinome pflegen in der Größe weit hinter den malignen Mischtumoren zurückzubleiben.

Die *Behandlung* der gutartigen Mischtumoren ist in der Regel kein großes Problem. Nach Freilegung mit einem entsprechend gewählten Schnitt lassen sie sich meist unschwer, am besten mit der Scherentechnik, ausschälen, doch ist bei dünner, zerreißlicher Kapsel große Vorsicht und Zartheit am Platze, um sie zur Verhütung von Rezidiven unbeschädigt herauszubringen. Dann bleibt oft das Drüsengewebe unverletzt, so daß auch postoperative Speichelfisteln so gut wie nie vorkommen. Ohne Not sollte man die Geschwulstkapsel nicht eröffnen, um zuerst die Tumormassen auszulöffeln und dann den Kapselbalg zu entfernen, wie es HYBINETTE vorgeschlagen hat.

Im Parotisgebiet ist auch der Fazialis kaum je gefährdet. Ich habe bei meinen Fällen mit einer Ausnahme nie einen Fazialisschaden erlebt, auch ohne von der Vorsichtsmaßregel der Elektrosonde (KLEINSCHMIDT) Gebrauch zu machen. Sie sind auch alle in örtlicher Betäubung operiert. Eine vorübergehende Fazialisparese mußte ich nur in einem Fall verbuchen, bei dem der Tumor weit in die Tiefe eingewuchert war zwischen Kiefer und Proc. styloideus bis nahe an die Schädelbasis; sie war nach einem Jahr bis auf einen geringen Rest (etwas mühsamer Schluß der Lider) wieder gewichen.

Selbst die Entfernung großer Gewächse gelingt meist unschwer ohne größere Blutung und Nebenverletzungen, doch ist auf einen genügenden Zugangsweg durch große, dem Einzelfall anzupassende Schnitte Wert zu legen.

Die *Ergebnisse* der Operation bei den gutartigen Mischtumoren sind sehr günstige, man kann mit etwa 75 % Heilung rechnen. Die grundsätzliche Totalexstirpation der Parotis (DUVAL und REDON) ist keinesfalls erforderlich.

Die seltene Entwicklung großer Geschwülste intraoral oder parapharyngeal erfordern dem Einzelfall angepaßtes Vorgehen, das u. U. einmal von außen und vom Munde her kombiniert werden muß (BREITNER).

Bei Submaxillargeschwülsten werden am besten auch die Drüsenreste mit ausgeschnitten. Die Exstirpation vom Munde aus ist selbst bei stärkerer Entwicklung zum Munde hin zu widerraten. Sie führt durch mangelnden Abfluß etwaigen Wundsekretes zu leicht zu postoperativen Störungen.

Bei den außerordentlich seltenen Geschwülsten der Sublingualis muß der operative Zugang wohl ganz in Abhängigkeit von ihrer Lage und Entwicklung gewählt werden.

Die Bestrahlungsbehandlung der gutartigen Mischgeschwülste zeigt in der Regel keine greifbaren Erfolge.

Gutartige Rezidivtumoren sind im allgemeinen wie die Primärtumoren anzusehen, wenn auch gelegentlich narbige Verwachsungen von dem ersten Eingriff her besondere Vorsicht nahe legen.

Maligne Mischtumoren erfordern in erster Linie ein sehr radikales operatives Vorgehen. Ob man bei Parotistumoren stets die Totalexstirpation der Drüse mit der unvermeidlichen Opferung des Fazialis durchführt oder einmal ein Versuch der Erhaltung von Drüsenanteilen um den Nerven als berechtigt erscheinen kann, ist grundsätzlich nicht zu beantworten und muß für den Einzelfall mit vollem Verantwortungsbewußtsein abgewogen werden. In schwierigen Fällen wird die Unterbindung der A. carotis ext. nützlich sein.

In den letzten Jahrzehnten ist zu der Operation der bösartigen Mischtumoren die Behandlung mit Röntgenstrahlen, besonders nach COUTARD, und Radium getreten. Sie sollen vor allem wirksam sein bei solchen Gewächsen, bei denen der epitheliale Anteil überwiegt. Ihr Nutzen ist fraglich, und von einer Reihe von Autoren (BENEDICT und v. MEIGS) wird ihr sogar jeder wesentliche Wert abgesprochen, wenn auch Besserungen dann und wann erreicht werden. Immerhin wird man sie bei dem unaufhaltsamen Fortschreiten der Tumoren versuchen müssen.

Die *Prognose* der Mischtumoren gewinnt dadurch eine besondere Note, daß die zunächst und zumeist durchaus gutartigen Geschwülste, wie oben ausgeführt, in einer nicht zu vernachlässigenden Häufigkeit alle Eigenschaften bösartigen Wachstums erhalten können. Darüber hinaus aber haben auch die rein gutartigen Mischtumoren selbst nach sorgfältiger operativer Behandlung eine ausgesprochene Neigung zu Rezidiven, deren Häufigkeit auf 20—30 % geschätzt wird, ja bei einzelnen Autoren noch höher liegt. Vielleicht mögen manche auf das Heranwachsen einer weiteren, vom Primärtumor unabhängigen Geschwulstanlage oder zurückgelassener kleiner Nebenknötchen zurückzuführen sein.

Die Rezidive treten einige Monate bis Jahre (selbst 30—47 Jahre) nach der Operation in die Erscheinung und wiederholen sich nicht allzu selten mehrfach. Die Großzahl der Rezidive ist gleichfalls gutartig wie der Primärtumor; sie gleichen ihm in ihrem klinischen Verhalten, und es gelten für sie auch die gleichen Behandlungsgrundsätze. Ein kleiner Teil der Rezidivtumoren aber nimmt bösartigen Charakter an, wobei ein mehrfach rückfälliger Tumor scheinbar in erhöhtem Maße gefährdet ist.

Die Prognose der bösartigen Mischgeschwülste ist abhängig von der Breite des Einbruchs in die Umgebung. Ist die Kapsel nur in einem beschränkten Bezirk zerstört, sind die Nachbarorgane wenig ergriffen, sind Dauerheilungen durchaus möglich. Größere Zahlen liegen jedoch bisher nicht vor. Mein einziger eigener Fall (46 jähr. Mann) ist nach radikaler Operation ohne Nachbestrahlung seit 16 Jahren rezidivfrei.

Die Geschwülste der Submaxillaris sind wegen der Möglichkeit radikaleren Vorgehens etwas günstiger zu beurteilen als die der Ohrspeicheldrüse.

Daß auch einmal ein bösartiger Mischtumor mit Metastasen noch geheilt werden kann — als Ausnahme von der Regel —, beweist ein Fall von Budde, eine Frau, bei der ein Rezidivtumor der Parotis entfernt und wegen einer Knochenmetastase im Oberschenkel die Exartikulation im Hüftgelenk ausgeführt wurde. Die Kranke war 5 Jahre nach der Entfernung des Rezidivtumors und 3 Jahre nach der Oberschenkelexartikulation gesund und beschwerdefrei.

b) Bösartige Geschwülste

Von bösartigen Geschwülsten kommen an den Speicheldrüsen das Karzinom, seltener das Sarkom und auch das Melanosarkom zur Beobachtung. Im engeren Sinne sind hierin nur die Geschwülste begriffen, die von vornherein den histologischen Bau dieser Gewächsarten zeigen. Sie sind abzugrenzen von den bösartigen Geschwülsten, die durch sekundäre Umwandlung aus zunächst gutartigen Tumoren entstehen; das betrifft, wie oben ausgeführt, nicht selten die Mischgeschwülste. Die Unterscheidung zwischen primärer und sekundärer bösartiger Geschwulstbildung kann des öfteren auf Grund des klinischen Verhaltens — nach jahrelangem Bestehen plötzlich rasches destruierendes Wachstum — oder des histologischen Befundes — Reste der ursprünglichen gutartigen Webung — getroffen werden. In zahlreichen anderen Fällen, in denen auf diese Merkmale aber nicht zurückgegriffen werden kann, läßt sie sich nicht herbeiführen.

Karzinom

Das Karzinom der Speicheldrüsen ist, wie in der Regel, eine Erkrankung des höheren Alters. Nach einer Literaturzusammenstellung bei Heineke lagen von 58 Fällen 23 im Alter von 41—60 Jahren, 18 im Alter von 61—70 Jahren. Das männliche Geschlecht ist stärker beteiligt: von 47 Kranken waren 32 Männer und 15 Frauen, und ein ähnliches Verhalten findet man auch in sonstigen neueren Zusammenstellungen (Dunet und Creyssel). Im allgemeinen erkrankt nur eine Drüse, als seltene Ausnahmen sind aber auch doppelseitige Karzinome der Parotis beschrieben (Volkmann, Tilton, Tansini).

Weitaus am häufigsten ist, wie auch sonst an Geschwülsten, die *Parotis* befallen. Hier entwickelt sich das Karzinom als harter Knoten, der rasch heranwächst; es erreicht nie die gelegentlich exzessiven Größen der Mischtumoren, sondern kommt zumeist kaum über Hühnerei- bis Kleinfaustgröße hinaus. Die vorderen und unteren Anteile der Drüse sind bevorzugt. Von vornherein fällt im Gegensatz zu den Mischtumoren die geringe Verschieblichkeit der Geschwülste gegen die Drüse auf. Bei dem weiteren Fortschreiten wird diese völlig durchwachsen und zerstört, zugleich aber erfolgt auch der schrankenlose Einbruch in die Umgebung; die Muskeln werden durchwachsen, der Kieferknochen, das Kiefergelenk zerstört, Sekundärfrakturen können Platz greifen.

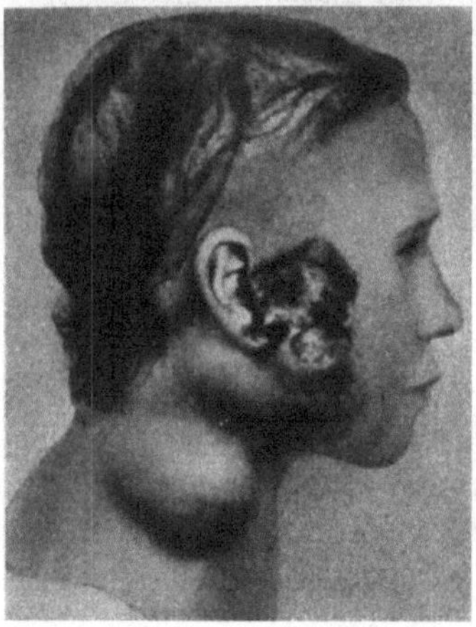

Abb. 39. Karzinom der Parotis (nach Heineke).

Früh verwächst die Geschwulst mit der Haut, die zunächst von groben Tumorknoten vorgewölbt, dann aber rasch durchbrochen wird (s. Abb. 39).

Nach der Perforation bietet sich das Geschwulstgewebe als jauchende, leicht blutende Gewebsmasse dar, die schließlich zu großen, tief kraterförmigen Geschwüren, nicht selten mit den zerstörten Knochenteilen im Grunde, zerfällt. Heftige Arrosionsblutungen können zu einem baldigen Ende führen. Bei dem selteneren Vordringen in die Tiefe kann die Geschwulst sich nach dem Pharynx, den Gaumenbögen, der Schädelbasis und dem Gehörgang hin entwickeln und in diese Räume einbrechen. Der Ausfluß von eitrigem, übelriechendem Sekret und Blutungen aus dem Rachen, dem Ohr sind die Folgen.

Von den Gefäßen werden die Venen leicht umschlossen und durchwachsen (V. jugularis ext. und V. facialis) mit ödematösen Schwellungen der betreffenden Gesichtshälfte, während die Arterien mehr Widerstand leisten: sie werden zwar umwachsen und zusammengedrückt, aber ein Einbruch in ihre Lichtung kommt kaum je zustande.

Früh werden die Nerven geschädigt, insbesondere sind Fazialislähmungen ein sehr häufiges Symptom, oft schon im Beginn des Leidens bei noch kleinem Tumor, wenn er nur in der Nähe des Nervengeflechtes entwickelt ist. Die Lähmung kommt meist allmählich zustande, pflegt nicht von vornherein eine vollständige zu sein, sondern die einzelnen Äste nacheinander zu ergreifen. Aber auch Sensibilitätsstörungen im Bereich des N. mandibularis oder auriculotemporalis gehören dann und wann zu den klinischen Erscheinungen.

Einen mehr lockeren Zusammenhang mit der Drüse zeigen die Krebsgeschwülste akzessorischer Parotisdrüsen, auf die Creyssel besonders hingewiesen hat.

Von subjektiven Beschwerden sind es in erster Linie die Schmerzen, die dem unglücklichen Kranken arg zusetzen, in die Schläfe, die Wange, zum Hals oder zur Ohrgegend ausstrahlen und oft neuralgieartigen Charakter mit heftigen Exazerbationen tragen.

Starke Behinderungen der Kieferbewegungen machen allmählich das Kauen, Sprechen, Schlucken immer beschwerlicher und schließlich unmöglich. Die Bedrängung und Durchwachsung des Gehörganges löst Ohrensausen und Gehörstörungen aus. In einzelnen Fällen wird eine stärkere Speichelabsonderung hervorgerufen, die bei gleichzeitiger Fazialislähmung für die Kranken zu einer furchtbaren Qual werden kann.

Die benachbarten Lymphknoten werden fast regelmäßig metastatisch befallen, und ebenso kommt es, wenn auch seltener, zur Entwicklung von Fernmetastasen in Lungen, Leber, Knochen usw., deren Lokalisation sich oft in weiteren vernichtenden Krankheitserscheinungen kundtut.

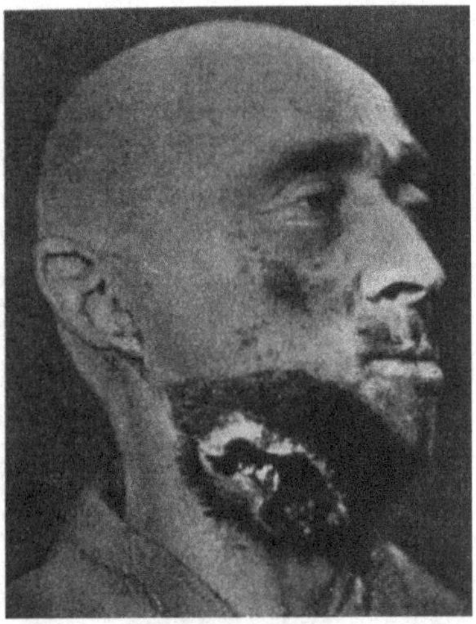

Abb. 40. Karzinom der Submaxillardrüse (nach HEINEKE).

Das noch seltenere *Karzinom der Gl. submaxillaris* — die letzten Literaturberichte haben nur etwa 30 Fälle sammeln können — bieten in den wesentlichen Merkmalen ein ganz ähnliches Bild wie der Parotiskrebs. Wenn auch im allerersten Beginn diese Karzinome vielleicht etwas länger als die der Ohrspeicheldrüse verschieblich bleiben, so ist das doch nur eine kleine zeitlich begrenzte Differenz. Sehr bald werden dann auch hier an der Submaxillaris die Verwachsungen mit den Nachbargebilden, Muskeln, Knochen usw. das führende Merkmal. In gleicher Weise wie an der Parotis wird bald die Haut durchbrochen, und es ergeben sich die großen jauchenden Geschwüre der zerfallenen Krebsmassen (s. Abb. 40), die in dem Durchbruch in die Mundhöhle ihre Parallele erhalten. Beim Durchwuchern des Mundbodens können dann schließlich breite offene Verbindungen der Mundhöhle mit der Kieferwinkelgegend entstehen mit dem furchtbaren Zustande des ständigen Abflusses des Mundhöhleninhaltes nach außen.

Auch die subjektiven Beschwerden, die den Kranken belästigen, sind denen des Ohrspeicheldrüsenkrebses im wesentlichen gleich: ausstrahlende Schmerzen, Behinderung der Beweglichkeit der Zunge, gelegentlich Lähmung des Hypoglossus mit beträchtlichen Störungen des Schluckaktes, des Sprechens, ja selbst der Atmung.

Karzinome der *Sublingualdrüsen* sind außerordentlich selten.

Im *anatomischen Bau* sind die Tumormassen des Karzinoms gegen das normale Gewebe der Speicheldrüse ohne Abgrenzung, es finden sich durchaus unscharfe Übergänge. Nicht selten entstehen Erweichungshöhlen mit trüb-serösem oder auch eiterähnlichem Inhalt, so daß die Tumoren mitunter sogar zystisch anmuten.

Auch histologisch gibt es keine scharfen Grenzen. Die Drüsenläppchen, in die das Karzinom vordringt, verfallen der Degeneration, wobei die Speichelröhren und Ausführungsgänge etwas länger erhalten bleiben, dazu findet sich an den Geschwulstgrenzen immer eine hochgradige Infiltration mit kleinen Rundzellen.

Nach der mikroskopischen Webung überwiegt das einfache solide Karzinom, aus Zellhaufen und -strängen gebildet und mit mäßigen bindegewebigen Anteilen durchflochten; die Zellen sind in ihrer Gestalt meist kubisch, mitunter aber auch mehr länglich geformt. Daneben kommt der Aufbau in großen alveolären Komplexen vor. Das drüsige Karzinom ist sehr viel seltener, manchmal aus Gängen mit Zylinderepithelzellen gebildet, die denen der Ausführungsgänge der Drüsen ähneln. Kurz erwähnt seien auch das Gallertkarzinom und das — oft szirrhotische — Plattenepithelkarzinom (KAUFMANN) (s. Abb. 41).

Die *papillären Adeno- oder Zystokarzinome* sind schon makroskopisch durch zystische, oft spaltförmige Hohlräume ausgezeichnet, die mit papillärem, blumenkohlartig gewucherten Gewebe ausgefüllt sind. Klinisch sollen sie besonders bösartig sein und

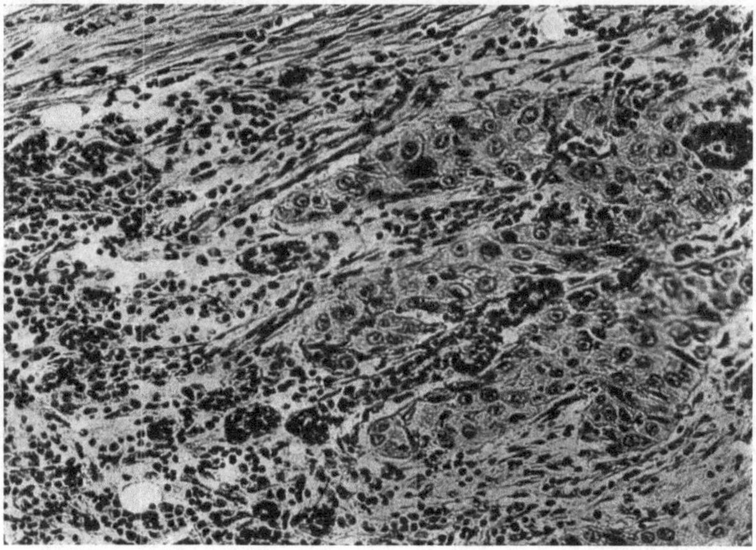

Abb. 41. Plattenephitelkrebs der Parotis, entzündlich kompliziert.

rasch wachsen, wie sie sich auch relativ häufig bei jungen Kranken (3. und 4. Jahrzehnt) finden. Histologisch sind ihre Hohlräume mit einem kubischen oder zylindrischen Epithel ausgekleidet, wie auch die papillär verzweigten bindegewebigen Wucherungen, die in die Hohlräume hineinragen, gleiches Epithel tragen (s. Abb. 42).

Ob es sich in diesem Fall um primäre Karzinome im reifen Drüsengewebe handelt, ist nicht immer zu entscheiden; von manchen Autoren werden die papillären Zystokarzinome mehr den bösartigen Mischgeschwülsten zugerechnet.

Die *Diagnose* des Speicheldrüsenkarzinoms, im vorgeschrittenen Stadium nicht schwer, kann in Frühfällen, auf die es so ganz besonders ankommt, erhebliche Schwierigkeiten bieten. Geschwulstbildungen der Nachbarschaft wie auch Veränderungen der Drüse selbst kommen differentialdiagnostisch in Betracht.

Von der ersten Gruppe können Tumoren der Lymphknoten primärer oder metastatischer Art gelegentlich einmal zu erwägen sein, während umschriebene Tuberkulose durch die chronisch entzündlichen Charakteristika leichter auszuscheiden ist. Heute vermag die Sialographie in sehr vielen Fällen unschwer die Entscheidung herbeizuführen, ob ein Tumor der Speicheldrüse selbst oder einem Nachbargebilde zuzurechnen ist.

Von den Erkrankungen der Speicheldrüsen selbst stellen die Hauptfehlerquelle die chronisch entzündlichen Tumoren. Trotz sorgfältigster Beobachtung der Drüsenschwellung selbst, der Veränderungen und Ausscheidungen an den Ausführungsgängen kann rein klinisch die differentialdiagnostische Trennung unmöglich bleiben. Auch hier ergibt die sialographische Aufnahme so verschiedene charakteristische Bilder, daß die Diagnose durch dieses Hilfsmittel ungemein gefördert ist. Bei chronisch entzündlichen Tumoren finden sich die eigenartigen vielfachen und vielgestaltigen Ausweitungen im Gangsystem, bei den malignen Geschwülsten sind Aussparungen mit

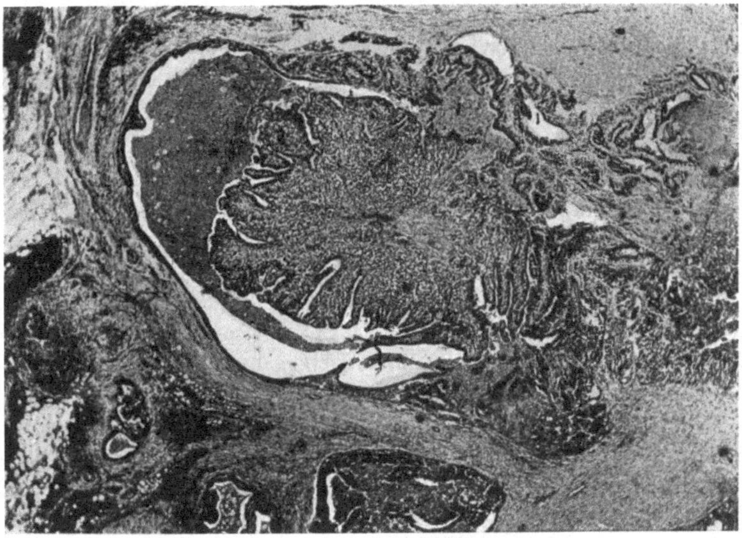

Abb. 42. Cystadenocarcinoma papilliferum der Parotis.

Abbrüchen und Richtungsänderungen der Gangverzweigung vorhanden, während gutartige Geschwülste wiederum nur die meist bogig gestaltete Verdrängung erhaltener Gänge herbeiführen. Liegt dem chronisch entzündlichen Tumor eine Speichelsteinbildung zugrunde, vermag auch die einfache Röntgenaufnahme schon Klärung zu bringen.

Wenn aber auch die Sialographie eine einwandfreie Deutung nicht zu bringen vermag, soll bei dem Verdacht auf ein Karzinom unter allen Umständen die Probeexzision in ihr Recht treten. Ihr großer Wert soll umso mehr genützt werden, als die Karzinome der Speicheldrüse, vor allem auch der Parotis, nicht ernst genug genommen werden können.

Die *Behandlung* der Speicheldrüsenkarzinome ist eine operative, solange der Tumor gut operabel ist. Der Eingriff soll dann immer die Totalexstirpation der Drüse sein, die an der Submaxillaris keiner Erwägung bedarf, aber auch an der Parotis ohne Rücksicht auf die unvermeidliche Durchtrennung des Fazialis mit der nachfolgenden Entstellung des Gesichts und den Gefahren für das Auge durchzusetzen ist. Die Grenzen der Operation ergeben sich mit dem Einbruch des Tumors in die benachbarten Gebilde; ist er in die Knochen, den Pharynx, den Gehörgang vorgewuchert, sollte man von einem operativen Vorgehen Abstand nehmen. Zwar sind früher manchmal sehr gewagte und ausgedehnt angelegte Operationen mit umfangreicher Knochenresektion, Unterbindungen der Karotiden unternommen, ab und an auch einmal Heilungen damit erreicht, Berichte über Dauerergebnisse so großer Eingriffe sind aber sehr selten. Ich selbst konnte nur ein Karzinom, etwa walnußgroß, operieren, das noch völlig in der Drüse selbst lag, ihre Grenzen nicht überschritten hatte. Der 65jähr. Mann ist 7 Jahre nach der Operation rezidivfrei gestorben.

Heute wird die Anzeige zur Radikalexstirpation eingeschränkt zugunsten der Behandlung oder der die Operation begleitenden Behandlung mit Radium und Röntgenstrahlen, der alle nicht mehr einwandfrei operablen Fälle, auch Operationsrezidive, zuzuführen sind. Das Radium ist dabei intratumoral, von der Oberfläche, aber auch als Distanzbestrahlung im Abstand von 1—6 cm, zum Teil in hohen Dosen, bis 38 000 mg St.verabreicht. Mit diesem Vorgehen kann es sehr wohl gelingen, auch fortgeschrittenere Fälle für mehr oder weniger lange Zeit zu beherrschen, gelegentlich auch zur Heilung zu bringen, wenn man auch die Hoffnungen auf Dauerheilungen nicht allzu hoch schrauben darf.

Die Prognose der primären Speicheldrüsenkarzinome ist im allgemeinen schlecht. Unbehandelt pflegt das Leiden, je nach der biologischen Aktivität des Tumors, in einigen Monaten, selten einmal in ganz wenigen Jahren zu einem qualvollen Tode zu führen. Früher verstrich eine lange Zeit, ehe die Kranken in ärztliche Beobachtung kamen, die Heineke für 24 Fälle mit durchschnittlich 10—12 Monaten errechnete, aber auch in neuerer Zeit scheint es nicht viel besser zu sein. Schirm bezeichnet 1933 von 10 Fällen der Jenaer Klinik bereits 7 als inoperabel.

Jedoch auch bei frühzeitiger Behandlung — Radikaloperation, gegebenenfalls mit angeschlossener Nachbestrahlung, — sind die Erwartungen für eine Dauerheilung keine großen. Zahlenangaben größeren Umfangs liegen bisher nicht vor. In der Regel dürfte das Rezidiv einen anfänglich vielleicht aussichtsreichen Heilerfolg bald wieder zunichte machen. Benedict verzeichnet unter 30 operierten Fällen nur einen, der als geheilt betrachtet werden kann. Hintze nennt in einer größeren Übersicht zwei Karzinome allein durch Operation mehr als fünfjährig geheilt, ein weiterer geheilter Fall war prophylaktisch nachbestrahlt. Andererseits berichten aber auch Bérard und Creyssel, daß von 15 Kranken mit Parotiskarzinom, die sehr radikal operiert und mit Radium nachbestrahlt wurden, 5 = 33,3 % 3—6 Jahre danach geheilt am Leben waren. Ebenso setzt sich Wickham für die radikale Operation mit nachfolgender Bestrahlung ein: er verfügt über 7 Fälle, die, so behandelt, über 8 Jahre rezidivfrei wurden. Auch sonst finden sich vereinzelt nach Operationen mit nachfolgender Bestrahlung fünfjährige Heilungsziffern bis 25 % angegeben. Es überwiegen aber auch im neueren Schrifttum die Autoren, die Heilungen durch die Bestrahlungsbehandlung nicht sahen.

Sarkom

Sarkome der Speicheldrüsen sind sehr seltene Geschwülste. Unter kritischer Sichtung des Schrifttums und Ausmerzung aller zweifelhaften Fälle führt Heineke 24 Beobachtungen an. Weitere Fälle sind von Kaufmann, Meyer, Frenyó mitgeteilt. Namentlich bei großen Geschwülsten ist es schwer zu sagen, ob sie im einzelnen Fall von der Speicheldrüse selbst ihren Anfang nahmen oder von der Nachbarschaft übergegriffen haben.

Die Sarkome der Speicheldrüsen kommen zwar in jedem Lebensalter vor, sind aber im 2.—4. Jahrzehnt am häufigsten. Von den eben erwähnten 24 Fällen, die HEINEKE zusammengestellt hat, lagen 15 zwischen dem 10. und 40. Lebensjahr. 3 Fälle sind seit langem als kongenitale Sarkome bekannt, ein weiteres angeborenes Sarkom der Parotis ist von CASSANELLO mitgeteilt. Wie auch die übrigen Tumoren sind die Sarkome am häufigsten an der Parotis. KÜTTNER sah ein doppelseitiges Parotissarkom, die auch von DEGEN, WYETH und SNOW beschrieben sind.

Anatomisch nehmen die Sarkome ihren Ausgang von dem interazinösen Bindegewebe der Drüsen, vielleicht auch des öfteren von der Kapsel. Meist sind sie selbst im Anfang von einer Kapsel umhüllt und im Gegensatz zum Karzinom gegen das Drüsengewebe ganz gut abgegrenzt; es fehlt auch meist die kleinzellige entzündliche Infiltration in den Grenzgebieten. Histologisch bilden sie das übliche Bild mit dem Aufbau aus kleinen oder größeren Rundzellen, Spindelzellen oder polymorphen Zellen. Als perivaskuläre Sarkome können sie die Gefäße mantelartig umlagern. Die Gefäßwände bieten nicht selten weitgehende hyaline Veränderungen. Auch Fibrosarkome führt KAUFMANN an.

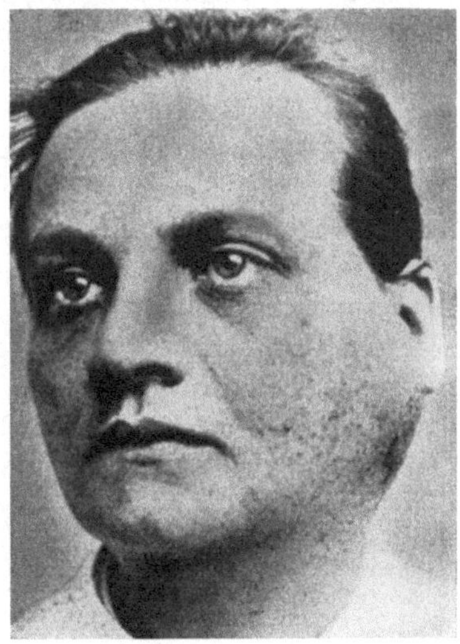

Abb. 43. Rundzellensarkom der Parotis (nach KÜTTNER).

Neben verhältnismäßig langsam wachsenden Geschwülsten gibt es solche, die in sehr kurzer Frist zu mächtigen Tumoren sich entwickeln von riesiger Größe, wie das bei dem Karzinom nicht vorkommt.

In klinischer Hinsicht zeigt das Sarkom gegenüber dem Karzinom manche bemerkenswerten Unterschiede. Das Sarkom bleibt lange Zeit weit besser abgegrenzt, seine Konsistenz ist nur ausnahmsweise hart (Fibrosarkom), meist weich, obwohl Einschmelzungsherde vermißt werden. Die Oberfläche ist glatter, rundlich (s. Abb. 43).

Auch verwächst das Sarkom nicht so ausgesprochen mit der Haut, die viel später durchbrochen wird. Erst in den späteren Stadien zerstört auch das Sarkom in schrankenlosem Wachstum seine Umgebung, wächst in die Wange vor, am Halse abwärts, dringt zum Pharynx, der Speiseröhre oder auch in den Schädel vor.

Die subjektiven Beschwerden pflegen beim Sarkom ebenfalls weniger intensiv zu sein als beim Karzinom. Die Schmerzen sind, namentlich in den früheren Stadien, lange nicht so heftig, wie auch die Bewegungen des Kiefers nicht so ausgesprochen behindert werden. Lähmungen des Fazialis oder Hypoglossus sind beim Sarkom selten. Erst mit weiter fortschreitendem Wachstum treten alle diese Erscheinungen mehr in den Vordergrund und gleicht sich das klinische Bild etwas mehr dem des Karzinoms an. So leidet auch das Allgemeinbefinden im Anfang weniger, und erst nach dem Durchbruch der Geschwulstmassen nach außen kommen die Kranken schnell von Kräften. Metastasen in die benachbarten - Lymphknoten werden nur ausnahmsweise entwickelt, aber auch solche der inneren Organe, Lungen, Niere u. a., scheinen selten zu sein.

Sarkome der Submaxillardrüsen haben JOULIARD, LOTHEISEN und VOLKMANN mitgeteilt, und schließlich ist ein Sarkom der Gl. sublingualis hervorzuheben, das HEINEKE beobachten konnte.

Die Diagnose des Sarkoms kann, zumal bei seiner Seltenheit, große Schwierigkeiten bieten. Gegenüber dem Karzinom weist es allerdings eine Reihe von Unterscheidungsmerkmalen auf, wie oben angeführt, die die Differentialdiagnose wohl ermöglichen. Dagegen sieht es den Mischtumoren in vieler Hinsicht so ähnlich, daß es in seinen Frühformen kaum von diesen zu trennen sein wird — es sei denn auf dem Wege der Probeexzision. Später lassen die grobknotige Form, die Härte der Mischtumoren eher die differentialdiagnostische Sonderung zu. In praxi aber wird in vielen Fällen wohl die Diagnose offen bleiben, bis die histologische Untersuchung nach der Exstirpation des Tumors seine Natur aufdeckt.

Ist die Diagnose Sarkom vor Beginn der Behandlung gesichert, so hat diese in der radikalen Operation zu bestehen, am besten wohl in Form der Totalexstirpation der Drüse. Wie weit hierbei die Grenzen gezogen werden können, läßt sich in allgemeinen Richtlinien nicht festlegen, die Entscheidung muß von Fall zu Fall getroffen werden. Zu der operativen Behandlung tritt dann die Strahlenbehandlung mit Radium und Röntgenstrahlen, der alle nicht glatt operablen Fälle zuzuführen sind, und die auch in Form der Nachbestrahlung nach einer operativen Tumorexstirpation ergänzend angeschlossen werden sollte.

Die Prognose eines Speicheldrüsensarkoms ist stets als sehr ernst anzusehen. Größere Zahlenangaben über Dauerheilungen liegen nicht vor, was bei der Seltenheit dieser Tumoren auch kaum zu erwarten ist. BENEDICT und v. MEIGS führen 3 Fälle an, die 5—9 Jahre geheilt sind.

Melanome

An der Parotis sind auch einige Fälle primärer melanotischer Sarkome beobachtet. HEINEKE führt 10 an, 9 Männer und 1 Frau, die bis auf einen jungen Mann schon im höheren Alter (44—67 Jahre) waren. Dazu kommen in neuerer Zeit ein Fall von KAUFMANN und einer von MIGNECO. Eine größere Zahl von Melanosarkomen der Parotisgegend wird nicht primärer, sondern metastatischer Natur sein (Lymphknotenabsiedlungen kleiner melanotischer Hauttumoren), die im vorgerückten Wachstum von den primären Tumoren nicht abzutrennen sind.

Die primären bösartigen Melanome, in erster Linie Tumoren der Haut, werden in allen Organen gefunden, die vom embryonalen Ektoderm stammen; sie sind also in der Speicheldrüse sehr wohl primär möglich, vielleicht manchmal auch als Ausdruck einer dysontogenetischen Veränderung zu erklären. Sie gehören, wie auch an anderer Lokalisation, zu den bösartigsten Gewächsen überhaupt.

Im Beginn auf die Grenzen der Drüsen beschränkt und abgekapselt, wachsen sie sehr bald zerstörend in die Umgebung ein, in gleicher Art wie es auch die nicht melanotischen Sarkome tun. Sie durchbrechen aber weit rascher die Haut, die schon vorher einen blau-schwarzen Farbton erkennen läßt, und bilden dann die die Oberfläche überragenden, vielknotigen, weichen, schwarzen Geschwulstmassen, die jauchig zerfallen. Die regionären Lymphknoten werden, wie es den Melanomen auch sonst eigen ist, ausgedehnt und früh befallen, während Fernmetastasen in Lunge, Pleura, Leber auch gebildet werden, aber weniger häufig zu sein scheinen.

Klinisch sind die Melanosarkome durch ihren meist raschen Ablauf und starke Schmerzen vor den sonstigen Sarkomen ausgezeichnet. Fazialislähmung wurde mehrfach festgestellt.

Im Beginn wird man auch diese Tumoren möglichst operativ auszurotten suchen, sonst ist die Bestrahlungsbehandlung angezeigt.

Die Prognose ist aber trotz aller therapeutischen Bemühungen trostlos. Von den wenigen operierten Fällen ist nur von zweien verzeichnet, daß sie nach 4 Monaten noch rezidivfrei waren. Ein Fall von BENEDICT starb 9 Jahre nach der Operation rezidivfrei an einer interkurrenten Erkrankung.

16. Funktionelle Störungen der Speicheldrüsen

Von funktionellen Schäden der Speicheldrüse ist die verminderte Sekretion nach größeren Operationen wohl am bekanntesten. Sie läßt sich durch die Injektion von Neucesol gut bekämpfen.

Die übrigen, hier kurz zusammengefaßten Beobachtungen stehen hinsichtlich ihrer Bewertung und ihrer Pathogenese auf weniger sicherem Fuß. Es sind überwiegend Erkrankungen mit *intermittierender Schwellung der Speicheldrüsen ohne eine anatomisch faßbare Ursache.*

So beschreibt KÜTTNER 2 Fälle von intermittierender Speichelretention (Tumor salivalis), bei denen keine organische Veränderung (Steine, Fremdkörper, Entzündung) als Ursache nachzuweisen war. Beide betrafen ältere Damen, erkrankt war eine Parotis. Die Schwellungen, die keine wesentlichen Schmerzen verursachten, auch nicht druckempfindlich waren, stellten sich ziemlich plötzlich ohne bekannte Veranlassung ein und zwar in der kalten Jahreszeit. Während des Essens nahm die Schwellung deutlich zu, um eine Stunde danach wieder ganz zurückzugehen. Der eigentümliche Zustand hielt in beiden Fällen etwa eine Woche an, um nicht wiederzukehren. Therapeutische Maßnahmen waren nicht erforderlich; die Sondierung des Ausführungsganges, die in einem Fall versucht wurde, führte zu einer Zunahme der Beschwerden. In ätiologischer Hinsicht dachte KÜTTNER an einen Kälteschaden, ohne sich aber eindeutig schlüssig zu werden.

ROEDELIUS nimmt für einen von ihm beobachteten Fall typischer Speicheltumorbildung an einer Submaxillardrüse ohne organisches Hindernis *spastische Zustände* eines feinen Nerv-Muskelapparates an den Ausführungsgängen der Speicheldrüse an. Wenn ein solcher auch anatomisch bisher nicht zur Darstellung gebracht werden konnte, ist dieser Fall von ROEDELIUS dadurch von besonderem Wert, daß er eine anatomische Ursache, insbesondere eine entzündliche Genese auch histologisch ausschließen ließ.

Vielleicht liegt in dieser Linie die sehr bemerkenswerte Beobachtung, über die LANGE berichtet: einen „nervösen" 35jähr. Patienten, der an intermittierenden Schwellungen beider Parotisdrüsen erkrankte. Diese Schwellungen traten seit 5—6 Jahren mehr oder weniger plötzlich ohne nachweisbare Veranlassung periodisch auf, mit der Zeit wurden sie häufiger, besonders nach Hustenanfällen. Dann aber stellten sich die gleichen Erscheinungen auch an der Gl. submaxillaris und sublingualis ein, die mit einem Schlag gleichzeitig so riesig anschwellen konnten, daß das Öffnen des Mundes und das Kauen beschwerlich wurden. Abgesehen von einer leichten Druckempfindlichkeit boten die geschwollenen Drüsen keine besonderen Symptome, vor allem keine entzündlichen Erscheinungen. Die Schwellungen gingen so, wie sie gekommen waren, ohne besondere Veranlassung wieder zurück, nachdem sie 1/4, gelegentlich auch bis zu einigen Stunden bestanden hatten. In der letzten Zeit hatten sie an Häufigkeit sehr zugenommen, erfolgten 1—2mal in der Woche. Der objektive Befund bot keine Klärung der eigenartigen Erscheinungen. Der Kranke hatte vor Jahren eine Syphilis erworben, aber alle antiluetischen wie auch zahlreiche sonstige Behandlungsversuche vermochten das Leiden nicht zu beeinflussen. Sollte hier auch eine neurogene Komponente mit hineinspielen, zumal der Kranke ein sehr „nervöser Mann“ war? Eine entzündliche Verlegung der Ausführungsgänge bei allen drei Drüsenpaaren wäre doch sehr ungewöhnlich.

Ähnlich spricht LECLERC auf Grund zweier Beobachtungen von einer Dystrophie des Ausführungsganges, die vielleicht durch das Fehlen elastischer Fasern bedingt sein könnte.

Endlich sei noch eine Beobachtung von MOSZKOWICZ kurz angeführt, die er als sympathische Parotisschwellung bezeichnet. Sie betraf einen Kranken, der an der rechten Parotis eine Speichelfistel hatte, worauf nach einiger Zeit auch die linke unverletzte Drüse eine vorübergehende Anschwellung erfuhr.

Nach diesen Beobachtungen scheint das gesichert zu sein, daß in seltenen Fällen auf Grund funktioneller Störungen intermittierende Schwellungen an einer oder auch gleichzeitig mehreren Speicheldrüsen vorkommen, wenn sie auch einstweilen ätiologisch und pathogenetisch nicht einwandfrei geklärt werden können.

17. Typische Operationen an den Speicheldrüsen

Die Totalexstirpation der Parotis

Die Totalexstirpation der Parotis ist überwiegend durch bösartige Geschwülste geboten. Nur ausnahmsweise kann einmal ein gutartiger Prozeß, ein Hämangiom z. B., sie veranlassen. Sie ist ein größerer, wenn auch in der Regel nicht bedrohlicher Eingriff, der am besten in örtlicher Betäubung durchgeführt wird. Eine eingehende Technik dieser Anästhesie haben FINOCHIETTO und DICKMANN beschrieben.

Der Schnitt verläuft vom Jochbogen abwärts etwa einen Querfinger breit vor dem Ohr, umkreist das Ohrläppchen und erstreckt sich dann am Vorderrande des Sternokleidomastoideus herab, soweit die Ausdehnung des Tumors oder befallene Lymphknoten es nötig machen. Auf diesen Schnitt wird in manchen Fällen zweckmäßig ein kurzer Querschnitt dicht unterhalb des Jochbogens in Richtung auf den Mundwinkel gesetzt. Durch Zurückpräparieren der Hautränder wird die Oberfläche der Drüse bzw. des Tumors gut freigelegt. Die Ausschälung erfolgt dann extrakapsulär. Wenn die Entwicklung des Tumors nicht zu einem abweichenden Vorgehen zwingt, löst man zuerst die vorderen Anteile der Drüse vom Masseter und der Außenfläche des Unterkiefers ab. Der Ductus Stenonianus wird unterbunden und durchtrennt. Vor Beginn der Freilegung des unteren Pols wird die A. carotis ext. unterbunden, am zweckmäßigsten distal von dem Abgang der A. thyreoidea sup. Falls vergrößerte oder verdächtige Lymphknoten vorhanden sind, werden sie möglichst im Zusammenhang mit dem Drüsentumor herausgebracht. Die Absetzung von den obersten Partien des Sternokleidomastoideus muß scharf geschehen, da hier sehr innige feste Verbindungen bestehen. Mitunter müssen schmale Teile des Muskels mitgenommen werden. Die Abmeißelung der Spitze des Warzenfortsatzes (Duval) ist in der Regel sicherlich entbehrlich. Nun wendet man sich den oberen Anteilen der Drüse zu, die scharf vom Kiefergelenk und dem Gehörgang abzupräparieren sind. Ist die Drüse soweit gelöst, kann sie angezogen und damit ihr tieferer Anteil zwischen aufsteigendem Kieferast, Griffel- und Warzenfortsatz zugänglich gemacht werden. Er wird allmählich teils stumpf, teils scharf herausgearbeitet, wobei schließlich der N. facialis durchtrennt werden muß. Das Streben, den Fazialis wenigstens in seinen oberen Ästen zu erhalten — von Duval zunächst für gutartige Mischgeschwülste gedacht, ist bei bösartigen Geschwülsten sicher ein sehr zweischneidiges Unternehmen, das reiflicher Abwägung bedarf. Die Radikalität der Operation kann leicht darunter leiden. Um sich die tiefen Abschnitte der Drüse bzw. ihres Tumors übersichtlich zugänglich machen zu können, wird mitunter eine Resektion des hinteren Randes des aufsteigenden Kieferastes notwendig. Gleich hinter dem Gelenkkopf verläuft die A. maxillaris int. begleitet von stärkeren Venen, die sorgfältig unterbunden werden müssen. Weitergehende Resektionen sollte man vermeiden, da Fälle, die sie erfordern würden, wohl kaum einwandfrei radikal operabel sein dürften. Die große Wundhöhle wird dann drainiert. War die Haut über dem Tumor intakt, wird sie durch Naht geschlossen. Mußte sie teilweise mit entfernt werden, wird evtl. eine plastische Deckung des Defektes angeschlossen werden müssen.

Bei einzelnen Autoren wird die Durchführung des Eingriffs mit dem Elektromesser geschätzt; es hat den Vorzug geringer Blutung.

In der Nachbehandlung ist die Sorge um das durch die Lähmung des Fazialis gefährdete Auge besonders dringend.

Die Exstirpation der Gl. submaxillaris

Die totale Entfernung der Gl. submaxillaris ist ungleich häufiger als die der Parotis angezeigt und nicht nur bei bösartigen Geschwülsten, sondern auch bei nicht destruierenden oder konservativ chirurgisch schwer zu heilenden Erkrankungen: chronische Entzündungen, Speichelsteine. Sie ist zumeist eine einfache Operation, je nach der Natur der Erkrankung vorwiegend in örtlicher Betäubung oder auch in kurzer Narkose auszuführen.

Ein zum Zungenbein bogiger Schnitt etwa parallel dem Unterkieferrande durchtrennt Haut und Platysma. Der untere Fazialisast (Ramus marginalis) soll nach Möglichkeit präpariert und erhalten werden. Nun wird die oberflächliche Halsfaszie, die von der Drüsenkapsel zum Zungenbein sich hinüberspannt, am unteren Rande der Drüse eingeschnitten, die dadurch leicht zugänglich wird. Sie wird mit einem scharfen Haken angezogen und von ihrem unteren Rande her leicht ausgelöst. Nach der meist erforderlichen Durchtrennung und Unterbindung der A. maxillaris ext. wird die Drüse von ihrer Unterlage unschwer abgehoben, der Ausführungsgang durchschnitten. Damit entfällt sie nach Ablösung vom Kiefer. Der N. hypoglossus, an der Innenseite der Drüse gelegen, läßt sich, sofern er nicht durch besondere Verwachsungen einmal herangezogen ist, in der Regel leicht abschieben; der N. lingualis liegt tiefer und kommt kaum je zu Gesicht.

Die Exstirpation der Gl. sublingualis

Die Sublingualdrüse kann in Lokalanästhesie vom Munde aus entfernt werden. Der Schnitt, der die Mundschleimhaut spaltet, liegt etwa am lateralen Rande des Sublingualwulstes. Dann sind leicht zugänglich an der medialen Seite A. und V. sublingualis und der Ausführungsgang der Submaxillardrüse. Der N. sublingualis, der etwas weiter hinten liegt, ist, wenn angängig, zu schonen. Der WHARTONsche Gang muß vorsichtig abpräpariert werden, wobei es zweckmäßig sein kann, eine feine Sonde in ihn einzuführen.

Bei großen Geschwülsten, besonders Zysten, kann auch einmal die Entfernung von außen angebracht erscheinen. Sie geschieht von einem Schnitt parallel der vorderen Hälfte des Kieferrandes. Wird die Submaxillardrüse nach hinten verschoben, erscheint die Unterfläche des M. mylohyoideus, dessen Fasern auseinandergedrängt werden. Medialwärts vom M. genioglossus erreicht man dann die Sublingualdrüse, die allseitig ausgelöst wird. Die Nn. hypoglossus und lingualis sind unschwer zu erhalten. Die Mundschleimhaut, die häufig verletzt wird, muß sorgfältig genäht werden. Für 1—2 Tage wird ein Drain eingelegt, im übrigen die Wunde geschlossen. Dieses Vorgehen von unten ist im allgemeinen schwieriger und erscheint nur bei starker Entwicklung einer Geschwulst, einer Zyste nach der Kinngegend zu ratsam.

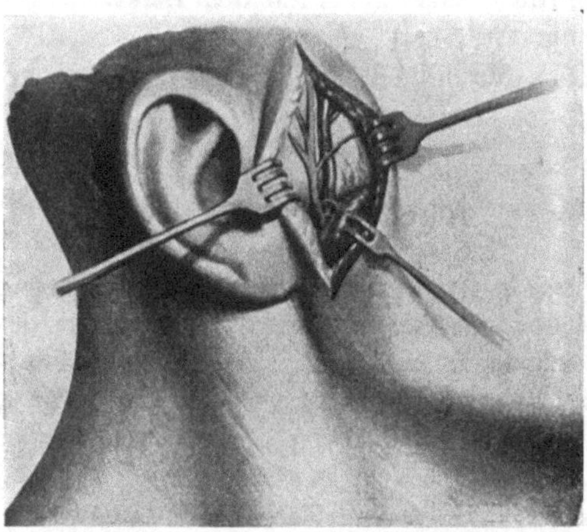

Abb. 44. Freilegung des N. auriculotemporalis (nach KLEINSCHMIDT).

Die Exhairese des N. auriculotemporalis

Die Exhairese des N. auriculotemporalis, des Sekretionsnerven der Ohrspeicheldrüse, wird zur Behandlung von Parotisfisteln angewandt. Der Nerv kommt etwas unterhalb des Gelenkfortsatzes des Unterkiefers zwischen ihm und dem knorpligen Gehörgang an die Oberfläche und schließt sich eine Strecke weit der A. temporalis superficialis an. Entsprechend ihrem Verlauf, der ja leicht durchtastbar ist, wird er von einem etwa 5 cm langen Schnitt freigelegt (s. Abb. 44). Er liegt hinter der Arterie und läßt sich leicht von ihr abheben. Die Durchtrennung und Herausdrehung soll soweit wie möglich zentralwärts erfolgen, um alle in die Parotis ziehenden Äste zu durchreißen.

Literatur

Bezüglich der älteren Literatur verweise ich auf das ausführliche Werk von HEINEKE.

Allgemeines

BRÜNING, Die Chirurgie der Speicheldrüsen. In KIRSCHNER-NORDMANN, Die Chirurgie. 1. Aufl. Bd. IV, 1, S. 93.

FURSTENBERG, Diseases of the salivary glands. J. amer. med. Assoc. 136; Ref. Zorg. ges. Chir. 113, 338.

HEINEKE, Verletzungen und chirurgische Krankheiten der Speicheldrüsen. Dtsch. Chirurgie Bd. 33, 2, II. 1913.

KAUFMANN, Spezielle Pathologische Anatomie. 9./10. Aufl. Berlin 1931.

KÜTTNER, Die Chirurgie der Speicheldrüsen. Handb. d. prakt. Chirurgie. 6. Aufl. I, 912. Stuttgart 1926.

PARTSCH, Pathologie und Therapie der Speicheldrüsen. Fortschr. Zahnheilk. 6, 202; Ref. Zorg. ges. Chir. 50, 574.

— Fortschr. Zahnheilk. 8, 216; Ref. Zorg. ges. Chir. 58, 463.

RUPPE, Séméiologie des affections des régions sous-maxillaires et parotidiennes. Presse méd. 1935, 1131; Ref. Zorg. ges. Chir. 74, 227.

SCHMIDT, Pathologie und Therapie der Speicheldrüsen. Fortschr. Zahnheilk. 9, 187; Ref. Zorg. ges. Chir. 63, 708.

STOPPATE, Chirurgia delle ghiandole salivari. Bologna 1919; Ref. Zbl. Chir. 1920, 869.

WAKELEY, The surgery of the salivary glands. Ann. Roy. Coll. Surg. 3, 289; Ref. Zorg. ges. Chir. 114, 346.

Anatomie

BAILEY, Surgical anatomy of the parotid gland. Brit. med. J. 4569, 245; Ref. Chirurg 1949, 445.

BRIUSSOWA, Die Operation nach LÉRICHE bei Speicheldrüsenfisteln. Nov. chir. Arch. 1927, 53; Ref. Zbl. Chir. 1928, 2469.

CORNING, Lehrbuch der topographischen Anatomie. 16./17. Aufl. München 1931.

FERRARINI, Sulla presenza e sulla formazione di organi linfatici nelle glandule salivari e sulla loro importanza nella patologia delle stesse. Cagliari 1913; Ref. Zbl. Chir. 1914, 1269.

HETZAR, Anatomische und funktionelle Besonderheiten des Speichelsystems, nachgewiesen mittels der Sialographie. D. Z. Chir. 258, 160.

HITSCHLER and COPE, Aberrant salivary gland in tonsillar fossa. Arch. of Otolaryng. 34, 173; Ref. Zorg. ges. Chir. 105, 694.

LEPP, Über retromoläre akzessorische Speicheldrüsen. Mschr. Ohrenheilk. 73, 695; Ref. Zorg. ges. Chir. 98, 25.

NADEIN, Anatomische Begründung der Möglichkeit der Einschleppung der Infektion auf embolischem Wege in die Glandula parotis beim Fleckfieber. Med. Mysl' 1, 40; Ref. Zorg. ges. Chir. 45, 851.

PONS TORTELLA, Le plexus parotidien du facial. Ann. d'Anat. path. 12, 41; Ref. Zorg. ges. Chir. 73, 422.

RAUBER-KOPSCH, Lehrbuch der Anatomie. 9. Aufl. Leipzig 1911.

SÉMIONOV, Typische Anatomie des Ohrspeicheldrüsenganges. Vestn. Chir. 56, 55; Ref. Zorg. ges. Chir. 92. 667.

WEISHAUPT, Ein embryonaler Seitengang des Ductus parotideus und seine Beziehungen zu einigen Tumoren der Parotis. Arch. klin. Chir. 100.

Physiologie

ASANO, Über die endokrine Funktion der Speicheldrüsen. I. Über den Einfluß der einfachen Exstirpation oder Unterbindung der Parotis und der Submaxillardrüse auf den Zuckerstoffwechsel. Arch. jap. chir. 12, 155; Ref. Zorg. ges. Chir. 74, 144.

— Über die endokrine Funktion der Speicheldrüsen. II. Über den Einfluß der kombinierten Exstirpation und Unterbindung der Parotis und der Submaxillardrüse auf den Zuckerstoffwechsel. Arch. jap. Chir. 12, 213; Ref. Zorg. ges. Chir. 73, 115.

ASANO, Über die endokrine Funktion der Speicheldrüsen. III. Über den Einfluß der einfachen Exstirpation und Unterbindung der Parotis oder der Submaxillardrüse auf den Blutzuckerspiegel, zu dem es durch verschiedene aus den endokrinen Drüsen hergestellten Präparaten kommt. Arch. jap. Chir. 12, 255; Ref. Zorg. ges. Chir. 73, 115.

BAUMSTARK, Über einen bemerkenswerten Fall doppelseitiger Speicheldrüsenschwellung. M. m. W. 1917, 840.

DOBRZANIECKI et MICHALOWSKI, Influence de la suppression de l'excrétion de la parotide sur la glycorégulation. Lyon chir. 28, 571; Ref. Zorg. ges. Chir. 56, 82.

GOLJANITZKI, Zur Frage der inneren Sekretion der Speicheldrüsen und ihre klinische Bedeutung. D. Z. Chir. 191, 79.

GRIEBEL u. SCHNEE, Besteht ein endokriner Zusammenhang zwischen Parotis und den Geschlechtsdrüsen? N. Med. Welt 1950, 1221.

HERMANN, Zu den Röntgenschädigungen der Parotis. Strahlenther. 58, 220; Ref. Zorg. ges. Chir. 84, 151.

HERMANN, Lehrbuch der Physiologie. 14. Aufl. Berlin 1910.

JARIN, Zur Frage der vasomotorischen und sekretorischen Störungen nach eitriger Parotitis. Vrač. Delo 11, 649; Ref. Zorg. ges. Chir. 47, 257.

LIVRAGA, Studio sperimentale sulla legatura dei dotti escretori e sulla enervazione delle ghiandole salivari con speciale riguardo alla glicemia. Riv. Pat. sper. 8, 68; Ref. Zorg. ges. Chir. 60, 34.

LUKOMSKY, Zur Charakteristik der Funktion der Parotisdrüse des Menschen. Über die Bedeutung des Nervus sympathicus für die Speichelsekretion und über die aktuelle Reaktion des Parotissekrets. Arch. klin. Chir. 146, 777.

NERI, Ablazione delle parotidi. Napoli 1914; Ref. Zbl. Chir. 1914, 1599.

POLACCO ed MIDANA, Influenza della legatura dei dotti parotidei sulla amilasi del sangue e dell' orina in cani spancreati e non. Arch. Soc. ital. Chir. 654; Ref. Zorg. ges. Chir. 46, 761.

POZZAN, Sulle presunte alterazioni anatomo-istologiche dell' apparato digerente dopo parziale e totale sialectomia. Arch. ital. Mal. Appar. diger. 4, 366; Ref. Zorg. ges. Chir. 80, 38.

REIN, Einführung in die Physiologie des Menschen. 7. Aufl. Berlin 1943.

RIGHETTI, Untersuchungen über die Vorgänge nach Resektionen an den Speicheldrüsen. Ital. Chirurg. Kongr. 1907; Ref. Zbl. Chir. 1908, 1181.

ROST, Pathologische Physiologie des Chirurgen. 3. Aufl. Leipzig 1925.

SCHMIDT, Pathologie und Therapie der Speicheldrüsen. Fortschr. Zahnheilk. 9, 187; Ref. Zorg. ges. Chir. 63, 708.

SCOLLO, L'influenza della parotide sul ricambio degli idrati di carbonio e sul diabete pancreatico sperimentale. Policlin. Sez. chir. 40, 774; Ref. Zorg. ges. Chir. 66, 85.

STUPKA, Über die Erscheinung des Speichelspritzens. Z. Laryng. usw. 11; Ref. Zbl. Chir. 1924, 1368.

TOMOZAWA, Über die Veränderung des GOLGIschen Apparates in den Pankreaszellen nach totaler Exstirpation der Ohrspeichel- oder Submaxillardrüsen. Okay.-Igak.-Zasski 45, 2327; Ref. Zorg. ges. Chir. 67, 447.

ZUKSCHWERDT, Schilddrüse, Epithelkörper, Speicheldrüsen. Leipzig 1940.

Untersuchungsmethoden

BLADY and HOCKER, The application of sialography in nonneoplastic diseases of the parotid gland. Radiology 32, 131; Ref. Zorg. ges. Chir. 93, 686.

— Sialography, its technique and application in the Roentgen study of neoplasms of the parotid gland. Surg. etc. 67, 777; Ref. Zorg. ges. Chir. 93, 446.

CARLSTEN, Lipiodolinjectionen in den Ausführungsgang der Speicheldrüsen. Act. radiolog. 6, 221; Ref. Zbl. Chir. 1926, 2753.

DIES, Die Leistungsfähigkeit der Sialographie für die Beurteilung von Parotiserkrankungen. In Holthusen, Aktuelle Probleme der Pathologie und Therapie. Stuttgart 1949.

GAUWERKY und LINDEMANN, Erfahrungen mit der Sialographie bei Entzündungen und Tumoren der Parotis. Röntgenprax. 1948, 291.

HARE, Sialography or lipiodol injection of the salivary ducts. Surg. Clin. N. Amer. 15, 1567; Ref. Zorg. ges. Chir. 78, 340.

HETZAR, Die Sialographie. Zugleich ein Beitrag zur Klinik der Speicheldrüsenerkrankungen. (Fortschr. Röntgenstr.-Erg.-Bd. 63.) Leipzig 1942.

— Die Sialographie im Dienste der Chirurgie. Zbl. Chir. 1947, 550.

HOBBS and SNEIERSON, Infections of parotid gland. Further studies on etiology and treatment; sialograms of normal and abnormal glands and ducts including tumors. Amer. J. Surg. 32, 258; Ref. Zorg. ges. Chir. 79, 25.

JANNULIS, Über die Sialographie, das Sialogramm und seine Besonderheiten. Mschr. Ohrenheilk. 81, 437; Ref. Zorg. ges. Chir. 114, 35.
JORNS, Die Urindiastase bei Erkrankungen der Ohrspeicheldrüse. Med. Klin. 1929, 1696.
KIMM, SPIES and WOLFE, Sialography. With particular reference to neoplastic diseases. Amer. J. Roentgenol. 34, 289; Ref. Zorg. ges. Chir. 76, 76.
LANGE, Die Darstellung der Parotisgänge mittels Lipiodol bei Speichelfisteln. Chirurg. 1932, 877.
PAYNE, Sialography: its technique and applications. Brit. J. Surg. 19, 142; Ref. Zorg. ges. Chir. 56, 479.
— Sialography. Brit. J. Radiol. 5, 492; Ref. Zorg. ges. Chir. 60, 541.
POPOLITZA et ALBU, La sialographie. Presse méd. 75, 1926; Ref. Zbl. Chir. 1927, 680.
RABLOCZKY, Über die Parotissteine und über die Röntgenuntersuchung der Speicheldrüsen. Fortschr. Röntgenstr. 27; Ref. Zbl. Chir. 1921, 1141.
SIMON, Erkrankungen der Ohrspeicheldrüse im Röntgenbild. Chir. Kongr. 1934, Verhdlg. 39.
— Erkrankungen der Ohrspeicheldrüse im Röntgenbild. Chirurg 1934, 404.
— Erkrankungen der Sublingual- und Submaxillardrüse im Röntgenbild. Zbl. Chir. 1935, 162.
— Weitere Erfahrungen mit der Darstellung der Parotis im Röntgenbild. Bruns' Beitr. 170, 77.
— Zur Geschichte der Sialographie. Zbl. Chir. 1948.
STEINHARDT, Zur Technik der Speicheldrüsensondierung, zur Sialoskopie und Sialographie. D. Zahn- usw. Heilk. 9, 132; Ref. Zorg. ges. Chir. 108, 556.
USLENGHI, Nueva técnica para la investigación radiológica de las glándulas salivales. Semana. méd. 1925, 27; Ref. Zbl. Chir. 1926, 2750.

Fehlbildungen

RUIZ, PELUFFO und ROSSI, Aberrierende Speicheldrüsen an den Lippen. Rev. méd. lat.-amer. 20, 587; Ref. Zorg. ges. Chir. 73, 672.
SCHREIBER, Rechtsseitige Parotisaplasie bei linksseitiger Parotisdystopie. Anat. Anz. 63, 349; Ref. Zbl. Chir. 1928, 1728.
THORSÉN, Ein Fall von linksseitiger Parotisaplasie. Upsel. Läk. för. Förh. N. F. 37, 303; Ref. Zorg. ges. Chir. 60, 452.

Verletzungen

BAILEY and SKAFF, Surgical repair of lacerations and fistulas of the parotid duct. Ann. Surg. 129, 103; Ref. Zorg. ges. Chir. 113, 227.
BROHM and BIRD, Primary repair of severed parotid duct. Method of fixation of an inlying dowel. J. amer. med. Assoc. 104, 733; Ref. Zorg. ges. Chir. 72, 343.
MORTON, Traumatic parotid hernia in a child. Brit. med. J. 3594; Ref. Zorg. ges. Chir. 48, 825.
PÓLYA, Über pulsierende Haematome der Parotis nach stumpfer Verletzung. Zbl. Chir. 1918, 525.
SPARKMAN, Primary repair of severed parotid duct. Review of literature and report of three cases. Ann. Surg. 129, 652; Ref. Zorg. ges. Chir. 115, 54.

Speichelfisteln

BARBÈRA, La roentgenterapia nelle fistola salivari. Policlin. Sez. prat. 1936, 1773; Ref. Zorg. ges. Chir. 82, 21.
BEHRENDT, Zur Behandlung der Speichelfisteln. J. D. Königsberg 1925.
BERDIČEVSKIJ, Konservative Behandlung der Speichelfisteln. Sovet. Chir. 1, 162; Ref. Zorg. ges. Chir. 82, 178.
BERTAUX, Fistule parotidienne rebelle. Résection du trajet. Guérison. Bull. mém. soc. anat. Paris 1923, 763; Ref. Zbl. Chir. 1925, 2260.
BORKOWSKI, Beitrag zur Behandlung der Speichelfisteln. Warsz. Czas. lek. 6, 100; Ref. Zorg. ges. Chir. 50, 742.
BRÜSSOWA, Die Entnervung der Speicheldrüse nach Lériche. Zbl. Chir. 1928, 329.
CONSTANTINESCU, Beiträge zur Behandlung der Parotisfisteln. Zbl. Chir. 1943, 357.
COOK, Treatment of parotid fistula. Lancet 1936, 1939; Ref. Zorg. ges. Chir. 79, 192.
CROUSE, New technique for operations on Steno's duct. Surg. etc. 20; Ref. Zbl. Chir. 1916, 160.
DANILJAK, Verschluß von Speichelfisteln der Gl. parotis nach Sapoškov. Vestn. Chir. 50, 178; Ref. Zorg. ges. Chir. 48, 597.

DMITRIEV, Über Färbung der Fisteln bei Excision derselben und besonders der Speichelfisteln. Nov. chir. Arch. 20, 275; Ref. Zorg. ges. Chir. 54, 267.

FERRARINI, Sulla possibilità di creare alla parotide una via collaterale di escrezione coll' anastomosi interglandulare parotido-sottomascellare. Clin. chir. 22, 11; Ref. Zbl. Chir. 1915, 632.

— Sulla terapia delle fistola del dotto di Stenone ed in particolare sull' operazione di disinnervazione della parotide proposta dal Lériche. Arch. ital. chir. 2, 207; Ref. Zbl. Chir. 1921, 327.

FREY, Zur Injektionsbehandlung der äußeren Speichelfistel. Chirurg 1947, 401.

GERKE, Über die bestmögliche Beseitigung von Speichelfisteln im Bereiche des Gesichtsschädels. D. Zahn- usw. Heilk. 3, 388; Ref. Zorg. ges. Chir. 79, 669.

GLASCOCK and GLASCOCK, Repair of traumatic fistulas of Stenson's duct. Surg. etc. 65, 355; Ref. Zorg. ges. Chir. 85, 619.

HAUBERRISSER, Zur Operationsmethodik der Parotisfisteln. Bruns' Beitr. 180, 565.

HEBER, Die äußere Speichelfistel. Zweckmäßige konservative und operative Behandlungswege. Bruns' Beitr. 178, 379.

HOLMANN, The treatment of persistent parotid fistulae by avulsion of the auriculotemporal nerve. Report of two cases. Surg. Clin. N. Amer. 10, 1055; Ref. Zorg. ges. Chir. 53,20.

IGLESIAS CASTELLANOS, Parotisfistel chirurgischen Ursprungs. An. Fac. Méd. 15, 121; Ref. Zorg. ges. Chir. 51, 226.

KAESS, Die temporäre Ausschaltung der Parotis mittels Röntgenbestrahlung bei Behandlung der Speichelfistel. Zbl. Chir. 1923, 14.

— Nachtrag zu Heft 1, 1923, des Zentralbl. für Chirurgie: „Die temporäre Ausschaltung der Parotis mittels Röntgenbestrahlung bei Behandlung der Speichelfistel". Zbl. Chir. 1923, 641.

KAUSCH, Die Speichelfistel hinter dem Ohre. Zbl. Chir. 1925, 914.

KLEINSCHMIDT, Zur Behandlung der Speichelfisteln. M. m. W. 1923, 809.

KONJETZNY, Zur Kenntnis und Behandlung der dauernden Parotisfisteln. Zbl. Chir. 1934, 243.

KOUINDJY, Treatment of salivary fistulae by massage and hot air. New York med. j. 113, 1; Ref. Zlb. Chir. 1921, 1415.

KRAUS, Über Parotisluxation und äußere Fisteln bei Kieferschußfrakturen und deren Behandlung. Wien m. W. 1916, 46; Ref. Zbl. Chir. 1917, 493.

KÜTTNER, Speichelfisteln und ihre Behandlung. Med. germ.-hisp.-amer. 1924, 864; Ref. Zbl. Chir. 1925, 43.

LATZER, Ein Beitrag zur Therapie der Speichelfisteln. M. m. W. 1916, Feldärztl. Beil. 40.

LERICHE, Behandlung der permanenten Parotisfisteln durch die Entnervung der Speicheldrüse. (Ausreißen des N. auriculo-temporalis.) Zbl. Chir. 1914, 754.

LINDENBAUM, Sur le traitement opératoire des fistules de la parotide. Vestn. Chir. 58, 331; Ref. Zorg. ges. Chir. 96, 635.

LJALIN, Zur Kasuistik des plastischen Verschlusses multipler Speichelfisteln der Ohrspeicheldrüse nach der Methode von E. Hesse. Zbl. Chir. 1927, 2704.

LUKOMSKI, Verfahren zum Verschluß von Parotisfisteln. Shurn. sowr. chir. 2, 269; Ref. Zbl. Chir. 1927, 2742.

MORGENROTH, Über die Verwendung von Fascie in der Kieferchirurgie. Dtsch. zahnärztl. Z. 4, 349; Ref. Zorg. ges. Chir. 113, 340.

OGLOBLIN, Zur Frage der Verödung von Ohrspeicheldrüsenfisteln. Z. sovrem. Chir. 3, 907; Ref. Zorg. ges. Chir. 45, 851.

OLIVIER, Trois observations de resection du nerf auriculotemporal pour fistule de la parotide. Lyon chir. 16, 204; Ref. Zbl. Chir. 1920, 739.

PERTHES, Zur operativen Behandlung der Parotisfisteln nach Schußverletzungen. Zbl. Chir. 1917, 257.

POMMRICH, Ein Fall von angeborener Speichelfistel bei querer Wangenspalte. D. Z. Chir. 191, 136.

PORTMANN, The treatment of salivary fistula by irradiation. Ann. Surg. 101, 1175; Ref. Zorg. ges. Chir. 74, 7.

SAPOSCHKOFF, Die einfachste Operationsmethode zum Verschluß von Speichelfisteln. Zbl. Chir. 1926, 2905.

— Meine Antwort auf die in Nr. 7, 1927, dieses Zentralbl. erschienene „Kurze Bemerkung" Herrn Josef Zippers. Zbl. Chir. 1927, 1563.

SAPOSCHKOW, Eine einfache Methode der operativen Behandlung von Speichelfisteln. Nowy chir. Arch. 1926, 157; Ref. Zbl. Chir. 1926, 1796.

SAVICKIJ, Die Röntgentherapie der Fisteln der Ohrspeicheldrüse. Vestn. Rentgenol. 16, 429; Ref. Zorg. ges. Chir. 85, 76.

SCHAEDEL, Bemerkungen zu W. Kaeß: „Die temporäre Ausschaltung der Parotis mittels Röntgenbestrahlung bei Behandlung der Speicheldrüsenfistel". Zbl. Chir. 1923,640.

SOKOLOV, Kombinierte röntgenneurochirurgische Behandlung von Speichelfisteln der Ohrspeicheldrüse. Vestn. Chir. 55, 243; Ref. Zorg. ges. Chir. 91, 318.
SPLIETHOFF, Die operative Beseitigung von Speichelfisteln. J. D. Düsseldorf 1937; Ref. Zorg. ges. Chir. 87, 675.
STROFENI, Alcoolizzazione della terza branca de trigemino come metodo di cura della fistole salivari ribelli della parotide. Riform. med. 1920, 405; Ref. Zbl. Chir. 1920, 1430.
SZÉKELY, Eine neue Methode zum Verschluß der Parotisfistel. Zbl. Chir. 1929, 79.
TROMP, Die Behandlung von Parotisfisteln durch Entnervung der Drüse. Zbl. Chir. 1917, 1033.
WEITZ, Zur Behandlung der Parotisfisteln. D. Z. Chir. 149, 419.
WITTKOWSKY, Röntgenbehandlung der Speichelfistel durch temporäre Ausschaltung der Parotis. D. Z. Chir. 213, 298.
ZEMBRZUCKI, Hartnäckige Parotisfistel, geheilt durch Ausreißen des N. auriculo-temporalis. Gaz. lek. 1917, 36; Ref. Zbl. Chir. 1919, 154.
ZIPPER, Kurze Bemerkung zu der in Nr. 46 dieses Zentralblattes erschienenen Arbeit von Priv.-Doz. Dr. med. K. Saposchkoff: „Die einfachste Operationsmethode zum Verschluß von Speichelfisteln". Zbl. Chir. 1927, 400.

Akute Entzündungen

ANDERSON, Acute nonspecific infections of the parotid gland. A review. Arch. of Otolaryng. 47, 649; Ref. Zorg. ges. Chir. 114, 128.
ARNULF, Où en est l'étude des parotidites post-opératoires? Essai de mise au point de leur pathogénie. Rev. Chir. 53, 680; Ref. Zorg. ges. Chir. 71, 506.
BAUER, Parotidite suppurée à colibacilles et appendicite chronique. Rev. méd. Suisse rom. 1927; Ref. Zbl. Chir. 1927, 1778.
BIOLATO, Sulla parotidite post-operatoria. Boll. Soc. piem. Chir. 1, 889; Ref. Zorg. ges. Chir. 55, 828.
BOWING and FRICKE, The radium treatment of post-operative parotitis. Radiol. 26, 37; Ref. Zorg. ges. Chir. 79, 107.
CHARLTON, Post-operative Parotitis. Ann. Surg. 93, 837; Ref. Zorg. ges. Chir. 54, 695.
COMBS, Postoperative suppurative parotitis. Anaest. analg. 1928, 92; Ref. Zbl. Chir. 1928, 2300.
CONSTANTINESCU, COLITZÁ und TROCMAIER, Über postoperative Parotitis. Spital 58, 239; Ref. Zorg. ges. Chir. 90, 188.
COPE, Acute necrotic parotitis. Brit. j. surg. 7; Ref. Zbl. Chir. 1920, 555.
DEAVER, Postoperative parotitis. Ann. surg. 1919; Ref. Zbl. Chir. 1919, 802.
DIETSCHE, Über die Entstehung der postoperativen Parotitis, inbesondere nach gynäkologischen Operationen. J. D. Freiburg 1935; Ref. Zorg. ges. Chir. 77, 112.
ESAU, Vg. mitteldtsch. Chirurg. 28. 11. 26; Ref. Zbl. Chir. 1927, 1065.
ESTOR, FAYOT et DUPONNOIS, Un cas de parotide nécrotique postabortum. Gaz. Hôp. 1928, 48; Ref. Zbl. Chir. 1928, 3194.
FANTOZZI. Sulla patogenesi e sul trattamento delle parotiti postoperatorie. Policlin., sez. chir. 1924; Ref. Zbl. Chir. 1925, 1325.
FISCHER, Postoperative suppurative parotitis. Ann. surg. 70; Ref. Zbl. Chir. 1920, 924.
FORGUE, MOURGUE-MOLINES et LAPEYRIE, Parotite post-opératoire. Soc. sciences méd. Montpellier. 12. 3. 26; Ref. Zbl. Chir. 1926, 2237.
FRANK, Secondary parotitis following operations for appendicitis. Surg. etc. 14; Ref. Zbl. Chir. 1912, 1416.
FUJII, Über die Parotitis nach der Exstirpation der tuberkulösen Niere. Jap. J. Dermat. 32, 625; Ref. Zorg. ges. Chir. 59, 835.
GENČIĆ, Über postoperative Ohrspeicheldrüsenentzündung. Med. Pregl. 15, 31; Ref. Zorg. ges. Chir. 99, 258.
GENTILE, Contributo allo studio delle parotiti post-operatorie. Clin. 3, 415; Ref. Zorg. ges. Chir. 85, 279.
GERLOF, Parotitis purulenta. J. D. Kiel 1932; Ref. Zorg. ges. Chir. 64, 773.
GOEBEL, Parotitis nach eitriger kalkulöser Cholecystitis. Breslau. Chir. Ges. 15. 1. 30. Ref. Zbl. Chir. 1930, 942.
GOMPERZ, Seltene Parotiserkrankungen. Mschr. Ohrenheilk. 66, 557, Ref. Zorg. ges. Chir. 60, 113.
GRÜNEWALD, Besteht ein ursächlicher Zusammenhang zwischen der postoperativen Parotitis und dem Aufplatzen der Naht nach Bauchoperationen? Arch. klin. Chir. 178, 301.
HAARDT, Tonsillogene Parotitis. Z. Laryng. usw. 14; Ref. Zbl. Chir. 1927, 291.
HENDERSON, Acute pyogenic parotitis. Amer. J. Surg. 36, 125; Ref. Zorg. ges. Chir. 84, 77.

HIBLER, Bemerkenswerte Erfolge mit der Röntgenbestrahlung bei der Parotitis abscedens. Mschr. Ohrenheilk. 77, 22; Ref. Zorg. ges. Chir. 109, 530.

HOBBS and SNEIERSON, Infections of parotid gland. Further studies on etiology and treatment; sialograms of normal and abnormal glands and ducts including tumors. Amer. J. Surg. 32, 258; Ref. Zorg. ges. Chir. 79, 25.

HONIGMANN, Eine selbständige Form akuter eitriger Speicheldrüsenentzündung. D. Z. Chir. 160, 252.

HUFNAGEL, Fr. Vg. Chirurg. Wiens 10. 5. 28. Zbl. Chir. 1928, 2002.

JONCKHEERE, Parallèle anatomo-pathogénique sur les parotidites post-opératoires. J. belge Gastroentérol. 4, 538; Ref. Zorg. ges. Chir. 81, 510.

KAESS, Über postoperative Parotitis. Arch. klin. Chir. 136, 190.

KAISER, Über postoperative Parotitis. M. m. W. 1921, 1385.

KAMNIKER, Beitrag zur Kenntnis der Parotitis. Chirurg 1935, 45.

KARTASCHOW, Zur Frage der Parotitis posttraumatica. Westn. chir. 7, 125; Ref. Zbl. Chir. 1924, 1556.

KELLER, Über postoperative Sialoadenitis submaxillaris. D. Z. Chir. 246, 602.

KERMORGANT, Contributo allo studio della etiologia degli orecchioni. Tes. Parig. 1925; Ref. Zbl. Chir. 1926, 1797.

KNÜPPER und HUMMEL, Über die Behandlung der postoperativen Parotitis mit Röntgenstrahlen. M. m. W. 1936, 679.

KOVÁCZ, Sopra le cause delle parotiti postoperative. Clin. chir. N. s. 6, 311; Ref. Zorg. ges. Chir. 51, 364.

KRAVEC und GOLDBERG, Eiterige Entzündung der Speicheldrüsen bei vorzeitig Geborenen. Sovet. Pediatr. 3, 104; Ref. Zorg. ges. Chir. 74, 346.

KÜTTNER, Breslau. chir. Ges. 8. 3. 09. Zbl. Chir. 1909, 728.

— Südostdtsch. Chir. Vg. 28. 2. 25. Zbl. Chir. 1925, 1372.

LATCHMORE, LA TOUCHE and SHUCKSMITH, Acute suppurative parotitis, treatment by deep X-ray therapy. Lancet 1940, 497; Ref. Zorg. ges. Chir. 100, 211.

LAYMAN, Pyogenic infection of the parotid gland. J. Indian-St. med. Ass. 24, 465; Ref. Zorg. ges. Chir. 57, 395.

LEITHAUSER and CANTOR, Lugol's solution in acute secondary parotitis. Ann. surg. 101, 1171; Ref. Zorg. ges. Chir. 73, 672.

— Massive doses of Lugol's solution in acute, secondary parotitis. Ann. Surg. 111, 650; Ref. Zorg. ges. Chir. 105, 172.

LIPSHUTZ, Suppurative submaxillary adenitis. New York med. j. 113; Ref. Zbl. Chir. 1921, 1416.

MACHT, Celiac parotitis in the course of malignant disease of the liver. Med. rec. New York 19. 10. 12; Ref. Zbl. Chir. 1913, 151.

MAURER, Über die postoperative Parotitis. D. Z. Chir. 248, 487.

MEDICI, Parotite postoperativa bilaterale simultanea. Riv. Pat. e Clin. 3, Suppl.-Bd., 41; Ref. Zorg. ges. Chir. 115, 159.

MORESTIN, L'évacuation des suppurations parotidiennes diffuses et graves. Gaz. hôpit. 1913; Ref. Zbl. Chir. 1913, 1910.

MÜLLER, Bemerkungen zur Frage der Behandlung der postoperativen Parotitis. Hospitalstid. 58, 1047; Ref. Zbl. Chir. 1916, 384.

NOVAK and ANTUPIT, Postoperative Parotitis. New York med. j. rec. 1925; Ref. Zbl. Chir. 1926, 746.

OKUCHI, Experimentelle Studien über die Entstehung und Histopathologie der Parotitis purulenta. Mitt. med. Akad. Kioto 19, 1211; Ref. Zorg. ges. Chir. 83, 705.

PALIK, Postoperative Ohrspeicheldrüsenentzündung. Orv. Hetil. 1937, 752; Ref. Zorg. ges. Chir. 85, 472.

PETERMANN, Pancreatitis und Parotitis traumatica. Berlin Ges. Chir. 1932, 3066.

PHILIPOWICZ, Die beste Behandlung der Parotitis. Zbl. Chir. 1937, 1471.

POGGIOLINI, L'incisione da prefirirsi per 10 svuotamento dell' adeno-flemmone sottomascellare. Policlin., sez. prat. 26, 41; Ref. Zbl. Chir. 1920, 428.

POPOFF, Parotitis gangraenosa bei Malaria tropica. Clin. bulg. 18, 445; Ref. Zorg. ges. Chir. 107, 355.

POTEL et VERHAEGHE, Sur les infections non spécifiques de la glande sous-maxillaire. Arch. gén. chir. 6; Ref. Zbl. Chir. 1913, 651.

RANKIN and PALMER, Post-operative parotitis: Treatment without and with radium. Ann. Surg. 92, 1007; Ref. Zorg. ges. Chir. 53, 779.

REDALIÉ, De la parotidite chez des aliénés. Schweiz. m. W. 1922; Ref. Zbl. Chir. 1923, 451.

REISCHAUER, Die postoperative Parotitis. Ergebn. Chir. u. Orth. 24.

RIEBES, Über postoperative Parotitis. J. D. Leipzig 1932; Ref. Zorg. ges. Chir. 62, 661.

ROBINSON and SPENCER, Roentgen therapy of acute postoperative parotitis. N. Engl. J. Med. 215, 150; Ref. Zorg. ges. Chir. 84, 150.

ROST, Experimentelle Untersuchungen über eitrige Parotitis. D. Z. Chir. 130, 305.
SANGUIGNO, Sull' etiopatogenesi della parotide postoperatoria. Rif. med. 1932, 478; Ref. Zorg. ges. Chir. 59, 26.
SCHAIBLE, Eitrige Parotitis beim Neugeborenen. Geburtsh. u. Frauenheilk. 8, 713; Ref. Zorg. Chir. 114, 128.
SCHMIEDEN und VOSS, Parotitis und Pankreatitis, zwei wesensverwandte Krankheiten? Zbl. Chir. 1930, 1017.
SCHMIEDEN und VOSS, Klinik und Pathologie der akuten Parotitis. D. Z. Chir. 234, 313.
SEIFERT, Über den Infektionsweg bei postoperativer Parotitis. D. Z. Chir. 198, 387.
— idem D. Z. Chir. 222, 345.
— idem Chir. Kongr. 1926.
— idem D. Z. Chir. 231, 503.
— idem D. Z. Chir. 241, 729.
SILBERMANN und KAGAN, Über die postoperative Parotitis. Zbl. Chir. 1926, 2589.
SIMON, Postoperative Parotitis. Südostdtsch. Chir. Vg. 28. 2. 25. Zbl. Chir. 1925, 1372.
— Neue Beobachtungen über Neucesol bei postoperativer Parotitis. Breslau. Chirurg. Ges. 11. 12. 29. Zbl. Chir. 1930, 538.
SOLDATI, Osservazioni sulla parotite postoperatoria. Boll. Soc. med. chir. Polesana 1927; Ref. Zbl. Chir. 1928, 3196.
SOUBEYRAN et RIVES, Les parotidites post-opératoires. Arch. gén. chir. II; Ref. Zbl. Chir. 1908, 1000.
STOCCADA, A proposito della patogenesi della parotite acute postoperatoria. A. it. chir. 15; Ref. Zbl. Chir. 1926, 2745.
TABUCHI, Über die postoperative Ohrspeicheldrüse. A. jap. Chir. 13, 365; Ref. Zorg. ges. Chir. 79, 669.
TALBOT, Acute suppurative parotitis; its etiology, pathogenesis, and treatment. Amer. J. Surg., N. s. 25, 267; Ref. Zorg. ges. Chir. 69, 398.
VALENTIN, Die postoperative Parotitis. Berl. klin. W. 1913, 495.
VIGYÁZÓ, Zur Frage der postoperativen Parotitis, ihrer Pathogenese, Prognose und Therapie. Zbl. Chir. 1931, 3197.
VOGEL, Die akute postoperative Parotitis. J. D. Köln 1936; Ref. Zorg. ges. Chir. 79, 360.
VORLIČEK-JELINEK, Unsere Fälle postoperativer Parotitis. M. m. W. 1935, 1828.
WINTERSTEIN, Zur postoperativen Sialoadenitis submaxillaris. D. Z. Chir. 249, 65.
ZAGAMI, Sulla parotite postoperative. Arch. ital. Chir. 59; Ref. Zorg. ges. Chir. 102, 129.
ZLOCISTI, Über die Formen der Parotitis nach Fleckfieber. Arch. Ohrenheilk. 103; Ref. Zbl. Chir. 1921, 1142.

Anhang

BRAICEV, Vasomotorische und sekretorische Störungen am Gesicht nach eitriger Parotitis, Vestn. Chir. 58/60, 20; Ref. Zorg. ges. Chir. 53, 153.
KUCHOVARENKO, Zur Frage über die lokale Hyperhydrosis. Nov. Chir. 6, 486; Ref. Zorg. ges. Chir. 46, 27.

Unspezifische chronische Entzündungen

AIEVOLI, Le flogosi croniche tumoriformi della ghiandole salivari orali, alla luce dell'analisi critica. Ann. ital. Chir. 7, 840; Ref. Zorg. ges. Chir. 47, 692.
BAGGIO, Scialoadenite cronica fibrosa della sottomascellare da arista di grano. Policlin., sez. prat. 30; Ref. Zbl. Chir. 1924, 561.
DORRANCE, The treatment of chronic infection of the parotid gland. Amer. J. Roentg. 33, 803; Ref. Zorg. ges. Chir. 74, 346.
GOEBEL, Symmetrische Parotisschwellung. Breslauer chir. Ges. 12. 7. 09. Zbl. Chir. 1909, 1298.
KÜTTNER, Breslau, chir. Ges. 12. 7. 09. Zbl. Chir. 1909, 1299.
— Doppelseitiger Parotistumor. Breslau. chir. Ges. 14. 5. 30. Zbl. Chir. 1930, 1990.
PAPOULACOS, Tumor of Küttner. J. oral Surg. 7, 155; Ref. Zorg. ges. Chir. 114, 35.
PAYNE, Recurrent pyogenic parotitis. Its pathology, diagnosis and treatment. Lancet 1933, 348; Ref. Zorg. ges. Chir. 63, 476.
PENDL und MATERNA, Zwei Fälle chronisch-eitriger, rezidivierender, doppelseitiger Parotitis, durch Blastomyceten bzw. durch Pneumokokken hervorgerufen. Südostdtsch. Chirurg. Vg. 28. 2. 25. Zbl. Chir. 1925, 1372.
SCHREIWEIS, Differentialdiagnostische Erwägungen über die Schwellungen der Glandula submaxillaris mit Ausschluß der Tumoren. Gleichzeitiger Bericht über eine subakute interstitielle, nicht eitrige, unspezifische Entzündung der Glandula submaxillaris ohne Steinbildung. J. D. Erlangen 1936; Ref. Zorg. ges. Chir. 82, 178.

SWINBURNE, Sialoangiectasis. Brit. J. Surg. 27, 713; Ref. Zorg. ges. Chir. 100, 415.
TARANTINO, Flogosi cronica sclerotizzante bilaterale della parotide. Ann. Fac. Med. Perugia 31, 323; Ref. Zorg. ges. Chir. 58, 154.
VOGELER, Über die chronische Entzündung der Parotis. Arch. klin. Chir. 122, 655.
WASSMUND, Die pyogenen Erkrankungen der submaxillaren und sublingualen Speicheldrüsen. D. zahnärztl. W. 1936, 51; Ref. Zorg. ges. Chir. 78, 671.

Tuberkulose

AKIYA, Sechs Fälle von Ohrspeicheldrüsentuberkulose. Z. jap. chir. Ges. 36; Ref. Zorg. ges. Chir. 79, 361.
BERMANN and FEIN, Primary tuberculosis of the parotid gland. Ann. Surg. 95, 52; Ref. Zorg. ges. Chir. 58, 463.
BRAUN, Über die Parotistuberculose. Bruns' Beitr. 130, 118 .
CUNNINGHAM, Tuberculous parotitis. Report of a case. Laryngoscope 40, 116; Ref. Zorg. ges. Chir. 50, 820.
LAZZARINI, Intorno alla tuberculosi primitive della ghiandolo parotide. Policlin. sez. prat. 1926; Ref. Zbl. Chir. 1927, 1778.
LECÈNE, Un nouveau cas de tuberculose primitive de la parotide. Rev. chir. 1901; Ref. Zbl. Chir. 1901, 1043.
LIBERTI, Sulla tuberculosi del pancreas e delle ghiandole salivari. Ricerche sperimentali. Clinica 5, 478; Ref. Zorg. ges. Chir. 97, 667.
LUCCHESE, Ricerche sperimentali sulla tuberculosi delle glandole salivari. Clin. chir. 8, 1366; Ref. Zorg. ges. Chir. 63, 320.
MERLE D'AUBIGNÉ, A propos des adénopathies chroniques intra-parotidiennes. J. Chir. 47, 792; Ref. Zorg. ges. Chir. 78, 672.
MEYER, Zur Pathologie der Parotistumoren. Arch. klin. Chir. 150, 20.
MINTZ, Ein Fall von primärer Parotistuberkulose. Westn. Chir. 1901; Ref. Zbl. Chir. 1902, 1220.
REBATTU et EUVRARD, De la tuberculose des glandes salivaires et en particulier de la sous-maxillaire. Rev. Laryng. 53, 512; Ref. Zorg. ges. Chir. 59, 275.
ZWEIFEL, Beitrag zur Tuberkulose der Parotis. Bruns' Beitr. 153, 350.

Syphilis

EBHARDT, Über Syphilis der Parotis. Zbl. Chir. 1932, 995.
JERUCHIMOVIĆ und BLJUMKIN, Syphilis der Parotis. Vrac. Delo 10, 1149; Ref. Zorg. ges. Chir. 45, 852.
RICHTER, Luische Erkrankungen der Parotis. M. m. W. 1928.

Aktinomykose

GANNER, Ein Fall von Aktinomykose der Unterkieferspeicheldrüse, zugleich ein Beitrag zur Frage der Ätiologie der sogenannten KÜTTNERschen Speicheldrüsentumoren. Arch. klin. Chir. 155, 495.
MÜLLER, Über Aktinomykose der Speicheldrüsen. Orth-Festschrift; Ref. Zbl. Chir. 1904, 131.
SCHWARZ, Über primäre und isolierte Speicheldrüsenaktinomykose. Bruns' Beitr. 121, 629.
SÖDERLUND, Über die primäre Aktinomykose der Speicheldrüsen. Nord. m. Ark. 46; Ref. Zbl. Chir. 1915, 47.
— Einige neue Beiträge zur Kasuistik der primären Speicheldrüsenaktinomykose. Act. chir. scand. 53, 198; Ref. Zbl. Chir. 1921, 1774.

Parasiten

ANDREI, Sopra un caso di echinococco della parotide. Minerva med. 1930, 125; Ref. Zorg. ges. Chir. 51, 610.
FERRARI, Kyste hydatique de la parotide. Mém. Acad. Chir. 62, 956; Ref. Zorg. ges. Chir. 81, 34.
PLACITELLI, Sulle cisti di echinococco primitive delle ghiandole salivari. Riv. Chir. 4, 109; Ref. Zorg. ges. Chir. 89, 283.

Luftgeschwulst

WIZGALL, Die Pneumatocele der Parotis als Berufskrankheit der Glasbläser. J. D. Freiburg 1932; Ref. Zorg. ges. Chir. 62, 758.

Speichelsteine

ABRIN, Speicheldrüsensteine. Nov. Chir. 7, 37; Ref. Zorg. ges. Chir. 46, 352.

AMOROSO, Contributo alla casistica dei calcoli s. salivari. Cult. Stom. 1925; Ref. Zbl. Chir. 1926, 1793.

BALLON and BALLON, Salivary calculi. Their treatment by catheterization and dilatation of the duct. Surg. etc. 64, 226; Ref. Zorg. ges. Chir. 83, 113.

BECK, Symposium on facial nerves. III. A simple surgical method of dealing with salivary calculi in the submaxillary ducts. Laryngoscope 44, 935; Ref. Zorg. ges. Chir. 73, 429.

BECKER, Über Sialolithiasis. Südostdsch. Chirurg. Vereing. 22. 2. 30. Zbl. Chir. 1930, 1710.

BOAS, Zur Differentialdiagnose der Speichelsteine. Bruns' Beitr. 125, 451.

BODE, Zur Pathologie und Therapie der Speichelsteinerkrankung. D. Z. Chir. 227, 488.

BOSS, Rezidive der Speichelsteinkrankheit. Breslau. chir. Ges. 8. 6. 25. Zbl. Chir. 1925, 1979.

— Speichelsteinrezidive. Bruns' Beitr. 146, 222.

BOYER, The report of a number of cases of salivary calculus (sialolithiasis). Amer. J. Orthodont. a. or. Surg. 27, 435; Ref. Zorg. ges. Chir. 105, 693.

CLAUS, Über Speichelsteine. Z. Laryng. usw. 11; Ref. Zbl. Chir. 1925, 267.

CONIGLIO, Due casi di litiasi della ghiandola sottomascellare. Riv. chir. 1922; Ref. Zbl. Chir. 1923, 823.

DELANNOY et DRIESSENS, La forme intraglandulaire de la lithiase de la glande sous-maxillaire. Rev. Chir. 51, 485; Ref. Zorg. ges. Chir. 60, 452.

FABRIS, Contributo allo studio della ptialolitiasi bilaterale del dotto di Warton. Gaz. internaz. med.-chir. 7, 389; Ref. Zorg. ges. Chir. 50, 18.

FRÄNKEL, Über Speichelsteine. Chirurg 1931, 215.

FROTZL, Speichelsteine. Cas. lék. cesk. 1921; Ref. Zbl. Chir. 1922, 571.

GEORGES et BARANGER, Calcul salivaire chez un enfant de 14 ans. Bull. mém. soc. anat. Paris 1923, 555; Ref. Zbl. Chir. 1925, 1915.

GILMORE, Calculi in the submaxillary gland and Wharton's duct. Laryngoscope 50, 270; Ref. Zorg. ges. Chir. 104, 696.

GRABNER, Aktinomykose in Speichelsteinen. Z. Stomat. 34, 862; Ref. Zorg. ges. Chir. 81, 425.

GROSS und SARAFOFF, Ein Beitrag zur Pathologie und Klinik der Speichelsteinkrankheit. Bruns' Beitr. 155, 275.

HARNISCH, Schweres Krankheitsbild durch Speichelstein der Sublingualis. D. zahnärztl. W. 1935, 583; Ref. Zorg. ges. Chir. 73, 672.

HAVENS, Removal of calculi from the submaxillary ducts; a trick in tying a knot; a simplified method of local anesthesia for removal of keratokomas and sebaceous cysts. Surg. Clin. N. Amer. 15, 1227; Ref. Zorg. ges. Chir. 76, 252.

HEINEMANN, Irrtümliche Karzinomdiagnose infolge eines großen Speichelsteines. M.m.W. 1913.

— Zur Diagnose der Speichelsteine. M. m. W. 1914.

HOOVER, Obstruction of the salivary ducts. Surg. Clin. N. Amer. 11, 303; Ref. Zorg. ges. Chir. 55, 156.

IGARZÁBAL, Austreibung eines Steins aus dem Whartonschen Gang durch Bittersalzeinspritzungen. Sem. méd. 1934, 1137; Ref. Zorg. ges. Chir. 72, 192.

IMMING, Ein Beitrag zur Sialolithiasis. Bruns' Beitr. 172, 450.

IVY and CURTIS, Salivary calculi. Ann. Surg. 96, 979; Ref. Zorg. ges. Chir. 61, 646.

JANTHUR, Speichelsteine. J. D. Frankfurt 1936; Ref. Zorg. ges. Chir. 88, 548.

JAUERNECK, Hilfsmittel zur operativen Entfernung von Speichelsteinen. Hals- usw. Arzt 27, 252; Ref. Zorg. ges. Chir. 81, 34.

LE JEMTEL, Sur le rôle du traumatisme dans la production des calculs salivaires. Arch. franco-belg. Chir. 33, 781; Ref. Zorg. ges. Chir. 63, 319.

KONJETZNY, Vg. nordwestdtsch. Chirurg. Jan. 25. Zbl. Chir. 1925, 990.

KÜTTNER, Breslau. chir. Ges. 8. 6. 25. Zbl. Chir. 1925, 1980.

LAZAREVIC, Retentionsgeschwulst (Speichelganggeschwulst) in der Glandula parotis mit operativer Heilung. Wien. kl. W. 1914; Ref. Zbl. Chir. 1914, 1598.

LÉVY du PAU, Quelques considérations au sujet d'une whartonite aigue suppurée à la suite d'une obstruction par un calcul salivaire. Rev. méd. suisse rom. 1916; Ref. Zbl. Chir. 1917, 873.

LIONG, Spontandurchbruch eines Speichelsteins. Geneesk. Tijdschr. Nederl.-Indië 1936, 1465; Ref. Zorg. ges. Chir. 80, 421.

MACCAFERRI, Contributo clinico ed anatomo-patologico allo studio della calcolosi salivare. Arch. Chir. Oris 2, 61; Ref. Zorg. ges. Chir. 67, 360.

MARCO, Della litiasi salivare. Osp. magg. 1928; Ref. Zbl. Chir. 1928, 3191.

MOREAUX, À propos du traitement de la lithiase salivaire sousmaxillaire. Rev. Laryng. 57, 90; Ref. Zorg. ges. Chir. 78, 672.

MOURE et RADON, Observation sur un cas intéressant de lithiase salivaire. Bull. mém. soc. anat. Paris 1924, 33; Ref. Zbl. Chir. 1925, 2495.
NAESLUND, Fortgesetzte Untersuchungen über die Speichelsteinbildung unter besonderer Berücksichtigung ihres Verhältnisses zur Entstehung primärer Speicheldrüsenaktinomykose. Act. path. scand. 6, 78; Ref. Zorg. ges. Chir. 46, 495.
NATALE, La calcolosi intraghiandolare della sottomascellare. Arch. ital. Chir. 37, 237; Ref. Zorg. ges. Chir. 169, 60.
NEW and HARPER, Chronic inflammation of the salivary glands with or without calculi. Surg. etc. 53, 456; Ref. Zorg. ges. Chir. 57, 29.
PATTERSON, Salivary gland and duct calculi. Surg. Clin. N. Amer. 12, 335; Ref. Zorg. ges. Chir. 59, 614.
PRIETZEL, Zur Behandlung der Sialolithiasis der Submandibulardrüse. Mschr. Ohrenheilk. 75, 216; Ref. Zorg. ges. Chir. 104, 135.
— Über die Sialolithiasis der Glandula submandibularis (submaxillaris). Mschr. Ohrenheilk. 76, 563; Ref. Zorg. ges. Chir. 109, 628.
RAYO, Calculo del canal de Wharton, gran quiste salival. Bol. soc. cir. Chile año 5; Ref. Zbl. Chir. 1928, 1750.
RISAK, Zur Klinik und Pathologie der Speichelsteinkrankheit. D. Z. Chir. 219, 206.
— Zur Frage der Speichelsteinkrankheit. Fr. Vg. Chirurg. Wien 13. 6. 29. Zbl. Chir. 1929, 2464.
ROEDELIUS, Über Speichelsteine und andere seltene Erkrankungen der Speicheldrüsen. Vg. nordwestdtsch. Chirurg. Jan. 25. Zbl. Chir. 1925, 989.
— Beiträge zur Speichelsteinerkrankung. D. Z. Chir. 141, 263.
RUPPE, LATTÈS et VOISIN, À propos de cinq observations de lithiase parotidienne. Ann. d'Oto-Laryng. 6, 577; Ref. Zorg. ges. Chir. 81, 102.
SCHMITT, Darstellung der Speichelsteine der Glandula submaxillaris. Röntgenprax. 1940,290.
SÖDERLUND, Eine Untersuchung über die sogenannte Speichelsteinkrankheit, speziell deren Ätiologie. Nord. chir. Verein 1919; Zbl. Chir. 1919, 926.
— Die Speichelsteinkrankheit (Sialolithiasis) und ihr Verhältnis zu der primären und duktogenen Speicheldrüsenaktinomykose. 34. Tg. Vg. nordwestdtsch. Chirurg. Zbl. Chir. 1927, 2253.
— Die Speichelsteinkrankheit (Sialolithiasis) und ihr Verhalten zu der primären und duktogenen Speicheldrüsenaktinomykose. Act. chir. scand. 63, 237; Ref. Zbl. Chir. 1930, 2414.
SUAREZ, Litiasis salival. Rev. Méd. Córdoba 37, 93; Ref. Med. Klin. 1950, 377.
THEODORESCU, Speichelsteine. București 1936; Ref. Zorg. ges. Chir. 82, 178.
TOURNEUX et BERNARDBEIG, Lithiase parotidienne avec calculs du canal de Sténon. Bull. mém. soc. anat. Paris 18, 425; Ref. Zbl. Chir. 1922, 1224.
VASTA, Un caso di calcolosi del dotto di Warton. Giorn. Med. mil. 81, 285; Ref. Zorg. ges. Chir. 63, 738.
WAKELEY, The formation of salivary calculi and their treatment. Lancet 1929, 708; Ref. Zorg. ges. Chir. 47, 257.
WOHLRABE, Beitrag zur Pathologie und Therapie der Sialolithiasis und der Sialoadenitis chronica der unteren Speicheldrüsen. J. D. Leipzig 1936; Ref. Zorg. ges. Chir. 83, 270.
ZIEGELMAN, Calculi in the submaxillary and sublingual glands and their ducts. Arch. Oto-laryng. 19, 318; Ref. Zorg. ges. Chir. 68, 479.
ZIMMER, Zur Klinik der Sialolithiasis. Wien. klin. Wschr. 1949, 178; Ref. Zorg. ges. Chir. 114, 347.

Symmetrische Schwellungen

BLUMENTHAL, Verdickung der Speicheldrüsen bei Kriegsteilnehmern. D. m. W. 1919, 1141.
CORDES, MIKULICZsche Krankheit. Med. Sektion Schles. Ges. vaterländ. Kultur 11. 12. 25. Zbl. Chir. 1926, 667.
EIGLER und BOENNINGHAUS, Parotisschwellungen bei Dystrophikern. Ärztl. W. 1948, 45.
ERLICH, Contribution à la pathologie des parotides. Presse méd. 13; Ref. Zbl. Chir. 1922. 1608.
GAISBÖCK, MIKULICZscher Symptomenkomplex mit Erythema exsudativum multiforme und Eosinophilie, im Felddienst entstanden. Mitt. Grenzgeb. Med. u. Chir. 31, Ref. Zbl. Chir. 1919, 665.
HIRD, MIKULICZ' Syndrom. Brit. med. J. 1949, 4624, 416; Ref. D. m. W. 1950, 341.
KANTHER, Zu dem Dicksein bei chronischer Inanition. Z. ges. Inn. Med. 1949, 632.
KÜTTNER, Breslau. chir. Ges. 12. 7. 09. Zbl. Chir. 1909, 1298.
— MIKULICZsche Krankheit. Schles. Ges. vaterländ. Kultur 7. 6. 29. Zbl. Chir. 1929, 2141.

LUCKNER, Speicheldrüsenvergrößerungen beim experimentellen Ernährungsödem. Ärztl. W. 1948, 519.

MATTÉI, Notes cliniques sur les grosses parotides des soldats en campagne. Presse méd. 33 303; Ref. Zbl. Chir. 1919, 719.

MELLINGHOFF u. HILDEBRANDT, Zur Pathologie der Ohrspeicheldrüse Hungerkranker. Ärztl. W. 1949, 464.

V. OEYNHAUSEN, Über die MIKULICZsche Erkrankung. Vg. Nordwestdtsch. Chirurg. Juni 1938. Zbl. Chir. 1938, 2792.

— Die Abgrenzung der MIKULICZschen Erkrankung. Chirurg 1949, 284.

PLATE und LEWANDOWSKY, Über einen Fall von symmetrischer Schwellung der Speichel- und Tränendrüsen, nebst Beteiligung des lymphatischen Apparates und der Haut. Mitt. Grenzgeb. Med. u. Chir. 25; Ref. Zbl. Chir. 1913, 649.

POPOW, Morbus MIKULICZ. Vestn. Chir. 56, 815; Ref. Zorg. ges. Chir. 94, 112.

RAISON, Note sur la pathologie des glandes salivaires. Soc. stomat. Paris 10. 2. 25; Ref. Zbl. Chir. 1925, 1915.

REICHE, Die Lehre von der MIKULICZschen Krankheit. Med. Klin. 1919.

STRÖDER, Über Oedeme im Aufbaustadium nach Hungerschäden und ihre Beziehungen zur „Nassen Form" der Dystrophie. Ärztl. W. 1948, 458.

SURMONT, Radiothérapie des glandes salivaires, des glandes de l'estomac et du pancréas. Rev. d'Actinol. 8, 361; Ref. Zorg. ges. Chir. 60, 797.

TACKE, Contribution à l'étiologie de la maladie de Mikulicz. Ann. d'oculist. 1912; Ref. Zbl. Chir. 1912, 1350.

WINKLMANN, Beiderseitige (symmetrische) „Pseudo-Parotitis". Zbl. Chir. 1947, 1265.

Ranula

BEGGIATO, Un caso di ranula sopraioidea congenita. Rif. med. 1926; Ref. Zbl. Chir. 1927, 1259.

CARP, Ranula of branchial origin. Surg., gyn. obst. 33; Ref. Zbl. Chir. 1925, 1330.

CUNNINGHAM,, Branchial cysts of the parotid gland. Ann. Surg. 90, 114; Ref. Zorg. ges. Chir. 47, 469.

FITZWILLIAMS, Ranula. Brit. journ. surg. 14, 472; Ref. Zbl. Chir. 1927, 2172.

DE GAETANO, Deformità cistica congenita non comune della regione temporo-mascellare sinistra da germi parotidei embrionali aberrati. Ann. ital. Chir. 13, 30; Ref. Zorg. ges. Chir. 68, 479.

GYSELYNCK, Prolongement kystique suppuré de la glande parotide. Ann. soc. belge chir. 1908; Ref. Zbl. Chir. 1908, 694.

HUBRICH, Zwei Fälle von traumatischer Parotiscyste. Zbl. Chir. 1930, 2179.

KINI, Benign cyst of the parotid gland. Brit. med. J. 4160, 415; Ref. Zorg. ges. Chir. 108, 523.

KRAISSL and STOUT, „Orbital inclusion" cysts and cystoadenomas of the parotid salivary glands. Arch. Surg. 26, 485; Ref. Zorg. ges. Chir. 63, 83.

LEWIS, A further note on the etiology of ranula. Surg., gyn. obst. 31, Ref. Zbl. Chir. 1922, 1314.

MIHĂILESCU, Eine neue Technik zur Operation der traumatischen Speichelcysten der Wange. Rev. Chir. 37, 713; Ref. Zorg. ges. Chir. 73, 672.

NEUMANN, Der gegenwärtige Stand der Ranulafrage. Berl. klin. W. 1917, 25.

RICHARD, Über Mucocele der Parotis. Helvet. med. Acta 4, 679; Ref. Zorg. ges. Chir. 87, 507.

RISAK, Fr. Vg. Chir. Wiens 3. 12. 25. Zbl. Chir. 1926, 725.

SANDELIN, Ein Fall von Parotisgangcyste. Finsk. Läk. Handl. 63, 27; Ref. Zbl. Chir. 1922, 570.

SÉNÈQUE, Tumeur salivaire du canal de Sténon, complication de la pneumatocèle des verriers. Presse méd. 69, 1925; Ref. Zbl. Chir. 1926, 295.

THEODORESCU, Die Behandlung der Ranula durch Umwandlung in eine Nebenhöhle (Marsupialisation) und Elektrocoagulation. Z. Stomat. 38, 113; Ref. Zorg. ges. Chir. 99, 175.

— Le traitement de la grenouillette par la marsupialisation et l'électro-coagulation. Arch. balk. Chir. 2, 35; Ref. Zorg. ges. Chir. 100, 103.

Gutartige Geschwülste

ABB, Zur experimentellen Erzeugung von Parotistumoren. Arch. Ohr- usw. Heilk. 133, 117; Ref. Zorg. ges. Chir. 62, 246.

BENEDICT and V. MEIGS, Tumors of the parotid gland. A study of two hundred and twenty-five cases with complete end-results in eighty cases. Surg. etc. 51, 626; Ref. Zorg, ges. Chir. 52, 685.

BÉRÉZINE, Du lymphangiome hypertrophique de Ziegler. Chirurgija 11, 128; Ref. Zorg. ges. Chir. 100, 154.

BONIFAZI, Adenolymphome der Parotis. Helvet. med. Acta 3, 721; Ref. Zorg. ges. Chir. 82, 28.

BURCKHARDT, Totalexstirpation der Parotis mit Erhaltung des Facialis. D. Z. Chir. 182, 416.

CARISI, Contributo clinico ed istologico alla connoscenza dei processi infiammatori sottomascellari. Arch. it. chir. 11; Ref. Zbl. Chir. 1926, 295.

CRAINZ, Un caso di lipoma puro intraparotideo congenito. Policlin. Sez. prat. 1934, 1406; Ref. Zorg. ges. Chir. 69, 618.

DESAIVE, Les tumeurs des glandes salivaires. Rev. belge Sci. méd. 8, 170; Ref. Zorg. ges. Chir. 81, 671.

EGÜES, Geschwülste der Ohrspeicheldrüse. Sem. méd. 1934, 853; Ref. Zorg. ges. Chir. 71, 107.

FEDELES-FINDEISEN, Beiträge zur Pathologie und Klinik der Ohrspeicheldrüsen-Geschwülste. Orvosk. 29; Ref. Zorg. ges. Chir. 99, 712.

FINDEISEN, Zur Pathologie und Klinik der Geschwülste der Ohrspeicheldrüse. D. Z. Chir. 248, 590.

GELLÉ et PETIT-DUTAILLIS, Contribution à l'étude des angiomes parotidiens. Bull. mém. soc. anat. Paris 1913; Ref. Zbl. Chir. 1914, 912.

GRUBLE, Tumors of the parotid in children. Cook County hosp. rep. 1906, 176; Ref. Zbl. Chir. 1907, 1342.

HALEY and JACKSON, Hemangioendothelioma of the salivary gland. Amer. J. Surg. 75, 725; Ref. Zorg. ges. Chir. 112, 440.

HEIMREICH, Beitrag zur Kenntnis der Geschwülste der Speicheldrüsengegend. Bruns' Beitr. 176, 203.

HINTZE, Gutartige und bösartige Parotisgeschwülste und ihre Heilungsmöglichkeiten. Chir. Kongr. 1934, Vhdlg. S. 606.

HOED, Ein Fall von papillärem Cystadenoma lymphomatosum in beiden Ohrspeicheldrüsen. Nederl. Tijdschr. Geneesk. 1942, 2846; Ref. Zorg. ges. Chir. 108, 524.

HÜCKEL, Eine ungewöhnliche Adenomform der Parotis. Zbl. Path. 48; Ref. Zorg. ges. Chir. 53, 386.

HYBINETTE, Contribution à l'étude des tumeurs bénignes de la parotide et à leur traitement radio-chirurgical. Act. chir. scand. 77, 19; Ref. Zorg. ges. Chir. 75, 483.

v. KREUDENSTEIN, Über ein papilläres Adenocystom mit lymphatischem Zwischengewebe in der Parotisdrüse. Arch. klin. Chir. 182, 828.

KUNSTMANN, Über Parotisadenome und ihre Pathogenese. Frankf. Z. Path. 49, 214; Ref. Zorg. ges. Chir. 80, 104.

KÜTTNER, Breslauer chir. Ges. 12. 9. 09. Zbl. Chir. 1909, 1299.

LAWRENCE and PROCITA, Papillary cystadenoma lymphomatosum. Bilateral involvement. Amer. J. surg. 76, 440; Ref. Zorg. ges. Chir. 113, 226.

LIECKER, Über das Adenolymphom der Parotis. Chirurg 1948, 31.

MASCIOTTRA und ETCHEVERRY, Cylindromartige Geschwulst der Ohrspeicheldrüsengegend Rev. méd.-quir. Pat. fem. 12, 196; Ref. Zorg. ges. Chir. 91, 325.

MIGNECO, Sul fibroma della ghiondola sottolinguale. Arch. ital. Chir. 36, 736; Ref. Zorg. ges. Chir. 70, 437.

MORIOKA, Über zwölf Fälle von Speicheldrüsengeschwulst. J. med. Assoc. Formosa 33; Ref. Zorg. ges. Chir. 71, 107.

ODÉN, Papillary cystadenoma lymphomatosum of the parotid gland. Amer. J. Surg. 30, 57; Ref. Zorg. ges. Chir. 75, 356.

O' KEEFE, Neurinoma of the facial nerve in the parotid gland. Ann. of Otol. 58, 220; Ref. Zorg. ges. Chir. 116, 50.

PAGANI, Die gutartigen Gefäßgeschwülste der Parotisgegend und deren Behandlung mit Radiummoulage. Strahlenther. 65, 204; Ref. Zorg. ges. Chir. 96, 468.

RIEHL, Zur Frage solider Adenome in Speicheldrüsen. J. D. Göttingen 1937; Ref. Zorg. ges. Chir. 88, 96.

ROYO, Algunas observaciones de tumores de la parotida. Progr. clin. 2; Ref. Zbl. Chir. 1914, 1270.

SEGRE e SEGRE, Tumore parotideo a sviluppo esclusivamente faringeo. Arch. ital. Chir. 54; Ref. Zorg. ges. Chir. 97, 275.

SIMONETTA, Lipomi veri e pseudo-ipertrofia lipomatosa della ghiandola parotide. Arch. ital. Chir. 54; Ref. Zorg. ges. Chir. 96, 635.

ŠKORPIL, Pathologische Anatomie und Histologie der epithelialen Speicheldrüsengeschwülste. Sborn. lék. 40, 391; Ref. Zorg. ges. Chir. 89, 20.

— Les tumeurs épithéliales des glandes salivaires. Acta rad. cancerol. boh. slov. 2, 59; Ref. Zorg. ges. Chir. 97, 35.

— Über das schleimbildende Epitheliom der Speicheldrüsen. Virchows Arch. 305, 661; Ref. Zorg. ges. Chir. 98, 272.

ŠKORPIL, Über schleimbildendes Epitheliom der Speicheldrüsen. Cas. lék. česk. 1939, 1326; Ref. Zorg. ges. Chir. 101, 76.

— Über gutartiges Lymphom der Ohrspeicheldrüse. Rozhl. Chir. 21, 153; Ref. Zorg. ges. Chir. 108, 143.

— Über das benigne Lymphom der Ohrspeicheldrüse. Frankf. Z. Path. 56, 514; Ref. Zorg. ges. Chir. 108, 401.

SNELLMANN, Studien über zylindromatöse Parotisgeschwülste. Arb. path. Inst. Helsingfors 7, 11; Ref. Zorg. ges. Chir. 64, 422.

STÖHR und RISAK, Zur Klinik und Anatomie der Parotisgeschwülste. Arch. klin. Chir. 143, 609.

SWINTON and WARREN, Salivary gland tumors. Surg. etc. 67, 424; Ref. Zorg. ges. Chir. 92, 424.

TOUPET, Sur les tumeurs dites bénignes de la parotide. Mém. Acad. Chir. 65, 1309; Ref. Zorg. ges. Chir. 98, 512.

TRUFFERT, A propos de 20 cas de tumeurs de la région parotidienne. Mém. Acad. Chir. 65, 861; Ref. Zorg. ges. Chir. 95, 211.

VAN VIERSSEN TRIP, Geschwülste der Speicheldrüsen. Bruns' Beitr. 165, 17.

WAKELEY, Tumors of the salivary glands. Surg. etc. 48, 635; Ref. Zorg. ges. Chir. 49, 158.

Mischgeschwülste

AHLBOM, Welche Faktoren bestimmen die Prognose des Carcinoms? Acta radiol. 16, 178; Ref. Zorg. ges. Chir. 73, 330.

— Mucous- and salivary-gland tumours. A clinical study with special reference to radiotherapy, based on 254 cases treated at radiumhemmet, Stockholm. Stockholm 1935; Ref. Zorg. ges. Chir. 75, 168.

ARZELA, Contributo allo studio sulla istogenesi e sul decorro dei cosi detti tumor misti delle glandule salivarie. Arch. ital. chir. 5; Ref. Zbl. Chir. 1922, 1922.

AUDOUIN et NEVEN, Traitement chirurgical des tumeurs mixtes de la parotide. Rev. Chir. 60, 299; Ref. Zorg. ges. Chir. 106, 306.

BACLESSE, Radiosensibilité et métastases observées au cours des cylindromes et des tumeurs mixtes des glandes salivaires. Bull. Ass. franç. Étude Canc. 29, 260.

BALESTRA, Sulla radioterapia dei tumori misti della parotide. Radiol. med. 16, 574; Ref. Zorg. ges. Chir. 48, 223.

BARRIER, A propos du traitement des tumeurs mixtes de la parotide, par parotidectomie totale avec conservation du nerf facial. Mém. Acad. Chir. 75, 472; Ref. Zorg. ges. Chir. 115, 159.

BECKER, Cystischer Parotistumor. 12. Tg. Südostdtsch. Chirvg. 30. 1. 26. Zbl. Chir. 1926, 1214.

BENEDICT and V. MEIGS, Tumors of the parotid gland. A study of two hundred and twenty-five cases with complete end-results in eighty cases. Surg. etc. 51, 626; Ref. Zorg. ges. Chir. 52, 684.

BERGER et MAGROU, Tumeur salivaire anormale. Presse méd. 96; Ref. Zbl. Chir. 1922, 963.

BONNET-ROY, La tumeur mixte de la parotide. Bull. méd. 1932, 879; Ref. Zorg. ges. Chir. 61, 731.

BORM, Über maligne Speicheldrüsenmischtumoren. J. D. Hamburg 1937; Ref. Zorg. ges. Chir. 87, 195.

BOROVANSKÝ, Mischgeschwülste der Ohrspeicheldrüse. Čas. lék. česk. 1937, 1411; Ref. Zorg. ges. Chir. 86, 542.

BRANDES, Zur Onkologie der Speicheldrüsen. Über Karzinomentwicklung in Mischgeschwülsten der Parotis. Frankf. Z. Path. 24, 400; Ref. Zbl. Chir. 1921, 1415.

BRANDT, Über einen ungewöhnlich großen Parotistumor. D. Z. Chir. 198, 401.

BREITNER, Gutartige Mischgeschwulst der Ohrspeicheldrüse mit vorwiegend intraoraler Ausbreitung. Med. Klin. 1935, 510.

BRUNSCHWIG, Mixed tumors of the tongue and sublingual gland. Surg. etc. 50, 407; Ref. Zorg. ges. Chir. 49, 743.

BUDDE, Über einen Fall von Parotismischtumor mit Knochenmetastase. Zbl. Chir. 1922, 1888.

BULLO, Considerazioni sulla radioterapia dei tumori della ghiandola parotide. Tumori 16. 290; Ref. Zorg. ges. Chir. 108, 520.

BURROWS, Notes on the treatment of recurrent endothelioma of the parotid gland. Act. radiol. 6, 217; Ref. Zbl. Chir. 1926, 2750.

—, Über die Behandlung der Endotheliomrezidive der Parotis. Rev. práct. Radiumter. 3, 180; Ref. Zorg. ges. Chir. 49, 38.

CAMERINI, Tumori della parotide. Radiol. e Fis. med. 5, 114; Ref. Zorg. ges. Chir. 93, 163.

CEVARIO, Contributo allo studio dei tumor misti delle ghiandole salivari. Policlin. 27; Ref. Zbl. Chir. 1921, 1142.

CHALNOT u. DELESTRE, A propos de cas de tumeurs dites „mixtes" de la glande parotide Lyon Chir. 44; Ref. Med. Klin. 1950, 548.

CHEN and LOUCKS, Composite tumors in the salivary glands. A clinico-pathologic study of forty-five cases. Chin. med. J. 47, 138; Ref. Zorg. ges. Chir. 63, 477.

CHRISTENSEN, Ein Fall von Parotis-Mischgeschwulst an der Vulva. Nord. Med. 1942, 2071; Ref. Zorg. ges. Chir. 108, 573.

COENEN, Breslauer Chir. Ges. 5. 12. 21; Zbl. Chir. 1922, 258.

COGNIAUX et SIMON, Les conceptions modernes sur le traitement des tumeurs parotidiennes. J. Chir. et Ann. Soc. belge Chir. 4, 152; Ref. Zorg. ges. Chir. 87, 259.

DALICHO, Zur Röntgenbehandlung benigner und maligner Parotistumoren. Strahlenther. 71, 80; Ref. Zorg. ges. Chir. 107, 588.

DAVIDOVIC, Beitrag zur Klinik und pathologischen Anatomie der Ohrspeicheldrüsengeschwülste. Med. Pregl. 7, 193; Ref. Zorg. ges. Chir. 61, 731.

DELARUE, Aquisitions nouvelles en cancérologie à l'usage du praticien. Les tumeurs des glandes salivaires dites „tumeurs mixtes", leur place dans la pathologie tumorale et leur traitement. Bull. méd. 1942, 139; Ref. Zorg. ges. Chir. 109, 698.

DUVAL et REDON, Exstirpation totale ou subtotale de la parotide avec conservation de la branche supérieure du facial dans les tumeurs dites mixtes de la glande. Résultats cliniques. J. Chir. 39, 801; Ref. Zorg. ges. Chir. 59, 430.

EGÜES, Geschwülste der Ohrspeicheldrüse. Sem. méd. 1934, 853; Ref. Zorg. ges. Chir. 71, 107.

— Über Ohrspeicheldrüsengeschwülste. Bol. Inst. Clin. quir. Univ. Buenos Aires 10, 144; Ref. Zorg. ges. Chir. 72, 593.

FIECK, Zur Kenntnis der sog. Mischgeschwülste der Parotisgegend und zur Endotheliomfrage. Virchows A. 197, 472.

FINDEISEN, Zur Pathologie und Klinik der Geschwülste der Ohrspeicheldrüse. D. Z. Chir. 248,590.

FITZWILLIAMS, Salivary gland tumour. Lancet 1935, 769; Ref. Zorg. ges. Chir. 75, 293.

FORMAN and WARREN, The so-called mixed tumors of the salivary glands. Ann. surg. 1918; Ref. Zbl. Chir. 1919, 47.

FRENYÓ, Über die Parotistumoren. D. Z. Chir. 235, 130.

FREY, The structure and origin of the mixed tumours. Brit. journ. surg. 1927, 291; Ref. Zbl. Chir. 1928, 1765.

FRÖLKING, Zur Kenntnis der ektopischen „Speicheldrüsenmischgeschwülste" im Gesichtsbereich. Z. Stomat. 31, 791; Ref. Zorg. ges. Chir. 63, 774.

FUMAGALLI, Le cognizioni attuali intorno all'istogenesi dei tumori misti delle glandule salivari. Osp. magg. 1927; Ref. Zbl. Chir. 1927, 1707.

GAETHGENS, Typische Speicheldrüsenmischgeschwulst des Fingers. Frankf. Z. Path. 47, 374; Ref. Zorg. ges. Chir. 71, 159.

GANDINI, J tumori misti della parotide. Otol. ecc. ital. 3, 125; Ref. Zorg. ges. Chir. 64, 423.

GOSSET, BERTRAND et FUNCK-BRENTANO, Les tumeurs mixtes de la glande sous-maxillaire. J. de Chir. 40, 161; Ref. Zorg. ges. Chir. 60, 35.

GREENBERG, Mixed tumors of the salivary glands. Report of 30 cases. Arch. clin. Canc. Res. 4, 141; Ref. Zorg. ges. Chir. 52, 195.

GRIBEL, Über Parotismischtumoren und die chirurgische Bedeutung ihrer ektopischen Lokalisationsformen. D. Z. Chir. 249, 673.

GRICOUROFF, Considérations sur l'histologie et l'histogénèse des tumeurs mixtes des glandes salivaires. Bull. Assoc. franç. Étude Canc. 5, 496; Ref. Zorg. ges. Chir. 81, 671.

HALPERT, Salivary gland tumors in rare sites. Report of two cases. Yale J. Biol. Med. 5, 469; Ref. Zorg. ges. Chir. 63, 709.

HARTMANN, Quelques réflexions à propos de 67 cas de tumeurs parotidiennes. Mém. Acad. Chir. 65, 871; Ref. Zorg. ges. Chir. 95, 210.

HEINEKE, Die Geschwülste der Speicheldrüsen. Ergebn. Chir. u. Orthop. 6.

HELL, Speicheldrüsenmischgeschwülste und Speicheldrüsengewebe an ungewöhnlichem Ort. J. D. Hamburg 1936; Ref. Zorg. ges. Chir. 82, 658.

HILLER, Jodides as an aid to the diagnosis of mixed salivary gland tumors. S. amer. med. Assoc. 92, 647; Ref. Zorg. ges. Chir. 47, 258.

HINTZE, Gutartige und bösartige Parotisgeschwülste und ihre Heilungsmöglichkeiten. Chirurg. Kongr. 1934, Verhdlg. S. 606.

HOWARD, RAWSON, KOOP, HORN and ROYSTER, Parotid tumors in children. Surg. etc. 90, 307, Ref. Zorg. ges. Chir. 116, 203.

HYBINETTE, Contribution à la connaissance des relations existant entre les tumeurs bénignes et le cancer de la parotide et manière d'opérer ces tumeurs. Verh. internat. Kongr. Kampf Krebs 2, 311; Ref. Zorg. ges. Chir. 89, 705.

JENTZER, Extirpation totale d'une tumeur mixte de la parotide avec section du tronc facial. Conservation fonctionelle intégrale post operationem, du facial supérieur et récupération progressive du facial inférieur. Rev. méd. Suisse rom. 55, 131; Ref. Zorg. ges. Chir. 72, 192.

KENNON, Tumors of the salivary glands, with their after-history. Brit. journ. surg. 9; Ref. Zbl. Chir. 1921, 1774.

KORNBLITH, Zur Frage der Bösartigkeit der sogenannten Mischgewächse der Mundspeicheldrüsen. Virchows Arch. 286, 74.

KREIBIG, Über ungewöhnlich gelegene Geschwülste vom Bau der Speicheldrüsenmischtumoren. Frankf. Z. Path. 42, 281; Ref. Zorg. ges. Chir. 57, 328.

VAN LAEUWEN, Multiple Epitheliome der Haut, mit Mischgeschwulst der Parotis. Virchows A. 207, 330.

LÁNG, Über die Heilung einer karzinomatös entarteten Mischgeschwulst der Parotis mit Radium. Zbl. Chir. 1928, 3210.

LEE, Intraparotid sebaceous glands. Ann. Surg. 129, 152; Ref. Zorg. ges. Chir. 114, 35.

LEROUX et LEROUX-ROBERT, Les tumeurs dites „mixtes" des glandes salivaires et des autres formations glandulaires cervico-faciales. Etude histologique et évolutive. Ann. d'Oto-Laryng. 2, 113; Ref. Zorg. ges. Chir. 79, 502.

LEROUX, À propos des „tumeurs dites mixtes" des glandes salivaires. Bull. Acad. Méd. Paris 127, 43; Ref. Zorg. ges. Chir. 109, 160.

LEVIN, Pathogenesis and radium therapy of mixed tumors of the salivary glands. Illustrative cases. Radiol. 34, 69; Ref. Zorg. ges. Chir. 99, 498.

LI and CHI-SHIH YANG, An inquiry into the origin of the mixed tumours of the salivary glands. with reference to their embryonic interrelationships. Amer. J. Canc. 25, 259; Ref. Zorg. ges. Chir. 77, 35.

MAGGI, Sull' evoluzione maligna dei cosidetti tumori misti della ghiandola parotide. Arch. ital. Chir. 47, 363; Ref. Zorg. ges. Chir. 89, 20.

MALCOLM, Tumors of the parotid gland. Surg. Clin. N. Amer. 14, 837; Ref. Zorg. ges. Chir. 69, 619.

MARTIN and ELKIN, Tumors of the salivary glands. Arch. Surg. 28, 727; Ref. Zorg. ges. Chir. 69, 399.

MARTIN, Treatment of tumor of the parotid gland: Survey of the results obtained at the Barnard Free Skin and Cancer Hospital. Arch. Surg. 36, 136; Ref. Zorg. ges. Chir. 88, 96.

MATSUSHIMA, Über 20 Fälle von Ohrspeicheldrüsengeschwülsten. Z. jap. chir. Ges. 36; Ref. Zorg. ges. Chir. 79, 361.

MATTHIAS, Breslauer Chir. Ges. 11. 12. 29. Zbl. Chir. 1930, 537.

MCFARLAND, Tumors of the parotid region. Studies of one hundred and thirty-five cases. Surg. etc. 57, 104; Ref. Zorg. ges. Chir. 64, 77.

— Three hundred mixed tumors of the salivary glands, of which sixty-nine recurred. Surg. etc. 63, 457; Ref. Zorg. ges. Chir. 82, 179.

— The treatment of mixed tumors of the salivary glands by Roentgenrays and radium. Amer. J. Roentgenol. 46, 506; Ref. Zorg. ges. Chir. 107, 211.

MC NEALY u. MC CALLISTER, Parotistumoren und deren chirurgische Behandlung. Internat. Coll. Surg. 13, 523; Ref. D. m. W. 1950, 1575.

MEYER, Breslauer Chirurg. Ges. 3. 12. 28. Zbl. Chir. 1929, 672.

MICHL, Beitrag zu den Speicheldrüsengeschwülsten. Arch. klin. Chir. 140, 172.

MORIOKA, Über zwölf Fälle von Speicheldrüsengeschwulst. J. med. Assoc. Formosa 33; Ref. Zorg. ges. Chir. 71, 107.

MOUTIER et REDON, Évolution anatomo-clinique des tumeurs parotidiennes. Conclusions chirurgicales. J. chir. 41, 44; Ref. Zorg. ges. Chir. 63, 709.

MOYSE, 73 cas de tumeurs parotidiennes opérées. Mém. Acad. Chir. 75, 371; Ref. Zorg. ges. Chir. 115, 280.

OLTHOFF, Ungewöhnliche Gewächsformen der Speicheldrüsen, insbesondere der Ohrspeicheldrüse. J. D. Göttingen 1935; Ref. Zorg. ges. Chir. 82, 28.

PADOVANI et REDON, Tumeurs mixtes de la parotide, ablation totale de la glande avec conservation complète du nerf facial. Mém. Acad. Chir. 64, 1313; Ref. Zorg. ges. Chir. 93, 383.

PARTSCH, Beitrag zur Metastasenbildung der Parotiscylindrome. D. Z. Chir. 183, 269.

— Pathologie und Therapie der Speicheldrüsen. Fortschr. Zahnheilk. 6, 202; Ref. Zorg. ges. Chir. 50, 574.

PATEY, The mixed tumors of the salivary glands. Brit. J. Surg. 18, 241; Ref. Zorg. ges. Chir. 53, 153.

PIERT, Ein ungewöhnlich großer Mischtumor der Submaxillaris. Chirurg 1950, 116.

POKROVSKAJA, Über die Mischgeschwülste der Gl. parotis. Chirurg. 3, 36; Ref. Zorg. ges. Chir. 87, 25.

POSTEMPSKI, Zur Exstirpation von Parotisgeschwülsten. Congr. Soc. ital. chir. Roma 1895; Ref. Zbl. Chir. 1896, 114.

V. REDWITZ, Parotismischtumor. Vg. Münch. Chirg. 10. 11. 27. Zbl. Chir. 1928, 419.

REDON, Remarques sur le traitement des tumeurs dites mixtes de la parotide. Mém. Acad. Chir. 68, 338; Ref. Zorg. ges. Chir. 108, 607.

— À propos du traitement des tumeurs dites „mixtes" de la parotide. Presse méd. 1943, 242; Ref. Zorg. ges. Chir. 109, 629.

ROMAN, Fall av parotisblandsvulst i mjuka gommen. Hygiea 48, 350; Ref. Zbl. Chir. 1924, 559.

ROUFFART THIRIAR, Remarques anatomiques et cliniques sur les tumeurs mixtes de la glande sous-maxillaire. Arch. franco-belg. chir. 1925; Ref. Zbl. Chir. 1926, 2236.
ROUX-BERGER et JADLOVKER, Tumeurs de la parotide. Mém. Acad. Chir. 65, 404; Ref. Zorg. ges. Chir. 94, 265.
ROUX-BERGER, Tumeurs mixtes de la parotide. Presse méd. 1940, 971; Ref. Zorg. ges. Chir. 104, 515.
ROYO, Algunas observaciones de tumores de la parotida. Progr. clin. 2; Ref. Zbl. Chir. 1914, 1270.
SABRAZÈS, RÉCHOU u. LACOSTE, Sind die gemischten Tumoren der Parotisgegend radiosensibel? Rev. pract. Radiumter. 3, 200; Ref. Zorg. ges. Chir. 49, 29.
SALTZSTEIN, Total removal of parotid gland with preservation of facial nerve. Ann. surg. 103, 635; Ref. Zorg. ges. Chir. 78, 673.
SCHILLING, Beitrag zur Kenntnis der Parotisgeschwülste. Beitr. path. Anat. 68, 139; Ref. Zbl. Chir. 1921, 1496.
SIMON, Parotismischtumor am Gaumen. Breslauer Chir. Ges. 3. 12. 28. Zbl. Chir. 1929, 672.
— Speicheldrüsenmischtumor am Halse. Breslauer Chir. Ges. 11. 12. 29. Zbl. Chir. 1930, 536.
SMITH, Mixed tumors of the sublingual gland. Ann. Surg. 109, 551; Ref. Zorg. ges. Chir. 94, 176.
STATE, Oberflächliche Lobektomie und totale Parotidektomie mit Schonung des Nervus facialis bei der Behandlung von Parotis-Tumoren. Surg. etc. 89, 237; Ref. D. m. W. 1950, 437.
STEIN and GESCHICKTER, Tumors of the parotid gland. Arch. Surg. 28, 492; Ref, Zorg. ges. Chir. 67, 361.
STICH, Über Speicheldrüsenmischgeschwülste am Gaumen. Zbl. Chir. 1937, 770.
STÖHR u. RISAK, Zur Klinik und Anatomie der Parotisgeschwülste. Arch. klin. Chir. 143, 609.
STOPPATE, Chirurgia delle ghiandole salivari. Bologna 1919; Ref. Zbl. Chir. 1920, 869.
v. STUBENRAUCH, Vg. Münch. Chirg. 10. 11. 27. Zbl. Chir. 1928, 419.
SURMONT, Radiothérapie des glandes salivaires, des glandes de l'estomac et du pancréas. Rev. d'Actinol. 8, 361; Ref. Zorg. ges. Chir. 60, 797.
TÉCHOUEYRES, La genèse du tissu cartilagineux dans les tumeurs mixtes des glandes salivaires. Ann. d'Anat. path. 11, 905; Ref. Zorg. ges. Chir. 72, 102.
THERKELSEN, Über den histologischen Bau der primären Mischgeschwülste in den Speicheldrüsen des Menschen. Acta path. scand. 11, 275; Ref. Zorg. ges. Chir. 70, 40.
TRUFFERT, À propos des tumeurs mixtes de la parotide et de leur traitement chirurgical. Bull. méd. 1942, 325; Ref. Zorg. ges. Chir. 109, 629.
VALENSIN, Contributo allo studio anatomico e clinico dei tumori parotidei. Clin. chir. 8, 676; Ref. Zorg. ges. Chir. 59, 678.
VAN VIERSSEN TRIP, Geschwülste der Speicheldrüsen. Bruns' Beitr. 165, 17.
WAKELEY, Tumors of the salivary glands. Surg. etc. 48, 635; Ref. Zorg. ges. Chir. 49, 158.
WINKLER, Parotistumor. Breslauer Chir. Ges. 5. 12. 21.; Zbl. Chir. 1922, 258.
ZAMPETTI, Contributo allo studio dei tumori e della cisti parotidee. Arch. ital. Anat. e Istol. pat. 6, 546; Ref. Zorg. ges. Chir. 80, 348.
ZYMBAL, Histologische und experimentelle Untersuchungen über die Geschwülste der Speicheldrüsen. Beitr. path. Anat. 91, 113; Ref. Zorg. ges. Chir. 64, 355.
ZYMBALL, Zur Frage über die Geschwülste des Rachenfortsatzes der Gl. parotis. Vestn. Chir. 53, 198; Ref. Zorg. ges. Chir. 50, 508.

Bösartige Geschwülste

AHLBOM, Mucous- and salivary-gland tumours. A clinical study with special reference to radiotherapy, based on 254 cases treated at radium-hemmet, Stockholm. Stockholm 1935; Ref. Zorg. ges. Chir. 75, 168.
BENEDICT and v. MEIGS, Tumors of the parotid gland. A study of two hundred and twenty-five cases with complete endresults in eighty cases. Surg. etc. 51, 626; Ref. Zorg. ges. Chir. 52, 684.
BÉRARD, CREYSSEL et COLSON, Le traitement actuel du cancer de la parotide. Lyon chir. 27, 285; Ref. Zorg. ges. Chir. 51, 498.
CASSANELLO, Sul sarcoma puro parotideo. Arch. it. chir. 1921; Ref. Zbl. Chir. 1922, 823.
CREYSSEL, Epithélioma de la glande parotide accessoire. Lyon méd. 1930, 824; Ref. Zorg. ges. Chir. 51, 898.
DESAIRE, Les tumeurs des glandes salivaires. Rev. belge Sci. méd. 8, 170; Ref. Zorg. ges. Chir. 81, 671.
DUNET et CREYSSEL, Cancer des glandes salivaires. Paris 1933; Ref. Zorg. ges. Chir. 63, 30.
FRANCINI, Tumori maligni della parotide e cura di essi con la parotidectomia totale. Morgani 1921; Ref. Zbl. Chir. 1922, 390.

FRENYÓ, Über die Parotistumoren. D. Z. Chir. 235, 130.

HARTMANN, Quelques réflexions à propos de 76 cas de tumeurs parotidiennes. Mém. Acad. Chir. 65, 871; Ref. Zorg. ges. Chir. 95, 210.

HINTZE, Gutartige und bösartige Parotisgeschwülste und ihre Heilungsmöglichkeiten. Chir. Kongr. 1934, Verhdlg. S. 606.

HOUCK, Tumors of the salivary glands. 1. A review of prognostic data from the literature. Surgery 6, 550; Ref. Zorg. ges. Chir. 103, 705.

— Tumors of the salivary glands. 2. A study of 48 cases, with the presentation of a new clinical classification. Surgery 6, 565; Ref. Zorg. ges. Chir. 103, 705.

KRECH, Maligner cystischer Parotistumor. Südostdtsch. Chirvg. 26. 2. 26. Zbl. Chir. 1928,1572

KÜTTNER, Breslauer chir. Ges. 12. 7. 09. Zbl. Chir. 1909, 1299.

MACFEE, Malignant tumors of the salivary glands. Ann. Surg. 109, 534; Res. Zorg. ges. Chir. 94, 498.

MEYER, Zur Pathologie der Parotistumoren. Arch. klin. Chir. 150, 20.

MIGNECO, Sul melanoma della parotide. Arch. ital. Chir. 36, 670; Ref. Zorg. ges. Chir. 70, 437.

MOHS, Chemosurgical treatment of tumors of the parotid gland. A microscopically controlled method of excision. Ann. Surg. 129, 381; Ref. Zorg. ges. Chir. 115, 55.

NOGARA, Contributo allo studio isto-patologico dei tumori maligni delle ghiandole salivari. Arch. ital. Chir. 37, 535; Ref. Zorg. ges. Chir. 70, 276.

NOOSTEN u. TEN SELDAM, Über Speicheldrüsengeschwülste. Geneesk. Tijdschr. Nederl.-Indië 1936, 2739; Ref. Zorg. ges. Chir. 83, 704.

PARTSCH, Beitrag zur Metastasenbildung der Parotiscylindrome. D. Z. Chir. 183, 269.

SCHIRM, Die Parotis-Tumoren. Unter besonderer Berücksichtigung der im Zeitraum von 1919 bis 1931 in der Chirurgischen Klinik zu Jena beobachteten Fälle. J. D. Jena 1933; Ref. Zorg. ges. Chir. 65, 663.

SIMON, Die Sarkome. Neue Deutsche Chirurgie Bd. 43.

SMITH and STENSTROM, Parotid tumors. A review of ninety-three cases. Radiology 52, 655; Ref. Zorg. ges. Chir. 114, 347.

TANSINI, Sopra un caso di carcinoma bilaterale della parotide e di legutura simultanea delle due giugulari profonde. Arch. ital. Chir. 20; Ref. Zbl. Chir. 1929, 1196.

THORNTON, Primäres Karzinom der Submandibularis und seine Prognose. Chir. Ges. Univ. Berlin 24. 1. 49. Zbl. Chir. 1949, 1294.

TRUEBLOOD, Case reports of tumors of the parotid gland and neck. West. J. Surg. 45, 581; Ref. Zorg. ges. Chir. 87, 25.

VAN VIERSSEN TRIP, Geschwülste der Speicheldrüsen. Zusammenhang zwischen mikroskopischer und klinischer Bösartigkeit. Geneesk. 34, 215; Ref. Zorg. ges. Chir. 82, 510.

WICKHAM, Quelques observations de cancers de la parotide traités par la curiethérapie seule ou associée à la chirurgie. Bull. Assoc. franc. Étude Canc. 19, 370; Ref. Zorg. ges. Chir. 52, 330.

Funktionelle Störungen

HORWITZ, Postoperative verminderte Speichelsekretion und ihre Bekämpfung. Arch. klin. Chir. 118, 788.

KÜTTNER, Über schmerzlosen intermittierenden Tumor salivalis der Ohrspeicheldrüse ohne nachweisbares Hindernis. D. m. W. 1918, 284.

LANGE, Ein Fall von periodischer Speicheldrüsenschwellung. D. m. W. 1912, 272.

LECLERC, Retention chronique de la salive parotidienne. Parotide a repetition. Operation de Lériche. Presse méd. 1923; Ref. Zbl. Chir. 1924, 1045.

MOSZKOWICZ, Beobachtung einer „sympathischen" Parotitis nach Schußverletzung. Militärarzt 1915; Ref. Zbl. Chir. 1915, 632.

ROEDELIUS, Über Speichelsteine und andere seltenere Erkrankungen der Speicheldrüsen. Vg. Nordwestdtsch. Chir. Jan. 25. Zbl. Chir. 1925, 989.

Operationen

BAILEY, Parotidectomy: indications and results. Brit. med. J. 4499, 404; Ref. Zorg. ges. Chir. 113, 30.

BRÜSSOWA, Die Entnervung der Speicheldrüse nach Lériche. Zbl. Chir. 1928, 329.

CADENAT, Extirpation des tumeurs bénignes de la parotide. Le digastrique, muscle directeur de l'opération et muscle correcteur de la paralysie faciale. J. Chir. 48, 625; Ref. Zorg. ges. Chir. 81, 670.

COGNIAUX, Parotidectomie avec conservation du facial supérieur (opération de Duval). Présentation de deux cas. J.Chir. et Ann. Soc. belge Chir. 9, 370; Ref. Zorg. ges. Chir. 98, 26.

DUFOURMENTEL, L'extirpation des tumeurs de la parotide et le facial. Otol. internat. 21, 75; Ref. Zorg. ges. Chir. 85, 144.

DUVAL, Conservation des rameaux supérieurs (frontopalpébraux) du facial dans l'exstirpation totale de la parotide en dehors du cancer. Technique opératoire. Rev. chir. 34; Ref. Zbl. Chir. 1914, 1598.

EHMER, Zur Totalexstirpation der Parotis. J. D. Königsberg 1937; Ref. Zorg. ges. Chir. 87, 507.

FINOCHIETTO u. DICKMANN, Technik der Lokalanaesthesie zur völligen Entfernung der Ohrspeicheldrüse. Semana méd. 1935, 1349; Ref. Zorg. ges. Chir. 78, 256.

FIORILLO, Exstirpation der Ohrspeicheldrüse. Prensa méd. argent. 1935, 150. Ref. Zorg. ges. Chir. 73, 27.

GUTIERREZ, Tumores de la glandula parotida. Rev. cir. 1924; Ref. Zbl. Chir. 1925, 2496.

GUTIÉRREZ, Vollständige Entfernung der Ohrspeicheldrüse und örtliche Unempfindlichkeit. Rev. Cir. Buenos Aires 15, 288; Ref. Zorg. ges. Chir. 81, 425.

LERICHE, Behandlung der permanenten Parotisfisteln durch die Entnervung der Speicheldrüse. Zbl. Chir. 1914, 754.

— D'une voie nouvelle cervicale prédigastrique, pour enlever les tumeurs énucléables du prolongement pharyngien de la parotide. Presse méd. 1935, 1449; Ref. Zorg. ges. Chir. 75, 633.

— Ablation totale de la parotide avec conservation complète du facial. Mém. Acad. Chir. 65, 4; Ref. Zorg. ges. Chir. 93, 173.

PARMA, Via intraoralis zur Eröffnung der Parotisloge. D. Zahn- usw. Heilk. 8, 323; Ref. Zorg. ges. Chir. 104, 245.

PETROV, Zur Technik der operativen Entfernung von Parotistumoren. Vestn. Chir. 56/57, 29; Ref. Zorg. ges. Chir. 53, 504.

RADZIJEWSKI, Zwei Fälle von vollständiger Entfernung der Parotis. Russki Wratsch. 1912; Ref. Zbl. Chir. 1913, 504.

SOLCARD, Extirpation totale de la parotide avec conservation des rameaux supérieurs du facial dans un cas de tumeur bénigne récidivante. Arch. Méd. nav. 129, 130; Ref. Zorg. ges. Chir. 96, 26.

STATE, Suoerficial lobectomy and total parotidectomy with preservation of the facial. nerve in the treatment of parotid tumors. Surg. etc. 89, 237; Ref. Zorg. ges. Chir. 116, 49.

Sachregister

FSC
www.fsc.org
MIX
Papier | Fördert gute Waldnutzung
FSC® C083411

Zeitfracht Medien GmbH
Ferdinand-Jühlke-Straße 7
99095 Erfurt, Deutschland
produktsicherheit@kolibri360.de